Cura autoinmune

SARA SZAL GOTTFRIED

Cura autoinmune

Sana el trauma y otros desencadenantes que han vuelto el cuerpo en contra de ti

EDICIONES OBELISCO

Si este libro le ha interesado y desea que le mantengamos informado de nuestras publicaciones, escríbanos indicándonos qué temas son de su interés (Astrología, Autoayuda, Ciencias Ocultas, Artes Marciales, Naturismo, Espiritualidad, Tradición…)
y gustosamente le complaceremos.

Los editores no han comprobado la eficacia ni el resultado de las recetas, productos, fórmulas técnicas, ejercicios o similares contenidos en este libro. Instan a los lectores a consultar al médico o especialista de la salud ante cualquier duda que surja. No asumen, por lo tanto, responsabilidad alguna en cuanto a su utilización ni realizan asesoramiento al respecto.

Puede consultar nuestro catálogo en www.edicionesobelisco.com

Colección Salud y Vida natural
Cura autoinmune
Sara Szal Gottfried, M.D.

1.ª edición: febrero de 2025

Título original: *The Autoimmune Cure*

Traducción: *Jordi Font*
Maquetación: *Marga Benavides*
Corrección: *Elena Morilla*
Diseño de cubierta: *Enrique Iborra*

Edita: Ediciones Obelisco, S. L.
Collita, 23-25 Pol. Ind. Molí de la Bastida
08191 Rubí - Barcelona - España
Tel. 93 309 85 25
E-mail: info@edicionesobelisco.com

ISBN: 978-84-1172-239-1
DL B 21539-2024

Impreso en España en los talleres gráficos de Romanyà/Valls, S. A.
Verdaguer, 1 - 08786 Capellades (Barcelona)

Printed in Spain

A mis hijas, os quiero y trabajo para ser el espejo
más puro para vosotras

Introducción

Hay dos formas de difundir la luz: ser la lámpara que la emite o el espejo que la refleja.

—Edith Wharton, «Vesalius in zante»

Radha, cuyo nombre significa «devoción» en sánscrito, es una nutricionista de cuarenta y siete años, madre de dos hijos. Llevaba años padeciendo enfermedades crónicas: síndrome del intestino irritable, síndrome de la fatiga crónica y fibromialgia, que consiste en molestias y dolores musculares generalizados, acompañados de fatiga, trastornos del sueño y mala memoria y mal humor. Años antes se había sometido a una histerectomía y a una extirpación parcial de ovarios para aliviar el dolor pélvico crónico provocado por endometriosis, fibroides y adenomiosis. Tras estas cirugías, padecía síntomas perimenopáusicos, síndrome metabólico (con prediabetes y lípidos anormales), hígado graso y niveles elevados de inflamación, y tenía sobrepeso.[1]

---

1. Radha tenía las siguientes anomalías en su análisis de sangre: colesterol total: 279 mg/dl (óptimo <200); triglicéridos (TG), un tipo de grasa: 144 mg/dL (óptimo <100); lipoproteína de baja densidad (LDL): 195 mg/dL (óptimo <100); lipoproteína de alta densidad (HDL): 54 mg/dL (óptimo >50), lo que me hace querer comprobar la función HDL; TG/HDL: 2,7 (óptimo <2); partículas LDL (LDL-P): 2.633 nmol/L (óptimo <900); ALT: 31 U/L (óptimo <20); 25-hidroxivitamina D: 25,7 ng/mL (óptimo 60–90); glucosa en ayunas: 104 mg/dL (desde 2015, óptimo <85); insulina en ayunas: 14,1 mU/l; TSH: 4,48 µUI/mL (desde 2015, óptimo 0,3–2,5); proteína C reactiva de alta sensibilidad: 3,9 mg/L; homocisteína 9,2 µmol/L: LDL oxidativa 60 U/L; relación neutrófilos/linfocitos tan alta como 6, 4 en el pasado (2015).

Cuando Radha vino a verme, estaba desesperada por recibir ayuda y respuestas. Se sentía frustrada por haber sufrido durante tanto tiempo sin encontrar un verdadero alivio. No sólo seguía teniendo molestos síntomas de fatiga y dolor, sino que no tenía ninguna respuesta a por qué se enfrentaba a estas enfermedades crónicas. Ningún tratamiento anterior consiguió solucionar el problema subyacente y algunos incluso le provocaron otros problemas de salud nuevos. Era como un juego médico de nunca acabar sin ninguna esperanza a la vista. Estaba hasta las narices.

Cuando revisé el historial de Radha, algo me llamó la atención: empezó a surgir un patrón. Como médica especialista en medicina personalizada, profundizo en el historial de mis pacientes, y había algo interesante que había notado en los que luchaban contra posibles problemas autoinmunes, como Radha. En su caso, las posibles afecciones autoinmunes eran el síndrome del intestino irritable y la fibromialgia.

¿Qué es la autoinmunidad? Es cuando el sistema inmunitario del cuerpo –un sistema de protección diseñado para atacar a los invasores con el fin de mantener la salud– ataca a los tejidos normales y sanos del cuerpo. En otras palabras, el cuerpo se ataca a sí mismo. Cuanto más trabajaba con pacientes que sufrían problemas autoinmunes –y luchaba contra los míos propios–, más claramente podía ver una poderosa relación subyacente: el *trauma* a menudo era un desencadenante potencial de afecciones autoinmunes. Si me remontaba lo suficiente en el historial del paciente, la mayoría de las veces encontraba algún tipo de trauma.

Esta corazonada mía se confirma gracias a la estadística y la investigación. Por ejemplo, se sabe que los traumas están asociados a un mayor riesgo de padecer fibromialgia. Más del 71 % de las personas que sufren fibromialgia cumplen los criterios del trastorno por estrés postraumático (TEPT).[2] Aproximadamente el 84 % de los pacientes con fibromialgia sufrieron uno o más acontecimientos traumáticos antes de la aparición del dolor. Los pacientes con fibromialgia comunican acontecimientos traumáticos a lo largo de su vida, incluida la infancia y la adolescencia,

---

Para mis pacientes y clientes, recomiendo niveles de proteína C reactiva de alta sensibilidad <1,0 mg/L, homocisteína entre 5 y 7 µmol/L, LDL oxidativa (LDLox) <60 U/L y relación neutrófilos/linfocitos <1,0.

2. Gardoki-Souto, I., *et al.*: «Prevalence and Characterization of Psychological Trauma in Patients with Fibromyalgia: A Cross-Sectional Study», *Pain Research and Management* (30 de noviembre de 2022), doi.org/10.1155/2022/2114451.

como abuso emocional y abandono, abuso sexual y abuso físico. Aunque la fibromialgia no es una enfermedad autoinmunitaria clásica, se trata de un caso en el que el cuerpo se ataca a sí mismo.

Radha se había separado de su marido abusivo una década antes de nuestra primera sesión. Curiosamente, las enfermedades crónicas de Radha -el síndrome del intestino irritable, la fatiga crónica y la fibromialgia- casi habían desaparecido tras su divorcio, gracias en parte a las prácticas espirituales diarias que había desarrollado después: mantras, cantos, sanación con sonidos, canturreos, tonificación, yoga restaurativo, meditación en movimiento caminando por su laberinto y arte afirmativo.

Cuando empecé a trabajar con Radha, a pesar de que había resuelto algunas de las formas en que su cuerpo atacaba sus propios tejidos, todavía tenía una desviación metabólica, inmunológica y hormonal en la dirección equivocada. Nuestro objetivo era abordar la desregulación en su fisiología relacionada con el estrés y aliviar su inflamación para que su cuerpo fuera menos propenso a desarrollar autoinmunidad. Con algo más de 162 cm de estatura y 74 kilos de peso, tenía un índice de masa corporal de 28, con una importante grasa visceral en el abdomen que quizá le servía de escudo protector frente al trauma, pero que también le provocaba más inflamación.

Han pasado tres años desde entonces. Su peso es de 57,6 kilos con un IMC de 22, su hígado graso y la prediabetes han desaparecido, y su inflamación ha mejorado enormemente, al igual que sus lípidos. La mayor parte del tiempo no siente dolor y no hay signos de autoataque de los tejidos, ni siquiera tras la trágica muerte de su querido padre hace un año. Radha es ahora mucho más feliz en su vida y en su trabajo. Tiene más energía para seguir el ritmo de sus hijas adolescentes y a menudo la confunden con una hermana más que con una madre. Parece diez años más joven que cuando la conocí.

Aunque Radha no está totalmente libre de dolor, dejaré que describa su experiencia con sus propias palabras:

«El estrés tóxico de experiencias pasadas se integró biológicamente en mi anatomía y fisiología cuando nadaba en una sopa de inflamación y desregulación. Esto alteró mi capacidad de responder y de recuperarme de los factores estresantes de forma saludable. La mayoría de los días no tengo dolor. Si permito que el estrés desregule y haga descarrilar mis pensamientos y mis elecciones, mi fibromialgia y mi fatiga sacarán la nariz como diciendo, ¿nos vuelves a dar la bienvenida? Y en ocasiones me rindo a los síntomas porque la situación estresante es incontenible, como el reciente fallecimiento de mi padre. Pero la mayoría de los días digo que no y redirijo mis pensamientos y mis elecciones hacia una existencia sin dolor y repleta de energía».

Dentro del cuerpo, el trauma puede comportarse como un intruso, entrando en la propia fisiología de tu cuerpo para provocar estragos y robarte energía, protección y voluntad. Dependiendo de tus vulnerabilidades, la exposición al trauma puede manifestarse como enfermedad cardíaca, hiperglucemia, depresión o cualquier otro problema, como la autoinmunidad. Aunque pienses que estás bien, que el trauma o el estrés tóxico que has experimentado no es gran cosa, el cuerpo puede no estar de acuerdo con ello. Cada dos por tres, veo a personas que no tienen en cuenta su trauma, pero su cuerpo cuenta una historia diferente, una de desregulación fisiológica que puede persistir e incluso provocar enfermedades hasta que se aborden las fuerzas subyacentes. Así le ocurrió a Radha y así me ocurrió a mí.

¿Quién soy?

Practico la medicina personalizada y soy directora de medicina de precisión en el Marcus Institute of Integrative Health de Villanova, Pensilvania, que forma parte de la Universidad Thomas Jefferson.[3] La medicina de precisión es la atención médica que busca el beneficio óptimo para un paciente o grupo de pacientes en particular mediante el uso de perfiles genéticos, moleculares y de biomarcadores. La medicina de precisión permite una mayor personalización de la prevención y el tratamiento. Puede sonar complejo, pero en su forma más simple, visito personas con enfermedades autoinmunitarias analizando los genes, la sangre, los niveles de nutrición, el intestino, las heces y las hormonas, de modo que podamos descubrir dónde se encuentran las lagunas y cómo llenarlas para marcar y alcanzar un objetivo mutuo, como un rendimiento máximo, la longevidad profesional y una mejora en las relaciones. A veces utilizo indistinta-

3. Soy profesora clínica adjunta en el Departamento de Medicina Integrativa y de Ciencias de la Nutrición de la Universidad Thomas Jefferson. Para obtener más información, visita www.jeffersonhealth.org/conditions-and-treatments/executive-health o www.jeffersonhealth.org/find-a-doctor/g/gottfried-sara.

mente los términos «medicina personalizada» y «medicina de precisión». A lo largo de mi carrera, he practicado medicina convencional, integrativa y funcional. Fundamentalmente, todos los caminos conducen al mismo objetivo: sacar lo mejor de ti, sea cual sea tu definición.

En mi trabajo, me gusta ponerme a mí misma como ejemplo para ayudar a la gente a aprender a ser su propio estudio de caso, lo que se conoce como un experimento «*n* de 1» (siendo *n* el tamaño de la muestra del estudio, en este caso, uno). Cuando comparto mi historia, puedes ver cómo es un experimento de este tipo, cómo concebirlo y cómo llevarlo a cabo; por ejemplo, cómo establecer un estándar corporal como punto de referencia para detectar qué acciones conducen a una mejora en cualquier resultado de salud que busques, ya sea reducir el estrés, mejorar tus energías o el sueño, o controlar el nivel de autoanticuerpos o de azúcar en sangre, y tomar las medidas adecuadas. Por este motivo, a lo largo de este libro leerás partes de mi vida como un camino de sanación al que puedes unirte. Las historias resultan más interesantes cuando el caso se enfrenta a un reto importante de salud, y yo he luchado contra los míos, desde anticuerpos antinucleares elevados (un ataque contra el núcleo de mis células) hasta adenomiosis (un ataque contra la pared muscular del útero, que provoca engrosamiento, dolor y hemorragias abundantes), y desde trastorno de la conducta alimentaria hasta estrés tóxico.

Como Radha, he tenido una vida de grandes alegrías, pero también de tragedias. Crecí con traumas infantiles y tuve mi ración de estrés tóxico de adulta. Si utilizamos el mismo cuestionario de experiencias adversas en la infancia (EAI), Radha y yo tenemos una puntuación EAI idéntica de 6. El cuestionario EAI evalúa la exposición a eventos como abusos emocionales, físicos y sexuales, una madre tratada con violencia, la separación o el divorcio de los padres, el consumo de drogas o el abandono físico o emocional. Cuantas más experiencias infantiles adversas hayas vivido, mayor será tu puntuación.

Cuando en un capítulo posterior comparta este cuestionario contigo, tendrás la posibilidad de conocer tu propia puntuación y descubrirás que 6 es una puntuación alta. Con puntuaciones EAI más altas, se desregulan tanto la psique como el cuerpo y aumenta el riesgo de padecer enfermedades mentales y enfermedades crónicas en la mediana edad, de tener una actitud violenta o de sufrir la violencia. Las personas con una puntuación EAI de 6 o más corren el riesgo de que su esperanza de vida se vea reducida en veinte años y aumenta el riesgo de padecer al menos veintiuna enfermedades autoinmunitarias, como la celiaquía, la artritis reumatoide, la diabetes o el síndrome del intestino irritable.[4] Puntuaciones EAI elevadas provocan tensión fisiológica, cardiopatías, hiperglucemia, cáncer y accidentes cerebrovasculares.

En las mujeres en particular, una puntuación EAI elevada predice enfermedades autoinmunitarias, que sospechamos que se deben al estrés tóxico que sufre el cerebro en desarrollo de la persona durante la infancia y que se manifiesta más tarde, en la mediana edad, como enfermedad crónica. Este mismo estrés tóxico activa y desactiva los genes, cambiando el desarrollo de un niño a nivel genético, a menudo hiperexcitándolo y provocando hiperalerta y superfuncionamiento. En el caso de las mujeres, un aumento de un punto en la puntuación EAI se asocia con un 20 % más de probabilidades de ser hospitalizadas por culpa de una enfermedad autoinmunitaria. Radha y yo casi triplicamos el riesgo de padecer enfermedades cardíacas en comparación con aquellas personas que no han tenido experiencias adversas en la infancia.[5]

Yo tampoco creía que mi trauma me estuviera afectando. Mi trauma no fue tratado adecuadamente hasta los cuarenta. Aunque nunca es demasiado tarde para tratar un trauma, atrapada en modo trauma perdí mucho tiempo y relaciones. Quiero que la gente se cure mucho antes. Cuando descubrí que tenía una firma traumática significativa, me fijé en la ciencia y al principio me desanimé. No me entusiasmaba la idea de tomar antidepresivos porque era consciente de su poca eficacia. Como las pastillas por sí solas no eliminan el trauma del cuerpo, traté de abordar el origen del problema, lo que requería mirar más allá de los tratamientos habituales, a la terapia somática, la respiración holotrópica (Holotropic Breathwork®) e incluso la terapia psicodélica asistida. Me puse manos a la obra y empecé a eliminar el trauma de mi organismo con enfoques novedosos, como la terapia somática Hakomi basada en el *mindfulness,* una dieta de eliminación, la terapia de sistemas de familia interna, dosis bajas de naltrexona y medicina psicodélica trimestral. Estos tratamientos nove-

4. Dube, S. R., *et al.:* «Cumulative Childhood Stress and Autoimmune Diseases in Adults», *Psychosomatic Medicine*, vol. 71, n.º 2, p. 243-250 (febrero de 2009), doi.org/10.1097/PSY.0b013e3181907888.

5. Dong, M., *et al.:* «Insights into Causal Pathways for Ischemic Heart Disease: Adverse Childhood Experiences Study», *Circulation*, vol. 110, n.º 13, pp. 1761-1766 (2004), doi.org/10.1161/01.CIR.0000143074.54995.7F.

dosos me resultaron tan beneficiosos y sanadores que me matriculé en tres certificaciones para poder ofrecer tratamientos asistidos con psicodélicos a mis pacientes y clientes. Mientras tanto, en mi propio cuerpo, en los últimos años he pasado de un estado de enfermedad preautoinmune a la normalidad, y compartiré lo que ha funcionado y lo que no para que puedas hacer tus propios autoexperimentos para encontrar lo que también funciona mejor en tu caso.

Ampliando la definición de trauma

Dado que el trauma puede tener efectos tan insidiosos, generalizados y corrosivos en el cuerpo, la mente y el espíritu, es esencial aprender a detectarlo. Esto puede ser más fácil de decir que de hacer, tanto porque muchos de nosotros hemos sido educados culturalmente para ignorar o negar nuestras experiencias como porque el trauma puede manifestarse de muchas maneras, algunas obvias y otras no tanto.

Se puede pensar en el trauma que persiste como una respuesta de estrés no resuelta. Aprendí mucho sobre la respuesta de estrés durante mi formación y mi carrera médica. El proceso clásico es que, cuando te expones al estrés, tu cuerpo libera adrenalina y cortisol, y entonces o bien te ocupas del asunto (lucha o huida, es decir, movilización hacia la protección o la huida), o bien te quedas quieto (parálisis, miedo, adulación, es decir, movilización incompleta), lo que significa que puedes seguir experimentando el factor estresante original una y otra vez, como si el trauma siguiera ocurriendo en tiempo real.

Algunos expertos consideran que el trauma bloqueado, o no resuelto, es un estado de parálisis crónica. El médico y autor de libros superventas Gabor Maté describe el trauma como una restricción o constricción en el cuerpo y en la capacidad mental de una persona para responder en el momento presente desde su yo auténtico.

El camino bloqueado es el tema de este libro.

Cuando te quedas bloqueado, pueden derivarse ciertas consecuencias como agobio psicológico e impotencia, problemas inmunológicos, dificultades neurológicas y desequilibrios hormonales por el exceso de adrenalina y cortisol. Los problemas inmunológicos son especialmente preocupantes porque pueden provocar enfermedades autoinmunitarias, en las que el cuerpo ataca a sus tejidos normales.

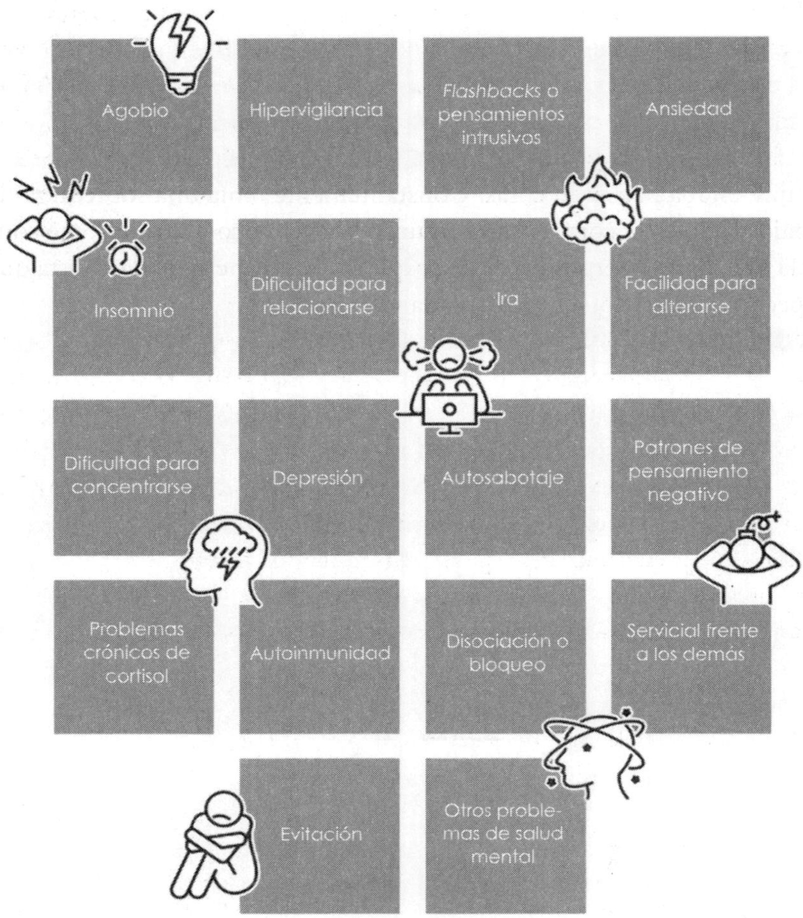

No aprendí lo suficiente sobre el trauma y las respuestas de estrés no resueltas en mi formación médica, ni en mis veinticinco años de ejercicio de la medicina. En cambio, cuando me embarqué en mi propio viaje de sanación y empecé a preguntar a mis pacientes de forma rutinaria sobre el trauma, me sorprendió descubrir cuántas personas se encontraban en ese camino de bloqueo.

Yo también estaba bloqueada. He tardado varias décadas en darme cuenta de que el motivo por el cual he luchado tanto contra el estrés tóxico y el cortisol es porque era adicta a las hormonas del estrés de mi cuerpo, atrapada en un bucle que se perpetuaba a sí mismo, en modo huida casi constante, a veces paralizada o servicial, casi nunca en modo lucha. Desarrollé patrones adictivos con comportamientos que liberan dopamina, como trabajar demasiado y entregarme en exceso en las relaciones. Ansiaba situaciones de mucha presión y me aburría si no había mucha tensión en el trabajo o en casa. Tenía un patrón crónico de mucho conflicto en mis relaciones. Me costaba relajarme y quedarme sentada; siempre estaba haciendo cosas. Constantemente tenía una sobrecarga de trabajo. Todo esto, combinado con unos límites poco marcados, me conducía a ciclos casi perpetuos de decir que sí y sentirme agotada. Hasta que empecé a ver el ciclo, a buscar ayuda y a cambiarlo.

Sólo en estos últimos años me he dado cuenta de que ésta no es forma de vivir. No es normal prosperar o tener éxito en el caos, estar tan ocupada la mayor parte del tiempo, tener problemas de confianza, sentirme culpable por descansar o ser tan autosuficiente que no pido ayuda ni siquiera cuando me encuentro por encima de mis posibilidades. Es agotador y acelera el envejecimiento. No sólo te roba salud, sino también la alegría. Pero para cambiar lo que era un proceso subconsciente y autónomo, tuve que verlo y abordarlo conscientemente. Tenía que detener la huida. Y para ello había que ponerle nombre: trauma.

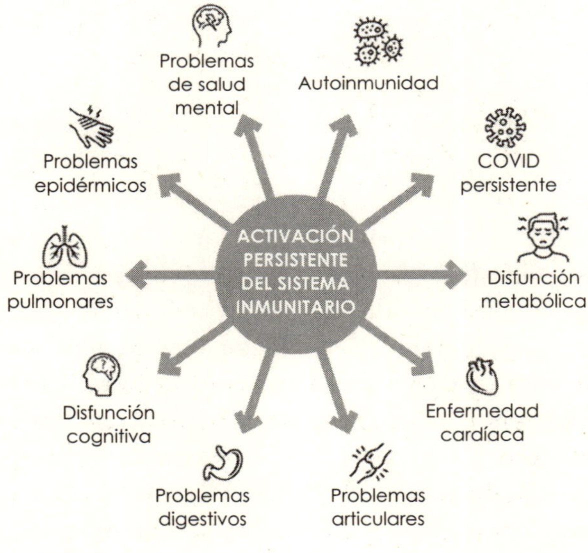

La autoinmunidad podría ser la máxima expresión del trauma

El trauma desencadena una desregulación del organismo en algunas personas, pero no en todas. La desregulación puede manifestarse como enfermedad autoinmunitaria en algunas personas, pero no en todas. Si bien es cierto que no todas las personas con autoinmunidad tienen antecedentes de trauma, la mayoría sí.

La autoinmunidad es el origen de un centenar de enfermedades crónicas que padecen por igual hombres y mujeres, si bien las mujeres las sufren en mayor proporción.

La gran idea de este libro –el patrón que seguía observando en mis pacientes y en mí misma– es que el trauma a menudo es un desencadenante de la enfermedad autoinmunitaria.

La experiencia de Andrea es común y un buen ejemplo de trauma y enfermedad autoinmunitaria clásica. Andrea desarrolló síntomas de enfermedad autoinmunitaria después del embarazo.

Cuando estaba embarazada de siete semanas, a los treinta y tres años, su difunto marido desarrolló fuertes dolores de cabeza. El sorprendente diagnóstico fue un tumor cerebral, que condujo a múltiples craneotomías, radioterapia, quimioterapia y valientes esfuerzos por salvarle la vida.

El embarazo de Andrea quedó relegado a un segundo plano por las adversidades, el trauma médico y el interminable estrés tóxico. ¿Viviría su marido lo suficiente para conocer a su bebé? Andrea estaba en una fase de sobrefuncionamiento que tardó años en revertir.

Le resulta difícil precisar cuándo empezaron sus síntomas autoinmunitarios: ¿fue la inexplicable pérdida de peso durante el embarazo, que incluso así le permitió dar a luz a un bebé sano de 3,5 kilos? ¿Entrar en sus ajustados pantalones tejanos dos semanas después del parto? Las adversidades causaron estragos en su cuerpo después del parto, y experimentó un engrosamiento –una sensación de hinchazón de todo el cuerpo– que ahora considera una película inflamatoria. Se sentía como una extraterrestre en su propia piel. Tenía bolsas debajo de los ojos que ninguna compresa a base de pepino podía remediar, un signo de inflamación incontrolable.

Finalmente, le diagnosticaron tiroiditis de Hashimoto, la enfermedad autoinmunitaria más frecuente de la tiroides, cuyas tasas han ido en aumento en las últimas décadas.[6] Aunque los hombres también se ven afectados, la tiroiditis de Hashimoto es entre ocho y diez veces más común en mujeres que en hombres, y las mayores exigencias del embarazo contribuyen a la experiencia inicial de la enfermedad tiroidea autoinmunitaria en muchas mujeres.[7] En el caso de Andrea, podemos medir su actividad autoinmune comprobando el nivel en sangre de anticuerpos antiperoxidasa tiroidea (descritos más adelante, en el Capítulo 7), un tipo de anticuerpo que se dirige contra su tejido tiroideo normal, para evaluar su autoataque.

Cuando examinamos casos de enfermedades autoinmunitarias mediante un análisis del origen, encontramos una tormenta perfecta de tres factores: susceptibilidad genética, aumento de la permeabilidad intestinal (un trastorno en el que el intestino de una persona deja pasar más agua y nutrientes a través de las células, es decir, tiene fugas) y un desencadenante. Andrea ejemplificaba los tres. El desencadenante puede ser, y a menudo es, un trauma. Para que un trauma sea desencadenante, no tiene por qué ser un trauma cataclísmico «con *T* mayúscula»; puede ser con la misma facilidad un trauma «con *t* minúscula» sutil, silencioso, menor o insidioso.

Una vez que relacioné el trauma y la enfermedad autoinmunitaria durante mi propio viaje de sanación, y empecé a observar asombrosos resultados con mis pacientes, supe que tenía que compartir mi trabajo con lectores de todo el mundo que se sienten frustrados y están sufriendo. *La cura autoinmunitaria* comparte el protocolo de alimentación, sueño, terapia, suplementos y alternativas (piensa en la MDMA o en dosis bajas de naltrexona, tal vez incluso en la meditación orgásmica) con aquellas personas que quieren restablecer su sistema inmunitario y curar los trastornos autoinmunes que surgen de un abanico de factores desencadenantes, con un enfoque en este trauma. Si sufres una enfermedad

---

6. Rizzo, M., *et al.:* «Increased Annual Frequency of Hashimoto's Thyroiditis Between Years 1988 and 2007 at a Cytological Unit of Sicily», *Annales d'Endocrinologie (París)*, vol. 71, n.º 6, pp. 525-534 (diciembre de 2010), doi: 10.1016/j. ando.2010.06.006.

   Xu, J., *et al.:* «Hashimoto's Thyroiditis: A "Double- Edged Sword" in Thyroid Carcinoma», *Frontiers in Endocrinology*, vol. 13 (24 de febrero de 2022), doi.org/10.3389/fendo.2022.801925.

7. Lee, S. Y., *et al.:* «Assessment and Treatment of Thyroid Disorders in Pregnancy and the Postpartum Period», *Nature Reviews Endocrinology*, vol. 18, n.º 3, pp. 158-171 (4 de enero de 2022), doi.org/10.1038/s41574-021-00604-z.

autoinmunitaria, este libro es para ti, incluso aunque consideres que no has vivido un trauma importante. Si padeces una enfermedad misteriosa que aún no ha sido diagnosticada, pero que presenta algunos de los síntomas autoinmunes comunes, como dolores articulares y fatiga, este libro es para ti. Si un ser querido padece una enfermedad autoinmunitaria o una enfermedad misteriosa, este libro es para ti, ya que te ayudará a ampliar tu pensamiento y a apoyar a tu ser querido en su búsqueda de la salud y la sanación.

«T MAYÚSCULA» vs «T MINÚSCULA» TRAUMA

Trauma «con *T* mayúscula» hace referencia a un acontecimiento cataclísmico repentino que casi todas las personas consideran grave, como un accidente de circulación, una guerra, una violación o la pérdida repentina de un ser querido, como mi amiga, que acaba de perder a su madre de un ataque al corazón y no ha podido despedirse de ella.

En cambio, el trauma «con *t* minúscula» hace referencia a aquellos acontecimientos angustiosos que aún nos afectan personalmente, pero que varían en alcance de una persona a otra, como una ruptura importante, un desajuste emocional o la pérdida de una mascota. Todos tenemos distintas capacidades para gestionar tanto los traumas «con *T* mayúscula» como los traumas «con *t* minúscula», por lo que es importante centrarse en la forma en que una persona se ve afectada por el suceso, más que en el suceso en sí. Ambos tipos de trauma pueden provocar un TEPT, que se describe con más detalle en el Capítulo 1.

Entrelazo información sobre mi propia salud y mis prácticas en mis libros y conversaciones porque mi vida es un experimento *n* de 1 y tu vida también lo es, te des cuenta o no, dirijas o no tus experimentos. Los experimentos *n* de 1 van en aumento porque son fáciles de llevar a cabo y te dan información que es única para ti, ya que sirves como tu propio «control» (es decir, punto de referencia).[8] En este libro, te llevaré de la mano y te enseñaré lo que ha sido más eficaz en mi caso, uniendo los puntos entre mi psicología y mi fisiología, incluyendo terapias mente-cuerpo como la Hakomi; la atención informada sobre el trauma; prácticas como la Holotropic Breathwork® que te ayudan a entrar en un estado de conciencia de sanación; tecnologías emergentes para rastrear mi fisiología, como las pruebas del microbioma, la monitorización continua de la glucosa, el uso de un anillo *wearable* o el seguimiento de la variabilidad de la frecuencia cardíaca; nuevas aplicaciones de fármacos antiguos que pueden actuar como inmunomoduladores, como la naltrexona a dosis bajas, y el uso terapéutico de la medicina psicodélica.

Aunque a lo largo de mi carrera he descubierto muchas cosas buenas para mi salud y la de los demás, soy una eterna estudiante con mucho que aprender en cuanto a estar más presente y crear sanación y plenitud. Este viaje, descrito en este libro y motivado por él, ha entrelazado aprendizaje y sanación. A medida que salía a la luz cada aspecto de mí misma y de mi trauma, aprendía a liberar mis imperfecciones, lo que a su vez me enseñaba a estar más presente en mi plenitud. El acto de escribir este libro forma parte de este ciclo de aprendizaje y sanación, y lo ofrezco como una invitación a aprender juntos para que podamos curarnos juntos.

En mis libros, escribo sobre mis prácticas y experiencias no sólo para compartir estos experimentos *n* de 1 que pueden ayudar a otros y a mí misma, sino también para conectar con otras personas que sufren de manera similar y necesitan ayuda. La información sanitaria es privada, y a la mayoría de los médicos se les adoctrina durante su formación médica para que eviten revelar nada personal. Sin embargo, cuando sacamos a la luz nuestros secretos y nuestra información más privada, incluido el trauma, creamos un espacio para que otras personas se sientan más aceptadas por aquello en lo que están trabajando en la vida, en particular el trauma, y especialmente el trauma de la opresión.

En este libro, leerás historias de personas que luchan contra el trauma y de cómo muchas de ellas han descubierto que su trauma es un desencadenante de enfermedades autoinmunitarias o preautoinmunes. Este libro está pensado para todo el mundo, independientemente de su sexo, su

---

8. McDonald, S., *et al.:* «N-of-1 Trials in Healthcare», *Healthcare*, vol. 9, n.º 3, (15 de marzo de 2021), doi.org/10.3390/healthcare9030330.

género y su raza. Aun así, no es genérico; la identidad única de cada persona viene acompañada de una fisiología individual que requiere una comprensión personalizada, que se consigue a través del estudio, el conocimiento y la vulnerabilidad. Este libro puede ayudarte a acceder a tu vulnerabilidad, porque la vulnerabilidad puede ser una fuente de protección tanto para nosotros como para los demás. Brené Brown añade que «la vulnerabilidad es el único puente que tenemos para establecer conexiones con los demás».[9]

Presento esta información así, a través de mis historias y de las de otras personas, porque necesitamos una mayor comunicación, explicitación y consentimiento con respecto al tema del trauma y cómo repercute sobre la salud. Por ejemplo, si hubiera sabido que los antidepresivos apenas son más eficaces que el placebo para tratar el trauma, nunca habría dado mi consentimiento. Éste es el nivel de consentimiento que tenemos que llevar a toda la medicina, ya se trate de atención informada sobre el trauma o de prescripciones para enfermedades autoinmunitarias e inmunosupresión. Si has pasado por momentos difíciles y emocionalmente dolorosos y has acudido a un terapeuta para hablar del tema, ¿te ha informado de que sólo una de cada tres personas se beneficia de la terapia? Probablemente no. Ahí es donde pueden resultar tan útiles la medicina de precisión y los experimentos *n* de 1, porque lo que es cierto para una población grande es sólo una orientación; no es necesariamente cierto para el individuo,[10] y lo que es cierto para el individuo no es necesariamente cierto para la población.[11]

Este libro trata de cómo medir tu propio nivel de trauma, evaluar si está provocando desregulación en tu cuerpo, reprogramarlo y luego reintegrarte como un todo mejor. Resolver mi propio trauma me ha ayudado a aterrizar en el momento presente con conciencia, tanto a aceptarlo como a asombrarme de lo que es. Ahora espero compartir contigo y con los

---

9. Brown, B.: «TED Talk: The Power of Vulnerability» (2010), consultado el 2 de octubre de 2023, disponible en www.ted.com/talks/brene_brown_the_power_of_vulnerability?utm_campaign=tedspread&utm_medium=referral&utm_ source=tedcomshare.
10. Conocida como falacia ecológica; Sedgwick, P.: «Understanding the Ecological Fallacy», *British Medical Journal*, vol. 351 (21 de septiembre de 2015), doi.org/10.1136/bmj.h4773.
11. Conocida como la falacia atomista; Diez-Roux, A. V.: «A Glossary for Multilevel Analysis», *Journal of Epidemiology and Community Health*, vol. 56, n.º 8, pp. 588-594 (agosto de 2002), doi.org/10.1136/jech.56.8.588.

demás el don de la resolución del trauma. Evoca lo que hace poco mi amiga Heather compartió conmigo, una enseñanza que parafraseó del psicólogo y antropólogo médico Alberto Villoldo: «Cuando comprendemos que estamos en un viaje mítico, todo cambia; vemos que todo en nuestras vidas es para enseñarnos y sanarnos para nuestro propósito superior». He llegado a comprender que mi trauma me señala hacia un viaje mítico, y este libro trata de ese proceso para todos nosotros.

PARTE I

DECONSTRUIR EL PATRÓN

Autoinmunidad, trauma y hormonas

CAPÍTULO 1

La epidemia de la autoinmunidad

Tú eras una enfermedad sin nombre, yo era un cuerpo en llamas.

—MEGHAN O'ROURKE, «Idiopathic Illness», *Sun in Days*

Las enfermedades autoinmunitarias afectan aproximadamente a uno de cada diez habitantes del planeta y sus tasas de prevalencia están aumentando considerablemente en todo el mundo. En los Estados Unidos hay veinticuatro millones de personas diagnosticadas de enfermedades autoinmunitarias. Sin embargo, estas cifras son conservadoras y sólo representan a las personas que ya saben que padecen una enfermedad autoinmunitaria, un problema complejo en el que el sistema inmunitario del organismo confunde su propio tejido sano con un tejido extraño y lo ataca. Hay personas que tienen un estado previo a la enfermedad autoinmunitaria que no cumple del todo los criterios de diagnóstico. También hay personas que sufren los síntomas de una enfermedad autoinmunitaria y los sobrellevan sin buscar un diagnóstico, atribuyéndolos al envejecimiento o a las hormonas, o quizás asumiendo que los síntomas son psicosomáticos.

Aquí es donde la medicina convencional puede fallar al individuo, de tal forma que en promedio una persona que sufre una enfermedad autoinmunitaria visita a cuatro médicos en tres años antes de recibir un diagnóstico. Una mujer a la que trato ha gastado durante el último año más de 200.000 dólares en pruebas de laboratorio y aún no ha recibido un diagnóstico, ¡pero está siendo tratada con un fármaco tóxico llamado colchicina, utilizado para enfermedades autoinmunitarias! El problema es que la medicina convencional trata los síntomas, mientras que el tipo de medicina que yo practico aborda y trata de resolver el origen.

Conocí a Kristina en un estudio de yoga del norte de California. La práctica regular de yoga y meditación mantenía su cuerpo, su mente y su espíritu ágiles, pero a los cuarenta años empezó a sentir un profundo dolor en las rodillas y una sensación de crepitación, como de gravilla, en los codos. Su médico de cabecera le hizo algunas pruebas, le dijo que parecía artritis reumatoide y la remitió a un reumatólogo. Durante la espera de ocho meses para una cita con el especialista, se puso en contacto conmigo para una consulta.

La artritis reumatoide es un trastorno inflamatorio crónico autoinmune que afecta a varias articulaciones. El sistema inmunitario del organismo ataca las articulaciones y, en ocasiones, los órganos internos. Como resultado del ataque autoinmune del sistema inmunitario desregulado, las personas con artritis reumatoide sufren inflamación dolorosa de las articulaciones, desgaste óseo y cambios en la forma (a veces incluso deformidad) de la articulación.

Cuando revisé el historial, me di cuenta de que Kristina había sufrido una traición tóxica en los dos años anteriores a la aparición de sus síntomas. Su marido había tenido una aventura con su mejor amiga, Kristina lo descubrió y se enfrentó a ellos. Sus síntomas comenzaron silenciosamente, o eso creía ella.

El ataque autoinmune de Kristina a sus articulaciones sanas aumentó ininterrumpidamente hasta que sus síntomas ya no podían ser ignorados. Después de que su reumatólogo le diagnosticara artritis reumatoide, le explicó que no tiene cura, pero que la medicación puede ralentizar la progresión. Mientras Kristina reflexionaba sobre los efectos inmunitarios de la situación, recordó la sensación de vergüenza que experimentaba internamente. Me explicó: «No sólo la vida era dolorosa (desamor), sino que estaba experimentando vergüenza (dentro de la comunidad espiritual)». Consiguió curarse dejando atrás las relaciones y dinámicas tóxicas que le provocaban vergüenza y practicando varios de los métodos descritos en este libro. Con tiempo y trabajo, su inflamación se solucionó y sus síntomas prácticamente desaparecieron.

Aparte de este 10 % al que, como a Kristina, se le diagnostica una enfermedad autoinmunitaria, hay más afectados a los que no se les diagnostica, se les diagnostica mal o aún no se les ha diagnosticado. Sufren síntomas misteriosos, como fatiga intensa, niebla mental, dolores y molestias, hormigueo y entumecimiento, aumento de peso y retención de líquidos (o pérdida de peso, como le ocurrió a Kristina), dolor abdominal y problemas digestivos, inflamación de los ganglios, ansiedad y depresión, caída del cabello e insomnio, y no saben que la causa de sus síntomas es un desequilibrio en el sistema inmunitario. Cuando el sistema inmunitario ataca a los tejidos sanos, el resultado más habitual es una inflamación crónica en distintas partes del cuerpo, como la tiroides, las manos o el abdomen; la parte del cuerpo depende del tipo de enfermedad autoinmunitaria que afecte a la persona. Los análisis de sangre que buscan autoanticuerpos, que el sistema inmunitario puede fabricar contra el tejido normal, pueden ayudar a diagnosticar estas enfermedades.

No se hace un seguimiento correcto de las enfermedades autoinmunitarias

El problema del aumento exponencial de la tasa de enfermedades autoinmunitarias se agrava aún más si se tiene en cuenta que aquí, en la mayoría de los países, como sucede en los Estados Unidos, no se hace un seguimiento sistemático de la tasa de enfermedades autoinmunitarias. No hay una estadística gubernamental oficial que se ocupe de las cifras autoinmunes ni ningún mecanismo que recopile datos sobre la prevalencia y la incidencia de la enfermedad autoinmunitaria.

Los Institutos Nacionales de la Salud no han actualizado sus cifras de 2005, cuando afirmaron que veinticuatro millones de estadounidenses estaban afectados,[12] aunque otros cálculos estiman que la prevalencia es de cuarenta millones y a veces se incluyen personas con autoanticuerpos

12. Institutos Nacionales de la Salud, Comité de Coordinación de Enfermedades autoinmunitarias: «Progress in Autoimmune Diseases Research», disponible en www.niaid.nih.gov/sites/default/files/adccfinal.pdf.

que aún no tienen un diagnóstico: personas como yo, con anticuerpos positivos contra el núcleo de las células, llamados anticuerpos antinucleares (AAN), pero sin un diagnóstico claro. Se considera una enfermedad preautoinmune o latente, y el análisis de sangre puede dar positivo entre siete y catorce años antes del diagnóstico. Es una oportunidad importante para abordar las causas subyacentes y prevenir o revertir la enfermedad, que es lo que hago como médica, al igual que muchos profesionales como yo. Utilizamos indicadores para cuidar de nuestros pacientes, y pueden predecir enfermedades futuras años antes del diagnóstico o incluso de que aparezcan los primeros síntomas.

La ciencia es muy buena en el seguimiento de las infecciones y el cáncer, pero no en si un análisis de sangre muestra que tiene anticuerpos contra su tejido normal y está en proceso de destrucción de ese tejido. Cuando existe una coincidencia entre el anticuerpo y que el tejido está siendo atacado, es una prueba fehaciente de que la enfermedad es autoinmune; por ejemplo, los anticuerpos autoproducidos contra la tiroides en la tiroiditis de Hashimoto o contra una enzima denominada ácido glutámico descarboxilasa (GAD) en la diabetes tipo 1. (Leerás ejemplos de casos de estos dos tipos de enfermedad autoinmunitaria más adelante en el libro). Existen tantas afecciones autoinmunes diferentes que los médicos académicos y los responsables políticos aún no han llegado a un consenso a la hora de confeccionar la lista completa de cuáles lo son, y algunas afecciones tienen pruebas más sólidas de autoinmunidad que otras.

¿Cómo recopilamos datos precisos sobre problemas que no están claramente definidos? Desgraciadamente, éste es el estado actual de las enfermedades autoinmunitarias. Algunos investigadores han observado que están aumentando las enfermedades autoinmunitarias, sobre todo en lugares en los que los niños están expuestos a menos gérmenes, como en países industrializados como los Estados Unidos y el Reino Unido. (Conocida como la hipótesis de la higiene, la idea es que la mejora del saneamiento durante el último siglo aproximadamente ha limitado la exposición de los niños a gérmenes e infecciones, exposiciones que ayudan a desarrollar un sistema inmunitario sano). Normalmente, o eso dice la hipótesis, el entrenamiento inmunitario con gérmenes ayuda al organismo a aprender a distinguir entre las sustancias inocuas y aquellas sustancias nocivas que pueden desencadenar enfermedades autoinmunitarias y alérgicas, como el asma. Menos exposición a los gérmenes significa menos entrenamiento del sistema inmunitario y, *voilà!,* más autoinmunidad y alergias.

O tal vez te estés preguntando si el aumento de las tasas de enfermedades autoinmunitarias se debe a más diagnóstico y notificación. No lo sabemos, pero sí sabemos que ciertos autoanticuerpos, fabricados por un tipo de célula inmunitaria, están aumentando en la población estadounidense. El Instituto Nacional de Ciencias de la Salud Medioambiental de Durham (Carolina del Norte) ha analizado la sangre de catorce mil personas durante los últimos veinticinco años en busca de anticuerpos antinucleares, que son anticuerpos que el organismo fabrica contra el núcleo normal de las células. Los primeros análisis mostraron que el 11 % de las personas eran positivas a los anticuerpos antinucleares, mientras que los análisis más recientes han mostrado que el 16 % eran positivas. Los mayores aumentos se han observado en hombres, blancos no hispanos y adolescentes: la prevalencia se triplicó en adolescentes entre 1988 y 2012. Se trata de cifras alarmantes, y hay que actuar para hacer frente al tsunami de ataques autoinmunes que se nos viene encima. ¿Sabes si tienes anticuerpos antinucleares? Yo no en 2012, pero ahora sí, como explicaré más adelante.

Los médicos son menos útiles de lo que cabría esperar cuando se trata de una intervención o de un tratamiento tempranos, ya que los clínicos convencionales a veces sólo son vagamente conscientes de lo que está pasando en el cuerpo de un paciente en los años anteriores a un diagnóstico. La medicina convencional no suele curar a las personas cuyos síntomas y pruebas de laboratorio no apuntan a un diagnóstico obvio o a un tratamiento claro.

Hay otro camino: una solución basada en abordar las causas profundas de la enfermedad autoinmunitaria, una por una. Si tú eres como cualquiera de los veinticuatro millones de estadounidenses que luchan contra la enfermedad autoinmunitaria, te invito a que te arremangues conmigo para que podamos abordar el origen de tu enfermedad. Si eres uno de los centenares de millones de personas que se enfrentan a síntomas extraños y a inflamación crónica, y no estás seguro de cuál es la causa de todo ello, este libro también es para ti. He ayudado a centenares de personas a mejorar o a curar los síntomas autoinmunes, y estoy segura de que tú también puedes encontrar alivio con este programa.

¿Qué es una enfermedad autoinmunitaria?

La función del sistema inmunitario es proteger al organismo de invasiones extrañas, como virus o bacterias. La principal estrategia de tu sistema inmunitario es fabricar anticuerpos, que son como guardianes que te protegen de un invasor. En el caso de las personas con un sistema inmunitario sano y equilibrado, estos anticuerpos identifican correctamente a los invasores extraños, como un virus del resfriado que tu hijo trae a casa de la guardería o una astilla clavada en tu dedo, y, por regla general, no atacan a las células de tu propio cuerpo.

Una enfermedad autoinmunitaria es un trastorno complejo en el que coinciden múltiples factores genéticos y ambientales. Hay muchas cuestiones entrelazadas, pero la tríada clave que conduce a la autoinmunidad es la herencia, el aumento de la permeabilidad intestinal (el llamado intestino permeable) y, a continuación, un desencadenante. Estos tres factores interactúan positiva o negativamente con el sistema inmunitario y, en última instancia, inician la cascada de acontecimientos que conducen a la enfermedad autoinmunitaria. Pueden variar los factores desencadenantes, pero van desde el trauma y el estrés tóxico a la infección, desde malas elecciones dietéticas a grandes cambios hormonales como el embarazo o la perimenopausia.

Mi enfoque, que aprenderás en este libro, es personalizado y se basa en gran medida en la medicina del estilo de vida para una solución más amplia y completa. Si los problemas de estilo de vida te han arrastrado a problemas de autoinmunidad, supongo que la medicina del estilo de vida puede ayudarte a salir de ellos. A medida que mejoremos nuestra comprensión de los factores de interacción, podremos formular tratamientos más personalizados para abordar el origen de la autoinmunidad de un individuo.

Lo que todas las enfermedades autoinmunitarias tienen en común es que el sistema inmunitario pierde su capacidad de separar correctamente lo extraño («no propio») de lo propio. Cuando las células inmunitarias cometen este error y atacan a las células que se supone que deben proteger, puede desarrollarse una enfermedad autoinmunitaria. Piensa en lo siguiente: el sistema inmunitario desarrolla un caso de identidad equivocada.

Como médica, puedo medir el nivel de autoataque en la sangre mediante el seguimiento de los *autoanticuerpos*. Como ya he mencionado antes, se trata de anticuerpos contra los propios tejidos sanos, como una enzima de la tiroides conocida como peroxidasa tiroidea o, como descubrimos en Kristina, el factor reumatoide, proteínas fabricadas por el sistema inmunitario que pueden atacar las articulaciones en la artritis reumatoide o el síndrome de Sjögren y que pueden utilizarse para precisar el diagnóstico.

Dicho en lenguaje médico, las enfermedades autoinmunitarias son una amplia categoría de trastornos relacionados en los que el sistema inmunitario ataca a los tejidos propios.[13] Cuando el sistema inmunitario ataca a las células del propio cuerpo, la consecuencia es una especie de guerra civil, y los síntomas pueden ir desde la molestia hasta la discapacidad.

Si ya tienes un diagnóstico autoinmune, sabes que la lista de problemas potenciales es larga y sigue creciendo más allá de los cien diagnósticos potenciales: tiroiditis de Hashimoto, esclerosis múltiple, diabetes tipo 1, lupus, psoriasis, enfermedad de Crohn, colitis ulcerosa, etc.

La creciente lista de enfermedades autoinmunitarias

Cuando estudiaba Medicina, la lista de enfermedades autoinmunitarias era corta: lupus, enfermedades intestinales inflamatorias como la enfermedad de Crohn o la colitis ulcerosa, enfermedad de Sjögren, diabetes tipo 1, esclerosis múltiple y enfermedad de Hashimoto. Sin embargo, la lista de enfermedades autoinmunitarias ha ido creciendo exponencialmente, junto con el número de personas afectadas. En la actualidad hay más de cien enfermedades autoinmunitarias conocidas. ¿Por qué está aumentando la prevalencia de la desorganización y la desregulación inmunitarias? La mayoría de los científicos creen que las tasas se han acelerado porque se han acelerado los factores desencadenantes subyacentes, como el estrés, una dieta pobre o inflamatoria, la falta de ejercicio, el sueño insuficiente, las toxinas ambientales y los traumas. Los escépticos pueden

13. En las enfermedades autoinmunitarias, el problema subyacente es que el sistema inmunitario ha perdido su capacidad de distinguir los antígenos propios de los ajenos. Ten en cuenta que los antígenos son una molécula o materia extraña, como una astilla, que puede unirse a un anticuerpo o a una célula inmunitaria.

pensar que se trata de una estratagema de *marketing* para vender suplementos, pero la ciencia no está de acuerdo.

Hasta cincuenta millones de estadounidenses padecen una enfermedad caracterizada por la desregulación inmunitaria. Los síntomas pueden ser misteriosos, desde dolor articular y problemas cutáneos hasta inflamación de los ganglios y problemas intestinales. Muchas personas padecen una enfermedad latente o previa que puede estar presente entre siete y catorce años antes del diagnóstico, y antes de que nadie, ni siquiera tú mismo, sepa lo que ocurre realmente.

En mi opinión, al definir «enfermedad autoinmunitaria» como «cuando el sistema inmunitario se confunde y ataca al tejido normal», podríamos ampliar potencialmente la definición para incluir otros problemas: ciertas formas de cardiopatía, las migrañas, la enfermedad del intestino irritable, la enfermedad de Lyme crónica, la enfermedad de los implantes mamarios y la endometriosis se consideran ahora autoinmunes. También exploraremos estos problemas a lo largo del libro.

Actualmente, la COVID persistente se considera una enfermedad autoinmunitaria o un desencadenante infeccioso de una futura enfermedad autoinmunitaria. En algunas personas, la enfermedad implica una respuesta inflamatoria grave en los pulmones, el hígado, los riñones e incluso el cerebro. En un principio se pensaba que se debía a daños provocados por el virus, pero el patrón no parece ser el de otras infecciones víricas similares, por lo que los investigadores han propuesto que la COVID puede ser una reacción autoinmune en individuos vulnerables.[14] Sin em-

14. Gracia-Ramos, A. E., *et al.:* «New Onset of Autoimmune Diseases Following COVID-19 Diagnosis», *Cells*, vol. 10, n.º 12 (20 de diciembre de 2021), doi.org/10.3390/cells10123592; Al-Beltagi, M., *et al.:* «COVID-19 Disease and Autoimmune Disorders: A Mutual Pathway», *World Journal of Methodology*, vol. 12, n.º 4 (20 de julio de 2022), doi.org/10.5662/wjm.v12.i4.200; Anaya, J. M., *et al.:* «Is Post-COVID Syndrome an Autoimmune Disease?», *Expert Review of Clinical Immunology*, vol. 18, n.º 7, pp. 653-666 (14 de junio de 2022), doi.org/10.1080/1744666X.2022.2085561; Sacchi, M. C., *et al.:* «SARS-CoV-2 Infection as a Trigger of Autoimmune Response», *Clinical and Translational Science*, vol. 14, n.º 3, pp. 898-907 (mayo de 2021), doi.org/10.1111/cts.12953; Rojas, M. *et al.:* «Autoimmunity Is a Hallmark of Post-COVID Syndrome», *Journal of Translational Medicine*, vol. 20, n.º 1, pp. 1-5 (16 de marzo de 2022), doi.org/10.1186/s12967-022-03328-4; Acosta-Ampudia, Y., *et al.:* «Persistent Autoimmune Activation and Proinflammatory State in Post-Coronavirus Disease 2019 Syndrome», *Journal of Infectious Diseases*, vol. 225, n.º 12, pp. 2155-2162 (15 de junio de 2022), doi.org/10.1093/infdis/jiac017; Votto, M., *et al.:* «COVID-19 and Autoimmu-

bargo, es posible que no tengamos la imagen completa hasta dentro de algún tiempo, ya que la COVID es aún muy reciente y todavía estamos aclarando la relación entre COVID y autoinmunidad.

Causas raíz de las enfermedades autoinmunitarias

La prevalencia de las enfermedades autoinmunitarias se ha disparado[15] y nuestro conocimiento de las causas raíz sigue aumentando, pero aún no es definitivo. Conocemos los factores clave que interactúan para provocar enfermedades autoinmunitarias, como la genética, la exposición ambiental, el envejecimiento, las hormonas, la psicología, el intestino y la función inmunitaria.[16] Cuando se observa la concordancia de las enfermedades autoinmunitarias en gemelos, las tasas oscilan entre el 12 y el 67 %, lo que significa que existe una gran variación, con una alta heredabilidad, para algunas afecciones (diabetes tipo 1) y menos para otras (artritis reumatoide o esclerodermia).[17] Los grandes cambios hormonales como la pubertad,

---

ne Diseases: Is There a Connection?», *Current Opinion in Allergy and Clinical Immunology*, vol. 23, n.º 2, pp. 185-192 (1 de abril de 2023), doi.org/10.1097/ACI.0000000000000888; Chang, R., *et al.:* «Risk of Autoimmune Diseases in Patients with COVID-19: A Retrospective Cohort Study», *eClinicalMedicine*, vol. 56 (febrero de 2023), doi.org/10.1016/j.eclinm.2022.101783.

15. Rose, N. R.: «Prediction and Prevention of Autoimmune Disease in the 21st Century: A Review and Preview», *American Journal of Epidemiology*, vol. 183, n.º 5, pp. 403-406 (1 de marzo de 2016), doi.org/10.1093/aje/kwv292.

16. Wang, L., *et al.:* «Human Autoimmune Diseases: A Comprehensive Update», *Journal of Internal Medicine*, vol. 278, n.º 4, pp. 369-395 (octubre de 2015), doi.org/10.1111/joim.12395; Ray, D., *et al.:* «Immune Senescence, Epigenetics and Autoimmunity», *Clinical Immunology*, vol. 196, pp. 59-63 (noviembre de 2018), doi.org/10.1016/j.clim.2018.04.002; Song, H., *et al.:* «Association of Stress-Related Disorders with Subsequent Autoimmune Disease», *JAMA*, vol. 319, n.º 23, pp. 2388-2400 (19 de junio de 2018), doi.org/10.1001/jama.2018.7028; Mittelbrunn, M., *et al.:* «Hallmarks of T Cell Aging», *Nature* Immunology, vol. 22, n.º 6, pp. 687-698 (13 de mayo de 2021), doi.org/10.1038/s41590-021-00927-z; Tedeschi, V., *et al.:* «CD8+ T Cell Senescence: Lights and Shadows in Viral Infections, Autoimmune Disorders and Cancer», *International Journal of Molecular Sciences*, vol. 23, n.º 6 (21 de marzo de 2022), doi.org/10.3390/ijms23063374.

17. Bogdanos, D. P., *et al.:* «Twin Studies in Autoimmune Disease: Genetics, Gender and Environment», *Journal of Autoimmunity*, vol. 38, n.º 2-3, pp. J156-169 (mayo de 2012), doi.org/10.1016/j.jaut.2011.11.003; Wang, L., *et al.:* «Human Autoimmune Diseases: A Comprehensive Update», *Journal of Internal Medicine*, vol. 278, n.º 4, pp.

el embarazo, la perimenopausia y el hipogonadismo masculino (testosterona baja) pueden asociarse a un mayor riesgo de enfermedad autoinmunitaria.[18]

La mayoría de los médicos que ejercemos la medicina no consideramos las enfermedades autoinmunitarias como un conjunto de más de cien enfermedades diversas y sin relación entre sí, sino como un problema único con muchas variantes que dependen de cómo interactúan los genes con el ambiente y provocan un desequilibrio del sistema inmunitario e inflamación. Esto es lo que la ciencia sugiere.

ENFERMEDADES AUTOINMUNITARIAS MÁS COMUNES

Según el registro que lleva a cabo Autoimmune Registry, las enfermedades autoinmunitarias más comunes son las siguientes:[19]

- Artritis reumatoide: enfermedad inflamatoria crónica en la que el sistema inmunitario ataca a las articulaciones, sobre todo de manos y pies.
- Tiroiditis de Hashimoto: enfermedad en la que el sistema inmunitario ataca a la glándula tiroides del cuello.
- Celiaquía: reacción inmunitaria al consumo de gluten, una proteína del trigo, la cebada y el centeno. Provoca inflamación y daños en el intestino delgado, y puede llegar a impedir la absorción de nutrientes.

369-395 (octubre de 2015), doi.org/10.1111/joim.12395; Ilonen, J., *et al.:* «The Heterogeneous Pathogenesis of Type 1 Diabetes Mellitus», *Nature Reviews Endocrinology*, vol. 15, n.º 11, pp. 635-650 (septiembre de 2019), doi.org/10.1038/s41574-019-0254-y.

18. Desai, M. K., *et al.:* «Autoimmune Disease in Women: Endocrine Transition and Risk Across the Lifespan», *Frontiers in Endocrinology*, vol. 10, n.º 265 (29 de abril de 2019), doi.org/10.3389/fendo.2019.00265; Baillargeon, J., *et al.:* «Hypogonadism and the Risk of Rheumatic Autoimmune Disease», *Clinical Rheumatology*, vol. 35, n.º 12, pp. 2983-2987 (diciembre de 2016), doi.org/10.1007/s10067-016-3330-x; Bove, R., *et al.:* «Hormones and MS: Risk factors, Biomarkers, and Therapeutic Targets», *Multiple Sclerosis*, vol. 24, n.º 1, pp. 17-21 (2018), doi.org/10.1177/1352458517737396.

19. Autoimmune Registry, Inc., 2016-2020, registro disponible en www.autoimmuneregistry.org/autoimmune-diseases.

- Enfermedad de Graves: trastorno del sistema inmunitario de la tiroides que provoca una producción excesiva de hormonas tiroideas.
- Diabetes *mellitus* de tipo 1: enfermedad crónica en la que el sistema inmunitario ataca la glándula pancreática, de modo que las células ya no pueden producir suficiente insulina.
- Vitiligo: enfermedad que provoca la pérdida de color de la piel en manchas en cualquier parte del cuerpo.
- Fiebre reumática: enfermedad derivada de una faringitis estreptocócica o escarlatina mal tratada, que provoca inflamación del corazón, los vasos sanguíneos y las articulaciones.
- Anemia perniciosa/gastritis atrófica: enfermedad autoinmunitaria que impide al organismo absorber la vitamina B12. Los síntomas incluyen debilidad y fatiga, y, si no se trata, puede provocar daños en el corazón y los nervios.
- Alopecia areata: enfermedad en la que el sistema inmunitario ataca los folículos pilosos, lo que provoca una o varias calvas circulares.
- Púrpura trombocitopénica inmunitaria: enfermedad que aparece cuando el sistema inmunitario ataca a las plaquetas por error, y los bajos niveles de plaquetas resultantes provocan un aumento de las hemorragias. Los síntomas incluyen la aparición fácil de hematomas, hemorragias y manchas rojas o púrpuras del tamaño de una cabeza de alfiler en la parte inferior de las piernas.
- COVID persistente (o «síndrome pos-COVID»): afección que aparece en hasta la mitad de los casos de infección por COVID-19 y que puede afectar a una persona durante meses o años. Los datos son principalmente anecdóticos y requieren una investigación científica más rigurosa. Los síntomas incluyen fatiga, un patrón impredecible de recurrencia de brotes y remisiones, y niebla mental.

¿Qué desencadena el aumento de la autoinmunidad? Los factores desencadenantes son menos claros, pero normalmente algo activa el problema gen/ambiente, como un trauma. «Trauma» deriva del griego y, como veremos en los próximos capítulos, se refiere a una herida que puede dañar no sólo psicológica, sino también físicamente. Es una forma de estrés tóxico que puede detener el desarrollo saludable de los sistemas emocional, inmunitario, neurológico y hormonal. Como describe el Dr. Gabor Maté, «el trauma no es lo que te ocurre, sino lo que ocurre en tu interior como consecuencia de lo que te ha ocurrido. El trauma es esa cicatriz que te hace menos flexible, más rígido, menos sensible y estar más a la defensiva».

¿El trauma de Kristina desencadenó el autoataque de su rodilla y sus codos? No lo sabemos con seguridad, pero creo que sí, que su herida dejó tejidos específicos menos resistentes y más vulnerables al autoataque de la autoinmunidad.

Cada vez comprendemos mejor que el trauma desempeña un papel más importante de lo que se creía sobre la salud física. Los estudios demuestran que hasta el 80 % de los pacientes con enfermedades autoinmunitarias experimentan un estrés emocional significativo antes de la aparición de la enfermedad.[20] ¿Qué ocurre? Unos niveles de estrés poco saludables pueden dañar el sistema inmunitario y aumentar el riesgo futuro de padecer una enfermedad autoinmunitaria. Esto es algo que veo a menudo en mi consulta médica.

Tomemos como ejemplo los atentados terroristas del 11 de septiembre. Hay 41.656 personas inscritas en el Registro Sanitario del World Trade Center, incluidos trabajadores de los servicios de emergencia y miembros de la comunidad. En los años siguientes a la exposición al 11-S, los trabajadores de los servicios de emergencia y expuestos a la nube de polvo tenían un riesgo un 85 % mayor de padecer enfermedades autoinmunitarias sistémicas, mientras que las personas con TEPT tenían un riesgo 250 % mayor de padecer enfermedades autoinmunitarias sistémicas. ¿Qué enfermedades? Las más comunes son artritis reumatoide *(n* = 75), síndrome de Sjögren *(n* = 23), lupus eritematoso sistémico *(n* = 20), mio-

---

20. Martinelli, V.: «Trauma, Stress and Multiple Sclerosis», *Neurological Sciences: Official Journal of the Italian Neurological Society and of the Italian Society of Clinical Neurophysiology*, vol. 21 (Supl. 2), n.º 4, pp. S849-852 (diciembre de 2000), doi.org/10.1007/s100720070024; Cutolo, M., *et al.:* «Stress as a Risk Factor in the Pathogenesis of Rheumatoid Arthritis», *Neuroimmunomodulation*, vol. 13, n.º 5-6, pp. 277-282 (agosto de 2007), doi.org/10.1159/000104855; Stojanovich; L., *et al.:* «Stress as a Trigger of Autoimmune Disease», *Autoimmunity Reviews*, vol. 7, n.º 3, pp. 209-213 (enero de 2008), doi.org/10.1016/j.autrev.2007.11.007; McGeachy, M. J., *et al.:* «The IL-17 Family of Cytokines in Health and Disease», *Immunity*, vol. 50, n.º 4, pp. 892-906 (16 de abril de 2019), doi.org/10.1016/j.immuni.2019.03.021.

sitis *(n* = 9), enfermedad mixta del tejido conectivo *(n* = 7) y esclerodermia *(n* = 4).[21] Aunque no se trata de una prueba definitiva de que los traumatismos provoquen enfermedades autoinmunitarias, es una prueba sólida a favor de la teoría.

¿Y qué pasa con el personal militar? Ahora sabemos, gracias al Millennium Cohort Study, un extenso estudio de 120.572 miembros en servicio en los Estados Unidos, seguidos durante al menos cinco años, que el TEPT aumenta el riesgo de enfermedades autoinmunitarias en un 58 % en comparación con la ausencia de antecedentes de TEPT.[22] Entre las enfermedades estudiadas se incluyen la artritis reumatoide, el lupus eritematoso sistémico, las enfermedades intestinales inflamatorias y la esclerosis múltiple. El Millenium Cohort Study corroboró un estudio previo con 666.289 veteranos de Irak y Afganistán que demostraba que el TEPT, diagnosticado en el 31 % de los casos, se asocia con un riesgo dos veces mayor de padecer enfermedades autoinmunitarias. Aunque las mujeres sufren más enfermedades autoinmunitarias que los hombres, la magnitud del riesgo de enfermedad autoinmunitaria asociado al TEPT fue similar en hombres y mujeres.

La conclusión es que, si bien nos centramos en el riesgo *psiquiátrico* del estrés tóxico, sobre todo en veteranos y otras personas que sufren traumas, debemos pensar más en el riesgo *físico* que corren relacionado con los trastornos por estrés, incluidas las enfermedades autoinmunitarias. Separamos la salud mental de la física, cuando en realidad son dos caras de la misma moneda. ¿Cómo se relaciona entonces la exposición al trauma con otros desencadenantes del estilo de vida, como la calidad de los alimentos y del aire, los cambios hormonales y del sistema nervioso, la alteración de la función inmunitaria y la autoinmunidad, e incluso la forma en que los genes hablan al cuerpo? Cuanto mejor lo entendamos, más estrategias informativas, mitigadoras y transformadoras para sanar podremos proporcionar.

---

21. Brite, J., *et al.:* «The Relationship Between 9/11 Exposure, Systemic Autoimmune Disease, and Post-Traumatic Stress Disorder: A Mediational Analysis», *International Journal of Environmental Research and Public Health*, vol. 19, n.º 11 (junio de 2022), doi.org/10.3390/ijerph19116514.
22. Bookwalter, D. B., *et al.:* «Posttraumatic Stress Disorder and Risk of Selected Autoimmune Diseases Among US Military Personnel», *BMC Psychiatry*, vol. 20, n.º 1, pp. 1-8 (15 de enero de 2020), doi.org/10.1186/s12888-020-2432-9.

Desde mi consulta médica

Lo que veo en mi consulta médica de la Universidad Thomas Jefferson -donde trabajo como médica que ofrece un enfoque integral de la salud como directora de medicina de precisión- es que mi agenda está a rebosar de personas que padecen enfermedades autoinmunitarias. La afección más común que veo es la enfermedad tiroidea autoinmunitaria. Otras pacientes sufren diabetes tipo 1, diagnosticada justo en la menopausia. Bastantes tienen psoriasis, celiaquía, colitis ulcerosa, enfermedad de Crohn o artritis reumatoide. Algunos padecen enfermedades que sólo algunos médicos, como yo, consideran autoinmunes, como cardiopatías coronarias a los cuarenta años, endometriosis, migrañas, fibromialgia o síndrome del intestino irritable.

Lo que me sorprende es que cuando pregunto sobre traumas, muchos de mis pacientes autoinmunes me hablan de exposiciones significativas. Aunque ciertamente tengo mi cuota de pacientes con TEPT después de haber entrado en combate en el ejército, la mayoría de ellos tienen una experiencia más común e insidiosa de estrés tóxico, como experiencias infantiles adversas como abusos físicos o sexuales, un padre que bebía demasiado y era malo, o el abandono. O un ser querido que murió durante la pandemia. O un trauma familiar relacionado con unos padres que sobrevivieron a algo horrible, como el Holocausto o un campo de internamiento japonés o el racismo. Una mujer de cuarenta años con psoriasis tuvo un trauma de nacimiento, que empeoró significativamente sus síntomas de erupción cutánea con picor, manchas escamosas y placas engrosadas en manos y codos. A lo largo del libro conocerás a algunos de estos pacientes.

DEPRESIÓN: ¿ATAQUE INMUNITARIO?

La depresión se presenta de muchas formas. ¿Y si la depresión fuera en realidad un trastorno inflamatorio del cuerpo que comienza en el intestino y se filtra al cerebro? ¿Y si los traumas tienen un efecto similar? Médicos y científicos creían que la depresión, o trastorno depresivo mayor en lenguaje médico, era simplemente un desequilibrio de sustancias químicas cerebrales como la serotonina, la norepinefrina y la dopamina, y que estos neurotransmisores necesitaban un ajuste individual, a veces de forma aislada con un fármaco que afecta a la serotonina (un inhibidor selectivo de la recaptación de serotonina, como la fluoxetina o la sertralina), o una combinación (un inhibidor selectivo de la recaptación de serotonina y norepinefrina, como la duloxetina o el escitalopram). Pero estos fármacos no funcionan muy bien. En el caso de la duloxetina (nombre comercial Cymbalta®), hay que tratar de seis a nueve personas para que una sola se vea beneficiada.[23] Esto significa que millones de personas en todo el mundo están tomando antidepresivos con poco o ningún beneficio. La humanidad necesita una solución mejor.

Médicos y científicos creen cada vez más que la depresión, junto con otras enfermedades psiquiátricas, puede ser el resultado de una desregulación inmunitaria que afecta al sistema nervioso cen-

---

23. Cookson, J., *et al.*: «Treatment Benefits of Duloxetine in Major Depressive Disorder as Assessed by Number Needed to Treat», *International Clinical Psychopharmacology*, vol. 21, n.º 5, pp. 267-273 (septiembre de 2006), doi.org/10.1097/00004850-200609000-00004; Schork, N. J.: «Personalized Medicine: Time for One-Person Trials», *Nature*, vol. 520, n.º 7549, pp. 609-611 (29 de abril de 2015), doi.org/10.1038/520609a; Citrome, L.: «Vortioxetine for Major Depressive Disorder: An Indirect Comparison with Duloxetine, Escitalopram, Levomilnacipran, Sertraline, Venlafaxine, and Vilazodone, Using Number Needed to Treat, Number Needed to Harm, and Likelihood to Be Helped or Harmed», *Journal of Affective Disorders*, vol. 196, pp. 225-233 (15 de mayo de 2016), doi.org/10.1016/j.jad.2016.02.042.

tral.[24] Algunos expertos sugieren incluso que la depresión es una forma de alergia en la que el sistema inmunitario ataca a los tejidos sanos.[25] Las personas con depresión, como Justin, a quien conocerás en el Capítulo 12, experimentan un mayor riesgo de padecer enfermedades autoinmunitarias en comparación con las personas sin antecedentes de depresión. El mayor riesgo de enfermedad autoinmunitaria se produce en el primer año tras el inicio de la depresión. Una vez más, el efecto es bidireccional: hasta la mitad de las personas con enfermedades autoinmunitarias presentan una calidad de vida deteriorada y síntomas depresivos.

Nuestros avances en neurociencia son asombrosos, pero se quedan cortos a la hora de beneficiar a las personas que sufren traumas y desregulación. Cuando se considera el estado de la salud mental en los Estados Unidos y en el mundo en general, la psiquiatría es la única especialidad en la que la prevalencia de la enfermedad aumenta con el tiempo, a dife-

24. Liang, S., *et al.:* «Recognizing Depression from the Microbiota-Gut-Brain Axis», *International Journal of Molecular Sciences*, vol. 19, n.º 6 (junio de 2018), doi.org/10.3390/ijms19061592; Beurel, E., *et al.:* «The Bidirectional Relationship of Depression and Inflammation: Double Trouble», *Neuron*, vol. 107, n.º 2, pp. 234-256 (17 de junio de 2020), doi.org/10.1016/j.neuron.2020.06.002; Rudzki, L., *et al.:* «The Microbiota-Gut-Immune-Glia (MGIG) Axis in Major Depression», *Molecular Neurobiology*, vol. 57, n.º 10, pp. 4269-4295 (octubre de 2020), doi.org/10.1007/s12035-020-01961-y; Troubat, R., *et al.:* «Neuroinflammation and Depression: A Review», *European Journal of Neuroscience*, vol. 53, n.º 1, pp. 151-171 (enero de 2021), doi.org/10.1111/ejn.14720; Drevets, W. C., *et al.:* «Immune Targets for Therapeutic Development in Depression: Towards Precision Medicine», *Nature Reviews Drug Discovery*, vol. 21, n.º 3, pp. 224-244 (enero de 2022), doi.org/10.1038/s41573-021-00368-1; Nettis, M. A., *et al.:* «Is There Neuroinflammation in Depression? Understanding the Link Between the Brain and the Peripheral Immune System in Depression», *International Review of Neurobiology*, vol. 152, pp. 23-40 (2020), doi.org/10.1016/bs.irn.2019.12.004; Wang, H. *et al.:* «Microglia in Depression: An Overview of Microglia in the Pathogenesis and Treatment of Depression», *Journal of Neuroinflammation*, vol. 19, n.º 1 (6 de junio de 2022), doi.org/10.1186/s12974-022-02492-0.
25. Williams, C.: «Is Depression a Kind of Allergic Reaction?», *The Guardian* (4 de enero de 2015), www.theguardian.com/lifeandstyle/2015/jan/04/depression-allergic-reaction-inflammation-immune-system.

rencia de otros campos, como la cardiología o la urología.[26] Necesitamos mejores herramientas para movernos por el mundo de la salud mental en colaboración con los pacientes, así como por el contexto más amplio en el que se produce la salud mental, incluido el papel de la dieta, el trauma, el ejercicio, la función intestinal, la exposición tóxica, la autoinmunidad, las dificultades espirituales y el duelo prolongado.

Cuando empecé a relacionar autoinmunidad y trauma, me di cuenta de que teníamos una gran oportunidad de ampliar la definición de trauma y la respuesta de estrés que genera en el cuerpo. Y, lo que es más importante, descubrí que mis veinticinco años de práctica de la medicina eran insuficientes para abordar el trauma. Mientras escribía este libro, me sorprendió descubrir que una pelea con mi familia podía disparar mi frecuencia cardíaca en reposo de sesenta a noventa pulsaciones por minuto, y aumentar mi nivel de azúcar en sangre en ayunas en una medida similar. Había efectos neurobiológicos de mi entorno psicosocial, y no me había dado cuenta de hasta qué punto los acontecimientos psicosociales estaban provocando problemas sobre mi fisiología, sobre todo sobre mis sistemas inmunitario, neurológico y hormonal. Como parte de la preparación para este libro, me he sumergido profundamente en lo que siente *mi cuerpo* al estar regulado y cuando no lo está, y he aprendido a regularme con la respiración y otros medios. He experimentado con la modulación del microbioma y la terapia asistida con psicodélicos, y he completado una formación exhaustiva en terapia somática basada en el *mindfulness.* El resultado neto es que estoy más regulada todo el tiempo y tolero menos a las personas y las experiencias que me provocan desregulación. ¿Por qué es importante? Suponemos que una frecuencia cardíaca elevada en reposo, la tensión arterial o el nivel de azúcar en sangre es algo malo que hay que controlar –tal vez con medicación recetada–, pero ¿y si abrimos el abanico y reconocemos que muchos de estos indicadores podrían estar contándonos una historia más importante sobre un trauma persistente que sigue reactivándose, o incluso sobre nuevas exposiciones traumáticas que aún no consideramos traumas?

Si tú eres alguien que padece una enfermedad autoinmunitaria o te estás encaminando en esa dirección o conoces a alguien con una enferme-

26. Barry, E.: «The "Nation's Psychiatrist" Takes Stock, with Frustration», *The New York Times* (2 de febrero de 2022), www.nytimes.com/2022/02/22/us/thomas-insel-book.html.

dad autoinmunitaria, quiero que comprendas la relación entre la autoinmunidad y el trauma para que puedas comenzar a desbloquear la respuesta al trauma que puede estar impulsando algunos, o tal vez incluso la mayoría, de tus síntomas autoinmunes. Tú no tienes que ser un veterano con *flashbacks* para beneficiarte de lo que te estoy ofreciendo en este libro. En este momento, en nuestro mundo polarizado y dividido, la mayoría de nosotros hemos experimentado traumas de alguna u otra manera, y la cuestión es si todavía pueden estar integrados en tu sistema, provocando síntomas persistentes y a veces incapacitantes que te impiden expresar plenamente tu vida.

Un círculo vicioso de enfermedad autoinmunitaria

El estrés tóxico puede desencadenar enfermedades, pero un diagnóstico de enfermedad autoinmunitaria suele crear otra capa de estrés en los pacientes, provocando un círculo vicioso. Empapado en hormonas relacionadas con el estrés, como la adrenalina y el cortisol, que alteran o amplifican las armas del sistema inmunitario, como las citoquinas (pequeñas proteínas segregadas por las células del sistema inmunitario que pueden provocar inflamación), puedes estar exponiéndote a un riesgo innecesario de empeoramiento de la regulación inmunitaria y de enfermedad autoinmunitaria.

Sin embargo, es posible romper el círculo vicioso. Yo misma y mis pacientes aprendimos a hacerlo, después de décadas de luchar contra la configuración predeterminada de fábrica de elevados niveles de estrés. A veces, finalmente, un baño de realidad, como un diagnóstico desalentador, te hace cambiar.

El primer paso es entender el patrón que conduce a la enfermedad autoinmunitaria de una manera que entrelaza lo que sabemos y lo que no sabemos, incluyendo el papel del trauma, y eso es lo que vamos a cubrir en la Parte 1 de este libro. Aprenderás sobre el sistema inmunitario y cómo se desequilibra por culpa de determinados factores estresantes (por ejemplo, cómo el abandono o el divorcio en la infancia o la experiencia del parto se metieron debajo de tu piel y provocaron una desregulación en tu vida actual).

El segundo paso consiste en sanar, en reintegrar las partes en un estado de totalidad, en desarrollar la resiliencia, y eso es lo que trataremos en la

Parte 2 de este libro. En pocas palabras, este proceso implica nuevos principios transformadores que a menudo faltan en la medicina convencional, como la seguridad, la interacción, el seguimiento, la regulación, la dotación de recursos y la colaboración. En la práctica fidedigna y de arriba abajo de la medicina, el cuerpo es un problema que debe resolver el experto, el médico. Se trata de un planteamiento muy sencillo que funciona en caso de emergencia, pero no para las enfermedades crónicas. Aprendí a hacerlo, pero me di cuenta de que erraba el tiro. Hoy en día rechazo este enfoque cuando trato a personas con enfermedades crónicas. Por supuesto, puede funcionar cuando te sientes sobrepasado por un diagnóstico de cáncer o un hueso roto, pero para enfermedades crónicas como las autoinmunes, no es suficientemente colaborativo ni tiene en cuenta tus necesidades únicas y particulares.

Uno de mis pacientes con enfermedad autoinmunitaria, un hombre de unos veinte años con tiroiditis de Hashimoto, acudió a mí con Synthroid®, que le había recetado su médico anterior sin apenas hablarle de los riesgos, los beneficios y las alternativas. A medida que nos íbamos conociendo, me enteré de que tenía las manos frías, y eso afectaba a su trabajo en el gimnasio. Tenía antecedentes de exposición a radiaciones desde la infancia, lo que podía haber sido un posible desencadenante de su tiroiditis de Hashimoto. También tenía traumas infantiles y una puntuación de cuatro en experiencias infantiles adversas. Juntos decidimos centrarnos en reconstruir su salud intestinal y añadir una pequeña dosis de T3 a su Synthroid®. Trabajamos los patrones de tensión en el trapecio, los hombros y el haz nervioso que va del pecho a los brazos, para identificar las zonas que necesitaban nutrición. Cambiamos las almohadas para dormir. Sus síntomas han mejorado en un 90 %, no debido a directivas de arriba abajo, sino a nuestra conversación y a los experimentos continuados sobre cómo podemos apoyar su salud y su resiliencia óptimas.

Mi mayor esperanza es que utilices este libro para confiar en tu experiencia, para cambiar sin una agenda o una fuerza, y para sentirte plenamente empoderado para transformarte a medida que estés preparado. En la Parte 2, volverás a conectar con tu autoconocimiento, con la sabiduría inherente del cuerpo y activarás la autosanación. Se trata de un autoestudio asistido, para recordar cómo sentir el flujo de tu verdadera experiencia interna.

Qué hacer cuando te diagnostican (o sospechas que padeces) una enfermedad autoinmunitaria

A las personas que padecen una enfermedad autoinmunitaria se les anima a que se tranquilicen, se lo tomen con calma y consideren una serie de fármacos que imitan a las hormonas del estrés: esteroides, fármacos inmunosupresores e incluso pastillas para la ansiedad, la depresión, el sueño y el dolor. Nos dicen que no podemos hacer nada contra el curso de la autoinmunidad, pero yo no estoy de acuerdo. La medicina convencional agrupa los síntomas de tal forma que permite la aplicación de un fármaco para ralentizar el inevitable deterioro de la salud como consecuencia de la enfermedad autoinmunitaria, pero este proceso ignora la causa raíz en favor del tratamiento de los síntomas, y potencialmente desconecta al paciente de su papel empoderador a la hora de crear una realidad diferente para sí mismo.

La mayoría de mis pacientes no quieren tomar una píldora para aliviar temporalmente los síntomas que, con el tiempo, puede dañar el organismo. En vez de ello, quieren un enfoque diferente que aborde los problemas desde la raíz de la enfermedad, y eso es lo que te ofrezco en este libro: una solución duradera para la enfermedad autoinmunitaria que aborde la causa raíz de tu problema. Aunque la enfermedad autoinmunitaria tiende a ser una afección crónica que puedes controlar mejor con las herramientas de este libro, he visto algunos casos de pacientes que han conseguido que su enfermedad autoinmunitaria remita por completo.

Estudiando más profundamente a Kristina

¿Fueron los síntomas de Kristina provocados por su trauma? No lo sabemos. Ciertamente, el *timing* era sugerente. Como compartiré contigo, su causa raíz, como en la mayoría de los pacientes, es probablemente una tormenta perfecta de vulnerabilidad genética y desencadenantes ambientales (quizás el estrés severo de su matrimonio que terminó en infidelidad). En capítulos posteriores, compartiré las pruebas que aparecieron en sus análisis: subidas de cortisol y estrógenos, tono inflamatorio elevado, problemas de colesterol, toxicidad por metales pesados. El estrés tóxico que da lugar a niveles anormales de cortisol tiene consecuencias tanto a corto como a largo plazo, que van desde el daño intestinal a la hiperglucemia;[27] la enfermedad autoinmunitaria y la inflamación,[28] y la lesión cerebral, la atrofia y el deterioro cognitivo,[29] incluso en mujeres sanas de cuarenta años como Kristina.[30] Su caso ilustra por qué hay un aumento tan

---

27. Rosmond, R., *et al.:* «The Hypothalamic-Pituitary-Adrenal Axis Activity as a Predictor of Cardiovascular Disease, Type 2 Diabetes and Stroke», *Journal of Internal Medicine*, vol. 247, n.º 2, pp. 188-197 (febrero de 2000), doi.org/10.1046/j.1365-2796.2000.00603.x; Bonaz, B. L., *et al.:* «Brain-Gut Interactions in Inflammatory Bowel Disease», *Gastroenterology*, vol. 144, n.º 1, pp. 36-49 (15 de octubre de 2012), doi.org/10.1053/j.gastro.2012.10.003; Brzozowski, B., *et al.:* «Mechanisms by Which Stress Affects the Experimental and Clinical Inflammatory Bowel Disease (IBD): Role of Brain-Gut Axis», *Current Neuropharmacology*, vol. 14, n.º 8, pp. 892-900 (2016), doi.org/10.2174/1570159x14666160404124127; Pellissier, S., *et al.:* «The Place of Stress and Emotions in the Irritable Bowel Syndrome», *Vitamins and Hormones*, vol. 103, pp. 327-354 (2017), doi.org/10.1016/bs.vh.2016.09.005; Joseph, J. J., *et al.:* «Cortisol Dysregulation: The Bidirectional Link Between Stress, Depression, and Type 2 Diabetes Mellitus», *Annals of the New York Academy of Sciences*, vol. 1391, n.º 1, pp. 20-34 (octubre de 2016), doi.org/10.1111/nyas.13217; Sharma, V. K., *et al.:* «Chronic Stress and Diabetes Mellitus: Interwoven Pathologies», *Current Diabetes Reviews* 16, no.6, pp. 546-556 (2020), doi.org/10.2174/1573399815666191111152248; Seal, S. V., *et al.:* «The "Jekyll and Hyde" of Gluconeogenesis: Early Life Adversity, Later Life Stress, and Metabolic Disturbances», *International Journal of Molecular Sciences*, vol. 22, n.º 7 (25 de marzo de 2021), doi.org/10.3390/ijms22073344; Mishra, D. N.: «Stress Etiology of Type 2 Diabetes», *Current Diabetes Reviews*, vol. 18, n.º 9 (abril de 2022), doi.org/10.2174/1573399818666220224140934.
28. Mizokami, T. *et al.:* «Stress and Thyroid Autoimmunity», *Thyroid: Official Journal of the American Thyroid Association*, vol. 14, n.º 12, pp. 1047-1055 (diciembre de 2004), doi.org/10.1089/thy.2004.14.1047; Harbuz, M. S., *et al.:* «Stress in Autoimmune Disease Models», *Annals of the New York Academy of Sciences*, vol. 1069, pp. 51-61 (junio de 2006), doi.org/10.1196/annals.1351.005; Geenen, R., *et al.:* «The Impact of Stressors on Health Status and Hypothalamic-Pituitary-Adrenal Axis and Autonomic Nervous System Responsiveness in Rheumatoid Arthritis», *Annals of the New York Academy of Sciences*, vol. 1069, pp. 77-97 (junio de 2006), doi.org/10.1196/annals.1351.007; Cutolo, M., et al., «Stress as a Risk Factor in the Pathogenesis of Rheumatoid Arthritis», *Neuroimmunomodulation*, vol. 13, n.º 5-6, pp. 277-282 (agosto de 2007), doi.org/10.1159/000104855; Wozniak, E., *et al.:* «Psychological Stress, Mast Cells, and Psoriasis-Is There Any Relationship?», *International Journal of Molecular Sciences*, vol. 22, n.º 24 (diciembre de 2021), doi.org/10.3390/ijms222413252 13252.
29. Weinstein, G., *et al.:* «Glucose Indices Are Associated with Cognitive and Structural Brain Measures in Young Adults», *Neurology*, vol. 84, n.º 23, pp. 2329-2337 (junio de 2015), doi.org/10.1212/WNL.0000000000001655; Qianwen, Q., *et al.:* «Serum Cortisol Is Associated with Cerebral Small Vessel Disease-Related Brain Changes and Cognitive Impairment», *Frontiers in Aging Neuroscience*, vol. 13 (21 de enero de 2022), doi.org/10.3389/fnagi.2021.809684.
30. Echouffo-Tcheugui, J. B., *et al.:* «Circulating Cortisol and. Cognitive and Structural Brain Measures: The Framingham Heart Study», *Neurology*, vol. 91, n.º 21 (20 de noviembre de 2018), doi.org/10.1212/WNL.0000000000006549.

espectacular de las enfermedades autoinmunitarias en el mundo actual, relacionado con el aumento de un extenso abanico de toxinas que incluyen dietas llenas de azúcar y de carbohidratos refinados, estrés tóxico, cultura tóxica y otras exposiciones ambientales.

Kristina y yo trabajamos juntas para diseñar un plan de acción personalizado, similar al que se comparte en este libro, que la ha llevado un año después a estar casi completamente libre de síntomas y sin tomar fármacos recetados. Trabajó concienzudamente con la nutrición, el estilo de vida y los psicodélicos para sanar su cuerpo y su espíritu. Y funcionó.

Ningún programa estándar de tratamiento autoinmune reconoce la relación entre trauma y autoinmunidad. En el resto de la Parte 1 exploraremos las relaciones entre trauma, hormonas y autoinmunidad que son tan importantes entender para curar la autoinmunidad.

Resumen

He escrito este libro sobre la autoinmunidad y una de sus causas potenciales, el trauma, porque se suele pasar por alto la causalidad. Reduciendo o curando los factores tóxicos del estilo de vida que están científicamente relacionados con el ataque autoinmune, puedes abordar la causa raíz de la enfermedad autoinmunitaria e inclinar la balanza hacia la salud. Pero va más allá de comer alimentos integrales, beber agua filtrada y dar prioridad al sueño. Elegiremos entre nuevos enfoques para la autorregulación, como el *breathwork* psicodélico, la restauración del microbioma, la terapia somática, la naltrexona, los sistemas de familia interna, el tratamiento asistido con ketamina, la microdosificación potencial de «setas mágicas» e incluso la terapia asistida con MDMA. Por supuesto, las modalidades de sanación que describo en este libro te pueden resultar beneficiales, independientemente de si te han diagnosticado un problema autoinmune.

Cuando eliminas la causa raíz de los desequilibrios y añades recursos nutritivos, puedes cosechar lo que centenares de mis pacientes autoinmunes han conseguido: resiliencia, remisión de la enfermedad y salud robusta.

CAPÍTULO 2

Trauma, hormonas y la causa raíz de la autoinmunidad

El trauma produce verdaderos cambios fisiológicos, incluyendo el recalibrado de la alarma del sistema cerebral [y] un aumento en la actividad de las hormonas del estrés.

—BESSEL VAN DER KOLK, *El cuerpo lleva la cuenta*

Aaron es un emprendedor impenitente de treinta y nueve años que acudió a mí para una consulta de salud en la Universidad Thomas Jefferson. Su última obsesión era el *day trading*[31] como forma de proteger su creciente patrimonio. Por desgracia para Aaron, estaba claro que cuando el mercado bursátil bajaba, sus síntomas de picor en el cuero cabelludo e intestino irritable iban en aumento. Un vistazo a las placas gruesas e hinchadas de la parte superior de su cabeza y pude ver que tenía psoriasis

31. El *day trading* (o *trading* intradía) hace referencia a las operaciones bursátiles de compra y venta de activos en las que se abren y cierran posiciones en el transcurso de un mismo día. Al ser una estrategia cortoplacista, requiere que el inversor sea muy disciplinado y esté muy atento e informado, y que cumpla unos objetivos muy claros. *(N. del T).*

del cuero cabelludo, una enfermedad autoinmunitaria. Incluso la enfermedad del intestino irritable, que durante mucho tiempo se consideró un diagnóstico de exclusión, se considera autoinmune en algunos casos, especialmente el tipo de diarrea que padece Aaron.[32]

Como médicos, estamos formados para utilizar un enfoque más tradicional para resolver el problema, ofreciendo los últimos productos farmacéuticos, que sólo funcionan parte en ocasiones, ya que pueden no abordar la causa raíz. En el tipo de medicina que yo practico, examinamos las causas profundas de la autoinmunidad. Y a medida que voy destapando las capas de la historia de cada paciente, a menudo encuentro los efectos biológicos y emocionales persistentes de un trauma, lo que indica que la causa raíz puede ser una experiencia acuciante anterior. ¿Cómo ocurre esto? El trauma puede combinarse con la vulnerabilidad genética y otras exposiciones ambientales, como hábitos alimentarios y de ejercicio poco saludables, y provocar muchas enfermedades crónicas, incluidas las autoinmunes. Y aunque unos pocos afortunados estamos a salvo del tipo de trauma que puede provocar estos efectos, tenemos la suerte de tener acceso a muchas soluciones que pueden revertir la enfermedad.

En el caso de Aaron, ¿cuál era la causa de la psoriasis del cuero cabelludo y del síndrome del intestino irritable (SII) que a veces le hacía correr al baño en momentos inoportunos? (Aunque todavía no es el pensamiento estándar de la medicina convencional, creemos que algunas formas de SII son autoinmunitarias, como demostró por primera vez el Dr. Mark Pimentel, gastroenterólogo y profesor asociado de medicina en el Centro Médico Cedars-Sinai de Los Ángeles). ¿Qué provocaba los síntomas de

---

32. Pimentel, M., *et al.*: «Autoimmunity Links Vinculin to the Pathophysiology of Chronic Functional Bowel Changes Following Campylobacter Jejuni Infection in a Rat Model», *Digestive Diseases and Sciences,* vol. 60, n.º 5, pp. 1195-1205 (mayo de 2015), doi.org/10.1007/s10620-014-3435-5; Rezaieet, A., *et al.*: «Assessment of Anti-vinculin and Anti-cytolethal Distending Toxin B Antibodies in Subtypes of Irritable Bowel Syndrome», *Digestive Diseases and Sciences,* vol. 62, n.º 6, pp. 1480-1485 (abril de 2017), doi.org/10.1007/s10620-017-4585-z; Talley, N. J., *et al.*: «Circulating Anti-cytolethal Distending Toxin B and Anti-vinculin Antibodies as Biomarkers in Community and Healthcare Populations with Functional Dyspepsia and Irritable Bowel Syndrome», *Clinical and Translational Gastroenterology,* vol. 10, n.º 7 (julio de 2019), doi.org/10.14309/ctg.0000000000000064; Vojdani, A., *et al.*: «Reaction of Antibodies to Campylobacter Jejuni and Cytolethal Distending Toxin B with Tissues and Food Antigens», *World Journal of Gastroenterology,* vol. 25, n.º 9, pp. 1050-1066 (2019), doi.org/10.3748/wjg.v25.i9.1050.

Aaron? ¿Estaba estresado por la volatilidad del panorama económico? La mayoría de nosotros lo estamos: según un estudio sobre la pandemia de COVID-19, la prevalencia mundial de los problemas de salud mental es la más alta de todos los tiempos: la depresión alcanza el 28 %, la ansiedad el 27 % y el malestar psicológico el 50 %.[33]

¿O había algo del pasado de Aaron que estaba conectado con su experiencia actual de la vida cotidiana, un viejo incidente que estaba bloqueado en su sufrimiento presente? Si es así, ¿cómo se le pudo meter un acontecimiento antiguo bajo la piel y desencadenar que su sistema inmunitario atacara sus propias células? ¿Necesitaba curarse de un trauma? ¿Su estilo de afrontamiento emocional le beneficiaba o le perjudicaba?

Cuando hablamos de su historia, Aaron no mencionó el trauma, que el psiquiatra Bessel van der Kolk define «no como la historia de algo que sucedió en otro momento, sino la huella actual de ese dolor, horror y miedo que vive dentro». En cambio, Aaron describió una infancia relativamente normal en Pensilvania, siendo el tercero de tres hermanos. Pero cuando indagué más, Aaron empezó a describir sucesos traumáticos: de niño, fue amenazado físicamente, uno de sus progenitores le pegaba con un cinturón, sentía que no tenía a nadie que le protegiera, sus padres estaban separados, su hermano estaba deprimido y su madre fue herida físicamente por su padre más de una vez.

Según Aaron, estos problemas no eran para tanto. Pero su cuerpo tiene un punto de vista diferente. El trauma estaba alojado en su cuerpo, concretamente en su sistema psico-inmuno-neuro-endocrino o PINE.

El sistema PINE ilustra la forma en que respondes a tu entorno. Este concepto se describe a veces como psiconeuroinmunología o psico-neuro-endocrino-inmunología. Prefiero PINE porque es más fácil de recordar. PINE es un área científica de estudio que investiga la comunicación bidireccional entre la mente y sus funciones, el sistema inmunitario, el sistema nervioso, el sistema endocrino y cómo todos ellos se relacionan con la salud física, mental y espiritual. Puedes considerar el PINE como tu sistema de respuesta de estrés. Algunos de nosotros tenemos un sistema PINE muy sensible; otros, no tanto.

---

33. Nochaiwong, S., *et al.*: «Global Prevalence of Mental Health Issues Among the General Population During the Coronavirus Disease-2019 Pandemic: A Systematic Review and Meta-Analysis», *Scientific Reports*, vol. 11, n.º 1, pp. 1-18 (13 de mayo de 2021), doi.org/10.1038/s41598-021-89700-8.

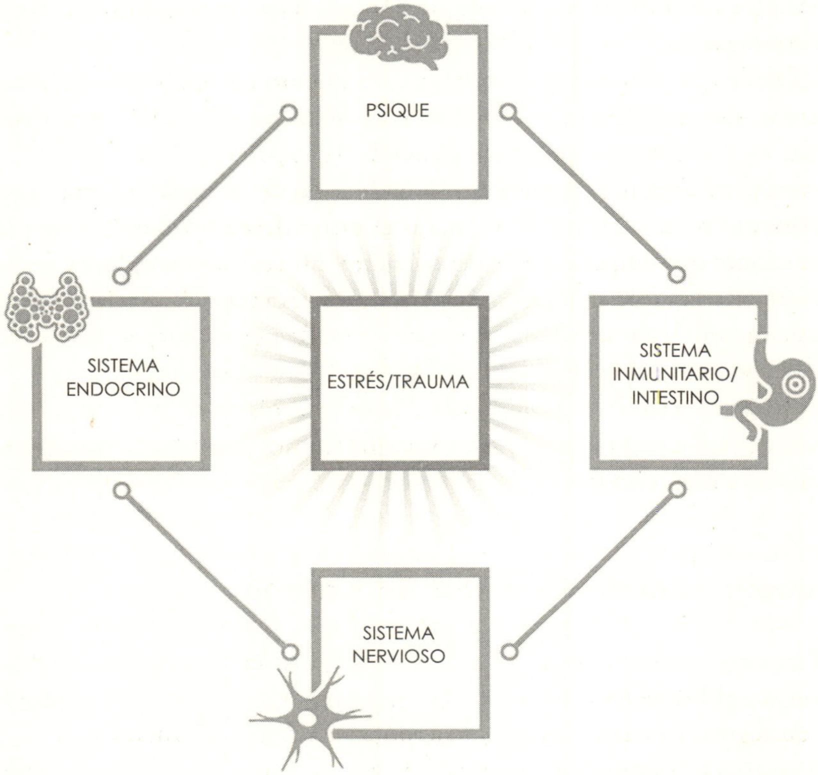

Piensa en el sistema PINE como en una caja de herramientas para detectar peligros en el mundo exterior. Este conjunto de herramientas se basa en el sistema nervioso autónomo, que es la parte del sistema nervioso que controla la actividad involuntaria, como los latidos del corazón y la respiración. Cuando el sistema resulta dañado por un trauma, es posible que no puedas regular cosas como tu respuesta de estrés, la rapidez con la que respiras y la dilatación de los vasos sanguíneos. Como resultado, es posible que el estrés te haga perder el control, que te sientas ansioso o irritable, que tu pulso y tu tensión sanguínea suban mucho más de lo normal, que duermas mal y que se formen agujeros en el revestimiento de tu intestino. Todo ello puede predisponerte a padecer una enfermedad autoinmunitaria. Creemos que esta cascada de acontecimientos y efectos adversos es la causa del SII, la depresión, la ansiedad y las enfermedades autoinmunitarias, aunque aún se están investigando los mecanismos exactos.[34]

Puede que ni siquiera recuerdes el momento en que sonó la alarma, pero tu sistema PINE sí. Cuando el sistema de respuesta de estrés se bloquea en la posición *on* como resultado de experiencias acuciantes, tus sistemas inmunológico, nervioso y endocrino se desajustan. Para sanar, necesitas volver a visitar el trauma o el estrés desencadenante, sentir las emociones que empezaste a experimentar y procesarlas completa y verdaderamente para permitir que tu sistema de respuesta de estrés pase a la posición *off.* A eso nos referimos cuando hablamos de completar el trauma y volver a la homeostasis.

Estoy aquí para ayudarte. Es mi honor y la misión de mi vida. Y en el resto de este capítulo, exploraremos las relaciones entre autoinmunidad y trauma, y cómo podemos sanar el cuerpo y la mente.

Trauma y enfermedad autoinmunitaria

El trauma tiene una definición académica, pero luego tiene una explicación simplificada en la vida real. Es un momento en que el sistema PINE se desregula. Es cuando todo tu cuerpo enciende una alarma. Cuando esa alarma salta –en respuesta al tono de voz de tu padre antes de que se enfurezca o te pegue, o a tu madre bebiendo demasiado alcohol y perdiendo los papeles–, tu sistema nervioso, tus hormonas, tu sistema inmunitario y tu psicología se ponen en estado frenético. Registras ese momento, esa alarma, ese patrón, para que tu cuerpo pueda protegerte en el futuro, incluso en situaciones en las que no necesitas protección. Y el patrón se bloquea.

Las alarmas pueden saltar a causa de un trauma «con *t* minúscula», como la muerte de una mascota de una relación importante, lesiones que no ponen en peligro la vida en un accidente de coche o abusos emocionales. El trauma «con *t* minúscula» suele incluir la falta de sintonía crónica que puedes experimentar en tu matrimonio o con tu pareja. O el trauma puede ser de la variedad «con *T* mayúscula», que implica violencia sexual o experiencias que ponen en peligro la vida, aunque no hayas sufrido da-

---

34. Mudyanadzo, T. A., *et al.:* «Irritable Bowel Syndrome and Depression: A Shared Pathogenesis», *Cureus*, vol. 10, n.º 8 (2018), doi.org/10.7759/cureus.3178.

ños físicos. Todos tenemos capacidades individuales para gestionar el estrés tóxico, lo que se conoce como resiliencia, por lo que, en cierto modo, el tipo de trauma importa menos que tu respuesta única al mismo. Las investigaciones demuestran de forma categórica que el estrés elevado puede integrarse biológicamente en el cuerpo, que es como nos quedamos bloqueados en viejos patrones de momentos de la infancia y la edad adulta, tanto el trauma «con *t* minúscula» como el trauma «con *T* mayúscula».

Cuando tu sistema PINE está dañado por un trauma o un Trauma, incluso los estresores diarios más pequeños pueden afectarte más negativamente de lo que lo harían en otra situación. Esto me ocurrió a mí. A los treinta años, no entendía por qué la vida me parecía tan dura. Es cierto que tenía dos hijos, una carrera muy ocupada y una hipoteca, pero me sentía demasiado joven para estar tan estresada prácticamente todo el tiempo. Mirándolo más a fondo, tenía un nivel de cortisol que era de dos a tres veces más elevado de lo que debería ser. Tenía fugas en el intestino, se me caía el cabello y un análisis de sangre mostró que estaba desarrollando anticuerpos contra mis tejidos normales, aunque no tenía un diagnóstico autoinmune oficial. Después de experimentar adversidades, desarrollé una predisposición a esperar amenazas y peligros; vivía en un estado de miedo, porque no me sentía segura ni respaldada. Mi caja de herramientas PINE estaba en alerta máxima, buscando en el entorno señales de que no estaba segura. Estos síntomas fueron la consecuencia.

El sistema PINE se diseñó para ayudarnos a responder al mundo exterior, y nuestras experiencias nos han programado para recibir a este mundo con una de estas dos respuestas: bienvenida o defensa. La respuesta «de bienvenida» es la predeterminada. Tu interacción con el ambiente está regulada y no saltan las alarmas cuando conoces a alguien nuevo o te encuentras con una situación nueva. Tu mente, tu intestino, tu corazón y tus sistemas inmunitario, endocrino y nervioso te dicen que estás a salvo.

Por otro lado, las experiencias negativas de niño o de adulto crean la respuesta «de defensa». El Dr. Sigmund Freud acuñó por primera vez el término «mecanismos de defensa», que son formas psicológicas de protección que nos impiden morir, generalmente desarrolladas en nuestra familia de origen. No siempre tienen sentido, como la negación, la represión o la proyección. Son respuestas primitivas a no sentirse seguro.

Así es como los estresores cotidianos pueden volverse tóxicos y desencadenar la respuesta «de defensa». Al igual que el entorno puede no parecer seguro, lo que lleva a una mayor defensa, tu propio cuerpo puede no sentirse seguro, a pesar de que es el lugar donde estamos destinados a tener la mayor soberanía. Es posible que te vuelvas muy sensible. Te resulta más difícil confiar en las personas y en las situaciones. Por mucho que lo intentes, te cuesta relajarte y sentirte a gusto. Por extensión, tu sistema inmunológico se vuelve caótico e hiperactivo, crónicamente en alerta, lo que conduce a un aumento de la inflamación y, a veces, a enfermedades autoinmunitarias.

Sabemos, y la ciencia lo ha demostrado, que los estresores vividos de niño pueden provocar enfermedades relacionadas con el estrés en la madurez. Esta relación causa-efecto tiene sentido a nivel biológico.

Desde un punto de vista científico, los traumas infantiles pueden afectar sustancialmente a la salud a partir de los treinta años. Por ejemplo: cuando te sientes amenazado, sube la adrenalina y luego el cortisol. Un nivel alto de cortisol eleva temporalmente el nivel de azúcar en sangre, lo que te permite luchar o huir. Pero si has sufrido mucho estrés de niño –como el divorcio mal gestionado por tus padres o malos tratos–, puedes sentirte estresado la mayor parte del tiempo, incluso aunque te encuentres a salvo, y como resultado de ello, tu nivel de azúcar en sangre puede ser crónicamente alto.[35] En general, como veremos en el Capítulo 3, la exposición al trauma puede conducir a una respuesta saludable que incluya la resolución y el retorno a la homeostasis, o equilibrio. Sin embargo, en individuos vulnerables, la exposición al trauma puede conducir a una respuesta defectuosa que no se resuelve y perdura como desregulación fisiológica. El trauma es un desencadenante común de una respuesta de estrés poco saludable que conduce a futuros problemas de salud mental, emocional y física, incluida la autoinmunidad.

Al principio, Aaron no veía una relación entre su infancia y sus problemas médicos actuales, pero cuando le expliqué los efectos persistentes del trauma sobre el cuerpo, las piezas empezaron a encajar en su caso.

Echemos un vistazo más de cerca a la investigación sobre cómo están entrelazados el trauma y la autoinmunidad.

---

35. Weinstein, G., *et al.:* «Glucose Indices Are Associated with Cognitive and Structural Brain Measures in Young Adults», *Neurology*, vol. 84, n.º 23, pp. 2329-2337 (9 de junio de 2015), doi.org/10.1212/WNL.0000000000001655; Guzylack-Piriou, L., *et al.:* «Early Life Exposure to Food Contaminants and Social Stress as Risk Factor for Metabolic Disorders Occurrence?-An Overview», *Biomolecules*, vol. 11, n.º 5 (3 de mayo de 2021), doi.org/10.3390/biom11050687.

Sistema de estrés a toda marcha: ¿y ahora qué?

Hay cuatro formas principales de unir los puntos entre el trauma y la autoinmunidad: a través de la psicología, el sistema inmunológico, el sistema nervioso y el sistema endocrino (PINE). Veamos primero un ejemplo relacionado con las hormonas y el sistema endocrino antes de examinar el resto del sistema PINE.

Aunque la secuencia de acontecimientos no es lineal, creo que es útil pensar primero en ellos por separado, a pesar de que estos pasos se solapan y se entrecruzan.

Las hormonas del estrés que no resuelven

Imagina que de pequeño te muerde un perro y necesitas puntos para cerrar la herida. El dolor de la experiencia puede verse reducido por un cuidador que te ha cuidado, te ha secado las lágrimas y te ha tranquilizado mientras el médico te cosía los tejidos desgarrados.

El elevado nivel de estrés desencadena en el cerebro una cascada de hormonas del estrés: la hormona liberadora de corticotropina, o CRH, en el hipotálamo, que desencadena la liberación de otra hormona conocida como hormona adrenocorticotrópica, ACTH, en la hipófisis. La ACTH estimula las glándulas suprarrenales, situadas en la parte media de la espalda, para que liberen cortisol.

En esta situación, el estrés se resuelve rápida y totalmente, y con el tiempo aprendes a autorregularte para que las hormonas del estrés no te provoquen daños. La autorregulación es cuando puedes regular tu sistema PINE –tu psicología, tu sistema inmunitario, tus nervios y tus hormonas– sin intervención externa, como la de un progenitor o de un terapeuta. Lo ideal es que tu cuidador te enseñe cómo debes hacerlo y modele el comportamiento. En esta situación, el sistema de respuesta de estrés se mantiene normal y equilibrado. Tu intestino sigue funcionando, tu sistema inmunitario vuelve a la normalidad, vuelves a tener un nivel hormonal saludable y tu sistema nervioso recupera el nivel de base.

La mordedura de un perro puede considerarse un trauma «con *t* minúscula» y los cuidados de un adulto cariñoso ayudan a mitigar los efectos duraderos.

Imaginemos ahora una situación peor, un Trauma más profundo. Pensemos en un trauma acumulativo. En lugar de una mordedura puntual de un perro, es un miembro de la familia el que te menosprecia o te pega.

Sientes con frecuencia ese dolor en casa. Si a eso se añade la inseguridad económica o un progenitor con una enfermedad mental o un trastorno por consumo de alcohol, los problemas se agravan aún más. Se produce la misma cascada de CRH, ACTH y cortisol, pero ahora estas hormonas del estrés circulan por tu sangre con mayor regularidad y los niveles elevados pueden no desaparecer por completo. El sistema de control de estas hormonas puede fallar, lo que se conoce como desregulación del eje hipotalámico-hipofisario-suprarrenal.

Tu sistema inmunitario, localizado principalmente en el intestino, se dispara

Cuando la respuesta de estrés está en alerta máxima debido a un trauma acumulado, puede desplazar el problema de tu sistema endocrino a tu sistema inmunitario, ubicado principalmente en el intestino, debajo del revestimiento intestinal.

Cuando nuestro sistema inmunitario evolucionó, la mayoría de las amenazas a las que nos enfrentábamos eran gérmenes que ingeríamos o bebíamos, por lo que tiene sentido que la mayor parte del campo de batalla inmunitario se encuentre en el intestino. Ahora nos enfrentamos a menos amenazas como parásitos, virus y bacterias procedentes de la comida y la bebida. Nuestra mayor amenaza es el trauma y el estrés externo, y nuestro sistema inmunitario no evolucionó para enfrentarse a ello. Es la forma en que nuestro sistema endocrino evolucionó para comunicarse con nuestro intestino, y los crónicamente estresados pueden verlo como un defecto de diseño.

Varios problemas se agravan debido a la exposición excesiva al trauma y la consiguiente cascada de hormonas del estrés. El trauma altera el delicado equilibrio de los microbios del intestino, de modo que hay más villanos que amigos, un problema llamado disbiosis. Se puede perder la diversidad microbiana, un sello distintivo de la salud.

Con el tiempo, el aumento de las hormonas del estrés (principalmente CRH) abre agujeros en el intestino,[36] lo que provoca una estimulación

---

36. Wallon, C., *et al.:* «Corticotropin-Releasing Hormone (CRH) Regulates Macromolecular Permeability Via Mast Cells in Normal Human Colonic Biopsies in Vitro», *Gut*, vol. 57, n.º 1, pp. 50-58 (enero de 2008), doi.org/10.1136/gut.2006.117549; Vanuytsel, T., *et al.:* «Psychological Stress and Corticotropin-Releasing Hormone Increase Intestinal Permeability in Humans by a Mast Cell-Dependent Mechanism», *Gut*, vol. 63, n.º 8,

inadecuada del sistema inmunitario y, en algunas personas, afecciones como el SII[37] y quizá enfermedades autoinmunitarias, pero los datos son algo limitados.[38] *Nature*, una de nuestras mejores revistas médicas, describe cómo el papel de la permeabilidad intestinal puede cambiar de árbitro, como un portero de discoteca que decide a quién dejar entrar, a provocador en la enfermedad inflamatoria intestinal.[39] Dicho de otro modo, se supone que tenemos una barrera en el intestino que mantiene alejados a los malos (bacterias, virus, gluten), pero esa barrera puede fallar y dejarlos entrar. Demasiado estrés y CRH pueden abrir agujeros en las uniones estrechas del intestino, convirtiendo la barrera en una estopilla.

El resultado neto es que tu sistema inmunitario se ve sobreestimulado por la combinación de intestino permeable, disbiosis y pérdida de diversidad microbiana.[40] Estoy simplificando un proceso muy complejo para

---

pp. 1293-1299 (agosto de 2014), doi.org/10.1136/gutjnl-2013-305690; Sun, Y., *et al.:* «Stress-Induced Corticotropin-Releasing Hormone-Mediated NLRP6 Inflammasome Inhibition and Transmissible Enteritis in Mice», *Gastroenterology,* vol. 144, n.º 7, pp. 1478-87 (junio de 2013), doi.org/10.1053/j.gastro.2013.02.038.

37. Fukudo, S.: «Role of Corticotropin-Releasing Hormone in Irritable Bowel Syndrome and Intestinal Inflammation», Journal of Gastroenterology, vol. 42, n.º 17, pp. 48-51 (enero de 2007), doi.org/10.1007/s00535-006-1942-7.

38. Michielan, A., *et al.:* «Intestinal Permeability in Inflammatory Bowel Disease: Pathogenesis, Clinical Evaluation, and Therapy of Leaky Gut», *Mediators of Inflammation* (octubre de 2015), doi.org/10.1155/2015/628157; Turpin, W., *et al.:* «Increased Intestinal Permeability Is Associated with Later Development of Crohn's Disease», *Gastroenterology,* vol. 159, n.º 6, pp. 2092-2100 (agosto de 2020), doi.org/10.1053/j.gastro.2020.08.005; Zhao, S., *et al.:* «Corticotropin Releasing Hormone Promotes Inflammatory Bowel Disease via Inducing Intestinal Macrophage Autophagy», *Cell Death Discovery,* vol. 7, n.º 1 (diciembre de 2021), doi.org/10.1038/s41420-021-00767-8.

39. Mehandru, S., *et al.:* «The Intestinal Barrier, an Arbitrator Turned Provocateur in IBD», *Nature Reviews Gastroenterology & Hepatology,* vol. 18, n.º 2, pp. 83-84 (2021), doi.org/10.1038/s41575-020-00399-w.

40. Fasano, A.: «Zonulin and Its Regulation of Intestinal Barrier Function: The Biological Door to Inflammation, Autoimmunity, and Cancer», *Physiological Reviews,* vol. 91, n.º 1, pp. 151-175 (enero de 2011), doi.org/10.1152/physrev.00003.2008; Fasano, A.: «Leaky Gut and Autoimmune Diseases», *Clinical Reviews in Allergy & Immunology,* vol. 42, n.º 1, pp. 71-78 (febrero de 2012), doi.org/10.1007/s12016-011-8291-x; Sturgeon, C., *et al.:* «Zonulin, a Regulator of Epithelial and Endothelial Barrier Functions, and Its Involvement in Chronic Inflammatory Diseases», *Tissue Barriers,* vol. 4, n.º 4 (21 de octubre de 2016), doi.org/10.1080/21688370.2016.1251384; D'Avino, P., *et al.:* «An Updated Overview on Celiac Disease: From Immuno-Pathogenesis and Immuno-Genetics to Therapeutic Implications», *Expert Review of Clinical Immunology,* vol. 17, n.º 3, pp. 269-284 (5 de febrero de 2021), doi.org/10.1080/1744666X.2021.

que puedas entender cómo solucionarlo, pero en pocas palabras, tu sistema inmunitario se ve desbordado, lo que a veces le lleva a cometer errores a la hora de separar a los malos de los buenos. Tu sistema inmunitario puede *sobreactivarse hasta llegar a la autoinmunidad.*

Ahora tus hormonas y tu sistema inmunitario están fuera de control.

Tu sistema nervioso se bloquea en una respuesta de estrés

Cuando los sistemas endocrino e inmunitario se ven empujados más allá de su capacidad para autorregularse, lo mismo ocurre en el sistema nervioso. En su forma más simple, el sistema nervioso tiene dos componentes: uno que funciona bajo nuestro control consciente (abrir la nevera) y otro que funciona sin nuestro control consciente (respirar). Este último componente, como ya se ha comentado antes, se conoce como sistema nervioso autónomo, donde el material emocional se dispersa gracias al sistema nervioso simpático o se conserva gracias al sistema nervioso parasimpático. Idealmente, el sistema nervioso autónomo alterna entre las ramas simpática y parasimpática en un proceso dinámico que proporciona apoyo para la digestión óptima, la vigilancia inmunitaria, el equilibrio hormonal, la cognición y el sueño.

Cuando la respuesta de estrés se registra en el sistema límbico y desencadena la liberación de hormonas del estrés, los estresores acumulados pueden hacer que el sistema nervioso simpático se quede bloqueado en la

---

1880320; Wood Heickman, L. K., *et al.:* «Zonulin as a Potential Putative Biomarker of Risk for Shared Type 1 Diabetes and Celiac Disease Autoimmunity», *Diabetes/Metabolism Research and Reviews*, vol. 36, n.º 5 (marzo de 2020), doi.org/10.1002/dmrr.3309; Ilchmann-Diounou, H., *et al.:* «Psychological Stress, Intestinal Barrier Dysfunctions, and Autoimmune Disorders: An Overview», *Frontiers in Immunology* 11 (25 de agosto de 2020), doi.org/10.3389/fimmu.2020.01823; D'Avino, P., *et al.:* «An Updated Overview on Celiac Disease: From Immuno-Pathogenesis and Immuno-Genetics to Therapeutic Implications», *Expert Review of Clinical Immunology* 17, no.3, pp. 269-284 (marzo de 2021), doi.org/10.1080/1744666X.2021.1880320; Leonard, M. M., *et al.:* «Microbiome Signatures of Progression Toward Celiac Disease Onset in At-Risk Children in a Longitudinal Prospective Cohort Study», *Proceedings of the National Academy of Sciences of the United States of America* 118, no.29 (20 de julio de 2021), doi.org/doi:%2010.1073/pnas.2020322118; An, J., *et al.:* «The Role of Intestinal Mucosal Barrier in Autoimmune Disease: A Potential Target», *Frontiers in Immunology*, vol. 13 (1 de julio de 2022), doi.org/10.3389/fimmu.2022.871713; Kushlinskii, N. E., *et al.:* «Blood Serum Zonulin in Colorectal Cancer, Autoimmune Bowel Diseases, and Irritable Bowel Syndrome», *Bulletin of Experimental Biology and Medicine*, vol. 173, pp. 376-379 (julio de 2022), doi.org/10.1007/s10517-022-05552-w.

posición *on*. Como consecuencia de ello, muchas personas que sufren un trauma se sienten incapaces de tanquilizarse. El trauma altera el ritmo y el equilibrio entre el sistema nervioso simpático y el parasimpático. El sistema nervioso parasimpático es donde se produce la regeneración y la sanación, pero también puede desencadenar la disociación y la inmovilización.

Las personas con traumas arraigados están preparadas para reaccionar, volviéndose hipervigilantes, ansiosas, inquietas, potencialmente enfadadas, presas del pánico o incluso disociadas. El cuerpo almacena el trauma en el cerebro, la respuesta de estrés, el sistema de control hormonal, el intestino, el sistema inmunitario y el sistema nervioso. Todas estas partes tienen receptores peptídicos que proporcionan acceso y almacenan recuerdos de información emocional. El trauma se almacena como un recuerdo de una experiencia abrumadora en el sistema.

En este punto, tu sistema nervioso está en estado de alarma, junto con tus hormonas y tu sistema inmunitario. Aunque el trauma puede estar oculto en el interior del cuerpo, las ruedas están girando hacia una situación insostenible que puede conducir a problemas crónicos de salud, como hemos comentado. En última instancia, tu sistema inmunitario se hace un lío y confunde tu propio tejido con un invasor extraño y se pone en modo ataque.

Tu psicología cambia

Las respuestas psicológicas más comunes a los traumas se conocen como lucha-huida-parálisis-adulación, es decir, un sistema de respuesta de estrés a toda marcha. Cuando se estudió por primera vez la respuesta de estrés, hace casi cien años, se pensaba que se trataba simplemente de «luchar» o «huir», pero ahora sabemos que existen otras reacciones al estrés, como la respuesta de parálisis y adulación, que es más frecuente en las mujeres y en las personas que sufren malos tratos crónicos.

LUCHA: cuando te enfrentas de manera agresiva a una amenaza percibida.

HUIDA: cuando huyes del peligro.

PARÁLISIS: cuando eres incapaz de moverte o de actuar frente a una amenaza, como un ciervo sorprendido por los faros.

Adulación: cuando te comportas de forma agradable para evitar un conflicto.

En esencia, el trauma puede provocar estrés crónico, aumento del miedo, desempoderamiento e irritabilidad, lo que a menudo dificulta incluso el sueño. Las respuestas pueden ser inmediatas o retardadas, e incluyen una serie de síntomas, como pesadillas, *flashbacks,* ansiedad, depresión, evitación de emociones o actividades asociadas con el trauma, la fatiga y los trastornos del sueño.

Estas cuatro respuestas de estrés que pueden vincular el trauma con la sobreactivación del sistema psico-inmuno-neuro-endocrino hacen que las personas sean susceptibles a los trastornos autoinmunes. En algún momento, se podrá medir en la sangre de un individuo que haya pasado por estos cuatro pasos el aumento de los niveles de una respuesta inmunitaria inapropiada, por lo general un anticuerpo contra el tejido normal. Esto puede explicar por qué el recrudecimiento de la enfermedad autoinmunitaria no puede explicarse únicamente por factores genéticos. El papel del estrés tóxico está bien demostrado en algunas enfermedades autoinmunitarias más que en otras, especialmente en la diabetes autoinmune tipo 1, la esclerosis múltiple y el lupus eritematoso sistémico.[41] En la mayoría de las enfermedades autoinmunitarias, el estrés tóxico puede preceder a la aparición de los síntomas, como en los casos de Kristina y Aaron, o puede afectar a los síntomas más adelante.

Atascar el termostato: Trauma y desregulación

El trauma puede hacer que tu sistema PINE se desregule, afectando a tu psicología, tu mente, tu intestino, tu corazón, tus hormonas, tu sistema nervioso y tu sistema inmunitario. Desregulación significa que tus respuestas emocionales están mal moduladas. Respondes peor al estrés. La desregulación es común en muchas de las enfermedades que trato como médica, como los trastornos alimentarios y las adicciones. Algunos profesionales de la salud mental, como la Dra. Nicole LePera, conocida como la psicóloga holística, creen que todos los trastornos mentales pueden tener su origen en la desregulación. Yo creo que el problema de la desregulación y los estragos que causa van más allá de la salud mental.

---

41. Ilchmann-Diounou, H., *et al.:* «Psychological Stress, Intestinal Barrier Dysfunctions, and Autoimmune Disorders: An Overview», *Frontiers in Immunology*, vol. 11 (25 de agosto de 2020), doi.org/10.3389/fimmu.2020.01823.

No todos los traumas infantiles provocan desregulación. Si has tenido una presencia cariñosa en tu vida que ha creído en ti y te ha ayudado a calmar tu estado de alarma, estás mejor: es menos probable que el trauma provoque defensas que en el futuro puedan influir sobre el comportamiento, las relaciones y la salud.

Por el contrario, los que han vivido solos con su dolor tienden a salir peor parados. No se han bañado en amor y comprensión, sino en un caldo de cultivo de hormonas del estrés, como la epinefrina, la norepinefrina y el cortisol. El cuerpo se acostumbra a esos niveles elevados de hormonas del estrés y restablece un punto de ajuste, como un termostato que se pone a una temperatura más alta. Con el tiempo, ese termostato puede quedarse atascado y no volver a la temperatura normal. Esto representa un sistema de respuesta de estrés que ahora está atascado y ya no puede ajustarse en función de la temperatura de la habitación (es decir, del estrés que te encuentres). Supongamos que recibes un correo electrónico desagradable o te encuentras con un atasco de circulación, y reaccionas de forma exagerada. Te acaloras y sigues acalorado. Normalmente, el enfado o la frustración deberían durar noventa segundos, y luego calmarte, como en respuesta a un correo electrónico desencadenante. Si tu termostato no funciona, puede que tardes más en calmarte, si es que aún puedes.

Muchas personas con trauma desarrollan una respuesta desregulada al estrés y se ponen coloradas incluso con una leve provocación, como si fuera una alarma en toda regla. Algunos ven esto como alta sensibilidad. Podemos medir la respuesta desregulada desde el punto de vista psicoló-

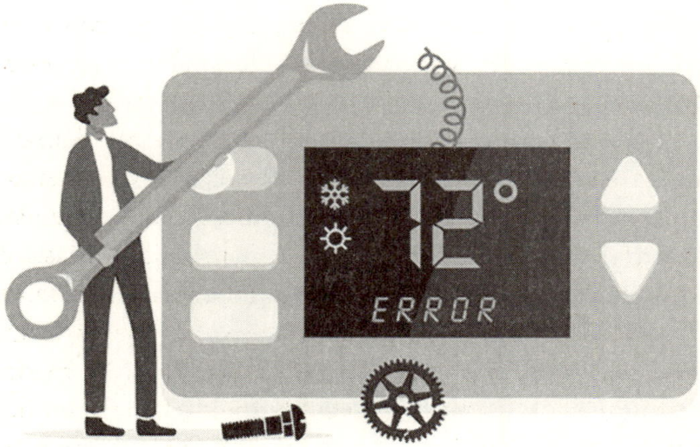

gico, emocional o físico. Es el tipo de trabajo que yo hago: mido el nivel de desregulación en mis pacientes y ayudo a crear un camino para retornarlos a un equilibrio saludable. Reparamos el termostato. Se puede medir esta desregulación antes o después de que se desarrolle la enfermedad, pero cuanto antes se intervenga, más fácil será volver a la homeostasis, o equilibrio.

¿Cómo medimos la desregulación? Podemos estimar la desregulación del sistema de respuesta de estrés mirando las hormonas del estrés. La principal hormona del estrés es el cortisol, que se fabrica en las glándulas suprarrenales de la parte media de la espalda. Cuando hay desregulación, se puede tener un nivel de cortisol demasiado alto o demasiado bajo, o incluso las dos cosas el mismo día. En el sistema gastrointestinal, podemos medir la desregulación como pérdida de diversidad de microbios, desequilibrios en los tipos de microbios (lo que se conoce como disbiosis) y aumento de la permeabilidad intestinal (intestino permeable). En el sistema inmunitario, podemos crear un esquema de glóbulos blancos o medir los niveles de mensajeros químicos como las citoquinas. En el sistema nervioso, podemos fijarnos en la variabilidad de la frecuencia cardíaca y el tono vagal. También podemos evaluar la genética para ver qué puedes ser vulnerable a desarrollar, como enfermedades autoinmunitarias y otros problemas relacionados con el estrés. Por último, podemos medir cómo se expresan (se muestran) los genes y a qué velocidad envejeces como consecuencia de ello, un área conocida como epigenética.

Piensa en tu ADN (genética) como tu *hardware* y en la expresión de los genes (epigenética) como el *software*. Por ejemplo, puede que tengas un hermano cuyo pelo se volvió blanco a los treinta años o un abuelo con el pelo negro hasta los ochenta. La expresión de los genes puede explicar algo de eso.

Muchas personas con trauma desarrollan graves problemas de salud como consecuencia de ese termostato atascado, sin darse cuenta de la relación con el trauma. Depende de tus vulnerabilidades genéticas y de cómo interactúen con tu entorno. Para Aaron, es la psoriasis del cuero cabelludo y el SII. Para otros, puede ser la celiaquía, la tiroiditis autoinmunitaria o la destrucción del páncreas, que provoca un aumento del azúcar en sangre y diabetes. En el caso de un grupo de 98 madres embarazadas durante el 11-S que desarrollaron un TEPT, se trata de su nivel de cortisol, y luego del nivel de cortisol en sus bebés, según un estudio de investigación dirigido por la Dra. Sarah Rachel Yehuda.[42] En un grupo de 371 miembros de los servicios de emergencia que intervinieron en el World Trade Center, diez genes sufrieron regulación negativa de forma significativa en las personas que desarrollaron TEPT.[43] Para las minorías raciales, en particular la población negra, el trauma acumulativo puede provocar una depresión intergeneracional que suele ser más grave, de mayor duración y con más probabilidades de ser incapacitante.[44]

Gradiente de la salud a la enfermedad: ¿Podemos reconocer antes las vías alteradas?

Los médicos clínicos de la medicina funcional son detectives que tienden a examinar más profundamente las enfermedades autoinmunitarias desde una perspectiva de biología de sistemas y, por lo tanto, pueden solicitar más pruebas que en la medicina convencional. Algunos de mis colegas creen que esta forma de practicar la medicina es simplemente una sobreutilización de pruebas, pero si tú sufres una enfermedad autoinmunitaria, es posible que estés en desacuerdo con ello. Incluso nuestras revistas convencionales revisadas por pares, como el *Journal of the American Medical Association (JAMA)*, publican artículos que documentan la «preenfermedad» (es decir, la enfermedad preautoinmune) y cómo puede medirse en la sangre potencialmente años antes de un diagnóstico de enfermedad autoinmunitaria.

En un estudio llevado a cabo en Suecia, un grupo de 106.464 sujetos con trastornos relacionados con el estrés (TEPT, trastorno de adaptación u otros trastornos relacionados con el estrés) y una edad media de cuaren-

---

42. Brand, S. R., *et al.:* «The Effect of Maternal PTSD Following *in Utero* Trauma Exposure on Behavior and Temperament in the 9-Month-Old Infant», *Annals of New York Academic Sciences*, vol. 1071, pp. 454-458 (julio de 2006), doi.org/10.1196/annals.1364.041.
43. Los diez genes que alcanzaron significación en todo el genoma en los casos de TEPT en comparación con los controles fueron los siguientes: CIRBP, TMSB10, FCGRT, CLIC1, RPS6KB2, HNRNPUL1, ALDOA, NACA, ZNF429 y COPE. Marchese, S., *et al.:* «Altered Gene Expression and PTSD Symptom Dimensions in World Trade Center Responders», *Molecular Psychiatry*, vol. 27, n.º 4, pp. 2225-2246 (abril de 2022), doi.org/10.1038/s41380-022-01457-2.
44. Hankerson, S. H., *et al.:* «The Intergenerational Impact of Structural Racism and Cumulative Trauma on Depression», *American Journal of Psychiatry*, vol. 178, n.º 6, pp. 434-440 (mayo de 2022), doi.org/10.1176/appi.ajp.21101000.

ta y un años fueron sometidos a seguimiento durante diez años y comparados con otros 1.064.640 individuos no expuestos y 126.652 hermanos consanguíneos.[45] Se trata de un estudio de gran envergadura, no sólo por la implicación de que el estrés engendra cambios fisiopatológicos y potencialmente autoinmunidad, sino porque *JAMA* reconocía un cambio radical en nuestra comprensión de cómo podríamos avanzar en la forma de evaluar la vulnerabilidad y la progresión hacia la autoinmunidad.

No sólo *JAMA* nos pide que nos fijemos en las fases iniciales del proceso, antes del diagnóstico final de una enfermedad autoinmunitaria. Uno de los sellos de la prestigiosa revista *Nature* publicó un hallazgo similar llevado a cabo con animales en que se demostraba que se producen cambios inmunológicos en respuesta de estrés.[46] Sin embargo, gran parte de la bibliografía sobre seres humanos no se ha centrado en personas normales como tú y como yo, sino en personas con trauma por culpa de servir en el ejército y el posterior desarrollo de enfermedades autoinmunitarias.[47]

En medicina, llamamos «enfermedad autoinmunitaria preclínica» al efecto gradiente, el punto intermedio entre la salud y la enfermedad. Es una etiqueta curiosa, porque sugiere que estamos explorando un problema antes de que los médicos quieran prestarle atención. Yo no.

En una publicación más reciente titulada «Preclinical Autoimmune Disease: A Comparison of Rheumatoid Arthritis, Systemic Lupus Erythematosus, Multiple Sclerosis, and Type 1 Diabetes» («Enfermedades autoinmunitarias preclínicas: comparación de la artritis reumatoide, el lupus

45. Song, H., *et al.:* «Association of Stress-Related Disorders with Subsequent Autoimmune Disease», *JAMA*, vol. 319, n.º 23, pp. 2388-2400 (junio de 2018), doi.org/10.1001/jama.2018.7028.

46. Glaser, R., *et al.:* «Stress-Induced Immune Dysfunction: Implications for Health», *Nature Reviews Immunology*, vol. 5, n.º 3, pp. 243-251 (marzo de 2005), doi.org/10.1038/nri1571.

47. O'Donovan, A., *et al.:* «Elevated Risk for Autoimmune Disorders in Iraq and Afghanistan Veterans with Posttraumatic Stress Disorder», *Biological Psychiatry*, vol. 77, n.º 4, pp. 365-374 (febrero de 2015), doi.org/10.1016/j.biopsych.2014.06.015; Boscarino, J. A.: «Posttraumatic Stress Disorder and Physical Illness: Results from Clinical and Epidemiologic Studies», *Annals of the New York Academy of Sciences*, vol. 1032, n.º 1, pp. 141-153 (diciembre de 2004), doi.org/10.1196/annals.1314.011; Boscarino, J. A., *et al.:* «A Twin Study of the Association Between PTSD Symptoms and Rheumatoid Arthritis», *Psychosomatic Medicine*, vol. 72, n.º 5, pp. 481-486 (junio de 2010), doi.org/10.1097/PSY.0b013e3181d9a80c.

eritematoso sistémico, la esclerosis múltiple y la diabetes tipo 1»), investigadores de la Universidad de Ámsterdam analizan el efecto gradiente y el solapamiento de muchas enfermedades en su desarrollo: «En general, observamos algunas similitudes notables, como un gradiente Norte-Sur de prevalencia decreciente, una preponderancia femenina (excepto en el caso de la diabetes tipo 1), importantes factores de riesgo genético a nivel del HLA, perfiles de citoquinas parcialmente superpuestos y factores de riesgo relacionados con el estilo de vida, como la obesidad, el tabaquismo y el estrés. Se sabe que estos últimos factores de riesgo provocan un estado de inflamación sistémica crónica de grado bajo».[48]

Una característica común clave de las cuatro enfermedades autoinmunitarias es que el tiempo medio en que los pacientes no experimentan síntomas o éstos son mínimos puede durar muchos años, «lo que sugiere una interacción en evolución gradual entre el perfil genético y el entorno. Parte de las anomalías pueden estar presentes en familiares no afectados, y las enfermedades autoinmunitarias también pueden agruparse en familias». Un ejemplo es el aumento del nivel de la PCR de alta sensibilidad, un marcador de inflamación. El equipo descubrió que aumenta aproximadamente cinco años antes de la aparición de los síntomas.[49] Concluyen el artículo de revisión con una nota optimista: «Una estrategia prometedora para la prevención de las enfermedades autoinmunitarias podría ser abordar los factores adversos del estilo de vida mediante medidas de salud pública a nivel poblacional». ¡Amén, ése es el propósito de este libro!

48. Frazzei, G., *et al.:* «Preclinical Autoimmune Disease: A Comparison of Rheumatoid Arthritis, Systemic Lupus Erythematosus, Multiple Sclerosis and Type 1 Diabetes», *Frontiers in Immunology* (30 de junio de 2022), doi.org/10.3389/fimmu.2022.899372.

49. Rantapää-Dahlqvist, S., *et al.:* «Antibodies Against Cyclic Citrullinated Peptide and IgA Rheumatoid Factor Predict the Development of Rheumatoid Arthritis», *Arthritis & Rheumatism*, vol. 48, n.º 10, pp. 2741-2749 (octubre de 2003), doi.org/10.1002/art.11223; Nielen, M. M. J., *et al.:* «Increased Levels of C-Reactive Protein in Serum from Blood Donors Before the Onset of Rheumatoid Arthritis», *Arthritis & Rheumatism*, vol. 50, n.º 8, pp. 2423-2427 (agosto de 2004), doi.org/10.1002/art.20431; Nielen, M. M. J., *et al.:* «Simultaneous Development of Acute Phase Response and Autoantibodies in Preclinical Rheumatoid Arthritis», *Annals of the Rheumatic Diseases*, vol. 65, n.º 4 pp. 535-537 (abril de 2006), doi.org/10.1136/ard.2005.040659; van De Stadt, L. A., *et al.:* «Prediction Rule for the Development of Arthritis in Seropositive Arthralgia Patients», *Annals of the Rheumatic Diseases*, vol. 72, n.º 12, pp. 1920-1926 (diciembre de 2013), doi.org/10.1136/annrheumdis-2012-202127.

Quizá te estés preguntando qué tipo de pruebas analizaron los artículos de estas revistas… por supuesto, todos ellos analizaron el sistema PINE: medidas de la respuesta de estrés en el eje hipotalámico-hipofisario-suprarrenal,[50] el sistema nervioso autónomo[51] y los mediadores inmunitarios,[52] los sistemas que hemos descrito en la Parte1.[53] *(Véanse* notas).[54]

Todo esto apunta al hecho de que la autoinmunidad no es un interruptor de encendido y apagado, sino un gradiente que va de la salud a la enfermedad. No se tiene un sistema inmunitario y unas hormonas perfectas un día y al día siguiente son un desastre. ¿Qué podemos hacer con estos conocimientos? Podemos analizar la función, no sólo los cambios en los biomarcadores.

---

50. Glaser, R. *et al.:* «Stress-Induced Immune Dysfunction: Implications for Health», *Nature Reviews Immunology*, vol. 5, n.º 3, pp. 243-251 (marzo de 2005), doi.org/10.1038/nri1571.
51. Ibíd.; Blechert, J., *et al.:* «Autonomic and Respiratory Characteristics of Posttraumatic Stress Disorder and Panic Disorder», *Psychosomatic Medicine*, vol. 69, n.º 9, pp. 935-943 (diciembre de2007), doi.org/10.1097/PSY.0b013e31815a8f6b.
52. Frazzei, G., *et al.:* «Preclinical Autoimmune Disease: A Comparison of Rheumatoid Arthritis, Systemic Lupus Erythematosus, Multiple Sclerosis and Type 1 Diabetes», *Frontiers in Immunology* (30 de junio de 2022), doi.org/10.3389/fimmu.2022.899372.
53. Segerstrom, S. C., *et al.:* «Psychological Stress and the Human Immune System: A Meta-Analytic Study of 30 Years of Inquiry», *Psychological Bulletin*, vol. 130, n.º 4, pp. 601-630 (2004), doi.org/10.1037/0033-2909.130.4.601.
54. Song, H., *et al.:* «Association of Stress-Related Disorders with Subsequent Autoimmune Disease», *JAMA,* vol. 319, n.º 23, pp. 2388-2400 (junio de 2018), doi.org/10.1001/jama.2018.7028; Glaser, R., *et al.:* «Stress-Induced Immune Dysfunction: Implications for Health», *Nature Reviews Immunology,* vol. 5, n.º 3, pp. 243-251 (marzo de 2005), doi.org/10.1038/nri1571; Blechert, J., *et al.:* «Autonomic and Respiratory Characteristics of Posttraumatic Stress Disorder and Panic Disorder», *Psychosomatic Medicine,* vol. 69, n.º 9, pp. 935-943 (diciembre de 2007), doi.org/10.1097/PSY.0b013e31815a8f6b; Segerstrom, S. C., *et al.:* «Psychological Stress and the Human Immune System: A Meta-Analytic Study of 30 Years of Inquiry», *Psychological Bulletin,* vol. 130, n.º 4, pp. 601-630 (2004), doi.org/10.1037/0033-2909.130.4.601. Medición de la actividad de las células inmunitarias, como el recuento de linfocitos T ayudantes, la citotoxicidad de las células asesinas naturales (NK) y la proliferación a la fitohemaglutinina.

    Frazzei, G., *et al.:* «Preclinical Autoimmune Disease: A Comparison of Rheumatoid Arthritis, Systemic Lupus Erythematosus, Multiple Sclerosis and Type 1 Diabetes», *Frontiers in Immunology* (30 de junio 2022), doi.org/10.3389/fimmu.2022.899372. Evaluación de los anticuerpos circulantes; los marcadores inflamatorios, como la PCR de alta sensibilidad; el bajo nivel de ácidos grasos omega-3, y las citoquinas asociadas al ácido 5-hidroxieicosatetraenoico (5-HETE), como la IL-1b, la IL-6, la IL-8 y el TNF.

Ahí es donde un enfoque funcional puede ser un paradigma útil. He escrito sobre este tema durante los últimos quince años: a mí me enseñaron a fijarme sólo en la enfermedad. Por ejemplo, con la hormona del estrés cortisol, o estás sano (cortisol «normal»), o tienes el extremo de casi cero cortisol (una endocrinopatía rara conocida como enfermedad de Addison que es autoinmune por naturaleza), o tienes el otro extremo de cortisol excesiva y patológicamente elevado (una endocrinopatía un poco menos rara conocida como enfermedad de Cushing). No se tuvo en consideración la función entre los estados extremos. Debemos reconocer que entre estos extremos, como el llamado cortisol normal y la insuficiencia suprarrenal de Addison, hay mucho sufrimiento para cada paciente. Sin embargo, el enfoque que se comporta como si la salud y la enfermedad fueran binarias lo descarta por completo.

Cuando tenemos en cuenta la pérdida gradual de función, nos abrimos a un mundo lleno de posibilidades en el que podríamos intervenir antes de que las cosas empeoren y se llegue a diagnosticar una enfermedad autoinmunitaria. En lugar del enfoque por defecto que aprendí en el lado convencional de la medicina –que estas personas que están sufriendo antes de la enfermedad están bien y sólo tienen problemas psicosomáticos, y qué tal una derivación a un psiquiatra o terapeuta–, ahora podemos reconocer que tenemos que considerar todas las muchas vías que se vuelven disfuncionales años antes de esa enfermedad autoinmunitaria que está afectando no sólo a la mente y la psique, sino también al cuerpo. Son las víctimas silenciosas y necesitan nuestra ayuda. Tal vez tú seas una de ellas.

Iniciación del flujo hormonal

Una iniciación es una expansión de la conciencia, un cambio de un estado del ser a otro. Puede ser biológica o espiritual, y a menudo ambas. Aunque es posible que no consideres el embarazo o el acortamiento de la duración del ciclo de la perimenopausia de esta manera, te invito a que consideres tu propia línea temporal y las transiciones vitales, y cómo pueden estar afectando sobre el proceso de autoinmunidad. La variedad y la brusquedad de la transición hormonal en las mujeres puede ser parte del motivo por el cual nos vemos más afectadas por la autoinmunidad: entre el 70 y el 80 % de las personas con enfermedades autoinmunitarias son mujeres al nacer, y el 85 % de las personas con múltiples enfermedades autoinmunitarias son mujeres.[55]

El embarazo puede desencadenar un trastorno autoinmune. Afecta a la aparición y la progresión de la enfermedad autoinmunitaria modulando las sustancias químicas que las células T, conocidas como citoquinas, fabrican durante la gestación y el posparto. Los anticuerpos que produce la madre pueden entrar en el torrente circulatorio del feto y provocar daños, e incluso se ha demostrado que esto se asocia con problemas de salud mental más adelante en la descendencia hasta en la edad adulta temprana, especialmente en el caso de madres con diabetes tipo 1 y artritis reumatoide.[56]

Las enfermedades autoinmunitarias pueden tener impactos tanto positivos como negativos, que van desde el aborto espontáneo hasta la remisión. Una de las afecciones más comunes que veo es el ataque autoinmune a la tiroides, que provoca inflamación y destrucción de la glándula tiroides y se diagnostica en el posparto.

EL SISTEMA NERVIOSO DE UN CACHORRO, POR LA DRA. JO ILFELD

Aprender de la Dra. Sara cómo afectan los traumas al sistema nervioso me ha hecho ser mucho más consciente de cómo trato a mi último cachorro. Puedo ver el desarrollo del sistema nervioso en mi cachorro todos los días y en lugar de frustrarme por los ladridos y decirle que se calle (¡indudablemente tentador!), estoy tratando de ayudarlo a aprender formas de reequilibrar su propio sistema nervioso.

Como cachorro que es, tiene un miedo increíble a que entre gente nueva en casa. Veo que en cuanto entra un técnico en casa, aunque no esté cerca del cachorro, empieza a ladrar y ladrar

55. Desai, M. K., *et al.:* «Autoimmune Disease in Women: Endocrine Transition and Risk Across the Lifespan», *Frontiers in Endocrinology,* vol. 10, n.º 265 (29 de abril de 2019), doi.org/doi: %2010.3389/fendo.2019.00265.

56. He, H., *et al.:* «Association of Maternal Autoimmune Diseases with Risk of Mental Disorders in Offspring in Denmark», *JAMA Network Open,* vol. 5, n.º 4 (abril de 2022), doi.org/10.1001/jamanetworkopen.2022.7503.

(mientras nuestra perra de once años apenas levanta la vista de su siesta). El hecho de que el técnico entre en casa resulta abrumador para el cachorro, y su sistema entra en alerta máxima y no puede calmarse. Cuando me di cuenta de que su cortisol se disparaba y era incapaz de autorregularse, empecé a alejar su caja de donde pudiera ver al técnico (por ejemplo, en mi despacho o en el de mi marido). Así tiene una presencia familiar y no puede ver a la persona que le preocupa. Esto le permite calmarse. Del mismo modo, en su primer paseo al aire libre, me di cuenta de que la combinación de un entorno nuevo y otros perros era demasiado abrumadora, así que encontramos un sendero en el que casi no había nadie, y pudo enfrentarse sólo a un estresor –estar en un lugar nuevo– sin los estresores superpuestos de personas y perros nuevos a los que temer.

Tener este cachorro cuando mis tres hijos están abandonando el nido ha hecho que me diera cuenta de lo importantes que son los padres para ayudar a sus hijos a regular sus sistemas nerviosos cuando son pequeños, antes de que sean capaces de hacerlo por sí mismos.

Me hace apreciar aún más el hecho de que trabajar en la regulación del sistema nervioso como cuidador (de niños, de animales o de cualquier otra persona) es beneficioso cuando puedes ayudar a quienes dependen de ti a aprender a apoyarse en ti mientras sus sistemas nerviosos se están desarrollando.

La perimenopausia, los años que acompañan desde los ciclos menstruales regulares hasta el primer aniversario de ausencia de menstruación, conocida como menopausia, se asocia a un aumento de la autoinmunidad. Al igual que las otras transiciones endocrinológicas masivas, la perimenopausia crea cambios significativos en el sistema inmunitario en lo que respecta a la interrelación entre las hormonas y la inmunidad innata y adaptativa, lo que conduce a una mayor susceptibilidad a las enfermedades autoinmunitarias. El efecto es bidireccional, y un diagnóstico previo de una enfermedad autoinmunitaria puede influir sobre la transición. Se sabe que los estrógenos, la progesterona, la testosterona, la oxitocina, la prolactina y la leptina modulan el equilibrio inmunitario.[57] Un mayor estrés tóxico puede ser el punto de inflexión que haga que una mujer pase del equilibrio inmunitario al desequilibrio.[58]

Como testigo de miles de clientes que pasan por los procesos de crecimiento químicamente inducido del embarazo, el posparto, la perimenopausia y la menopausia, veo que algunas personas pasan bien por ello y en cambio otras no. Las que lo viven bien no ven sus síntomas como molestias que hay que eliminar con fármacos lo antes posible, sino como señales, mensajes del cuerpo y la mente que hay que explorar, descodificar y abordar. También es posible, aunque no siempre, que intenten utilizar la información y la orientación de los estados expandidos de la realidad para obtener conocimientos y consejos. Reconocen y se comprometen a curar su trauma y a responder de forma diferente a los inevitables estresores de una vida ajetreada y plena. Están dispuestas a ser autorreflexivas, sin juicios severos, y a superar sus antiguos límites.

Volvamos a Aaron y el síndrome del intestino irritable

Aaron había visitado a otros médicos antes que a mí para tratar su cuero cabelludo. Le dieron esteroides tópicos para aplicar en las placas psoriásicas. ¿Qué son los esteroides? Un derivado de las hormonas del estrés. El cuerpo se acostumbra a los elevados niveles de hormonas del estrés debi-

---

57. Hoyt, L. T., *et al.:* «Puberty and Perimenopause: Reproductive Transitions and their Implications for Women's Health», *Social Science & Medicine,* vol. 132, pp. 103-112 (mayo de 2015), doi.org/10.1016/j.socscimed.2015.03.031; Desai, M. K., *et al.:* «Autoimmune Disease in Women: Endocrine Transition and Risk Across the Lifespan», *Frontiers in Endocrinology,* vol. 10, n.º 265 (29 de abril de 2019), doi.org/10.3389/fendo.2019.00265; Priyanka, H. P., *et al.:* «Neuroimmunomodulation by Estrogen in Health and Disease», *AIMS Neuroscience,* vol. 7, n.º 4, pp. 401-417 (octubre de 2020), doi.org/10.3934/Neuroscience.2020025; Mishra, A., *et al.:* «A Tale of Two Systems: Lessons Learned from Female Mid-life Aging with Implications for Alzheimer's Prevention & Treatment», *Ageing Research Reviews* (febrero de 2022), doi.org/10.1016/j.arr.2021.101542.
58. Priyanka, H. P., *et al.:* «Neuroimmunomodulation by Estrogen in Health and Disease», *AIMS Neuroscience,* vol. 7, n.º 4, pp. 401-417 (octubre de 2020), doi.org/10.3934/Neuroscience.2020025; Mishra, A., *et al.:* «A Tale of Two Systems: Lessons Learned from Female Mid-life Aging with Implications for Alzheimer's Prevention & Treatment», *Ageing Research Reviews* (febrero de 2022), doi.org/10.1016/j.arr.2021.101542.

do a un trauma, y a veces necesita una dosis alta de hormonas del estrés para calmarse. Esto es cierto no únicamente en el caso de la psoriasis, sino en la mayoría de las enfermedades autoinmunitarias que tratamos con esteroides orales, desde la enfermedad inflamatoria intestinal hasta el lupus y la artritis reumatoide. Si bien el tratamiento de los síntomas con esteroides se considera una decisión de riesgo/beneficio, como médico integral, animo a mis pacientes a que consideren la posibilidad de abordar la causa raíz, que a menudo puede remontarse a un trauma y a cómo éste alteró originalmente el sistema de respuesta de estrés.

Los estudios han asociado el malestar psicológico, el trauma y la activación inmunitaria a los trastornos intestinales, como el SII y la enfermedad del reflujo gastroesofágico (indigestión). Estos trastornos intestinales están relacionados con la tendencia a desarrollar alergias (atopia) y determinadas enfermedades autoinmunitarias.[59] La investigación también ha demostrado que las experiencias adversas en la infancia, una forma de medir el trauma, son más comunes en las personas con SII en comparación con los controles,[60] y las personas con SII tienen una mayor tasa de miedo y disociación asociados con acontecimientos vitales adversos tempranos.[61] Mientras que las mujeres en los estudios originales de experiencias adversas en la infancia (EAI) informan de una mayor tasa de trauma, no hay diferencia de sexo en la relación entre la puntuación EAI y el SII. Afortunadamente, los factores de protección, como la confianza en los demás, pueden reducir la probabilidad de padecer SII.[62]

---

59. Koloski, N., *et al.:* «Population Based Study: Atopy and Autoimmune Diseases Are Associated with Functional Dyspepsia and Irritable Bowel Syndrome, Independent of Psychological Distress», *Alimentary Pharmacology & Therapeutics,* vol. 49, n.º 5, pp. 546-555 (marzo de 2019), doi.org/10.1111/apt.15120.
60. Park, S. H., *et al.:* «Adverse Childhood Experiences Are Associated with Irritable Bowel Syndrome and Gastrointestinal Symptom Severity», *Neurogastroenterology and Motility: The Official Journal of the European Gastrointestinal Motility Society,* vol. 28, n.º 8, pp. 1252-1260 (agosto de 2016), doi.org/10.1111/nmo.12826.
61. Rahal, H., *et al.:* «Importance of Trauma-Related Fear in Patients with Irritable Bowel Syndrome and Early Adverse Life Events», *Neurogastroenterology and Motility: The Official Journal of the European Gastrointestinal Motility* Society, vol. 32, n.º 9 (septiembre de 2020), doi.org/10.1111/nmo.13896.
62. Ju, T., *et al.:* «Risk and Protective Factors Related to Early Adverse Life Events in Irritable Bowel Syndrome», *Journal of Clinical Gastroenterology,* vol. 54, n.º 1, pp. 63-69 (enero de 2020), doi.org/10.1097/MCG.0000000000001153.

Incluso aunque tu médico aún no sepa que el SII a veces se considera una enfermedad autoinmunitaria, los síntomas pueden parecerse a los de otras afecciones autoinmunitarias, como la celiaquía, la enfermedad de Crohn y la colitis ulcerosa, y los investigadores han descubierto un vínculo entre las células inmunitarias exhaustas y el SII.[63] Además, muchas de las afecciones que consideramos en este libro –como las enfermedades autoinmunitarias, la ansiedad y la depresión– están relacionadas con el eje intestino-cerebro, un estado de equilibrio desmadrado y cambios en la microbiota intestinal que son el resultado de problemas previos relacionados con el estrés y las sustancias químicas del estrés, incluida la CRH, la molécula que te hace liberar cortisol y también perfora el revestimiento intestinal.[64]

Siguen acumulándose evidencias sobre los acontecimientos estresantes y el riesgo para la salud, pero todavía tenemos malentendidos y puntos débiles en la literatura científica que merece la pena mencionar. El mayor estudio que tenemos sobre el trauma es la encuesta sobre experiencias adversas en la infancia (EAI) llevada a cabo en la década de 1990. Los Centros para el Control y la Prevención de Enfermedades, en colaboración con Kaiser Permanente, crearon una lista de traumas infantiles que eran los diez más comunes entre los sujetos iniciales del estudio de San Diego. Los diez más comunes se convirtieron en la «puntuación EAI». Sin embargo, la puntuación EAI obvia muchos acontecimientos vitales estresantes, como la violencia fuera del hogar, la pobreza, el racismo y otras formas de discriminación, nacer prematuro, el acoso escolar, obser-

---

63. Mavrangelos, C., *et al.:* «Longitudinal Analysis Indicates Symptom Severity Influences Immune Profile in Irritable Bowel Syndrome», *Gut,* vol. 67, n.º 2, pp. 398-399 (febrero de 2018), doi.org/10.1136/gutjnl-2017-314308.

64. Mudyanadzo, T. A., *et al.:* «Irritable Bowel Syndrome and Depression: A Shared Pathogenesis», *Cureus,* vol. 10, n.º 8 (agosto de 2018), doi.org/10.7759/cureus.3178; Wilmes, L., *et al.:* «Of Bowels, Brain and Behavior: A Role for the Gut Microbiota in Psychiatric Comorbidities in Irritable Bowel Syndrome», *Neurogastroenterology and Motility: The Official Journal of the European Gastrointestinal Motility Society,* vol. 33, n.º 3 (marzo de 2021), doi.org/10.1111/nmo.14095; Aziz, M. N., *et al.:* «Irritable Bowel Syndrome, Depression, and Neurodegeneration: A Bidirectional Communication from Gut to Brain», *Nutrients,* vol. 13, n.º 9 (31 de agosto de 2021), doi.org/10.3390/nu13093061; Chen, X. F., *et al.:* «Aberrant Intraregional Brain Activity and Functional Connectivity in Patients with Diarrhea-Predominant Irritable Bowel Syndrome», *Frontiers in Neuroscience,* vol. 15 (3 de septiembre de 2021), doi.org/10.3389/fnins.2021.721822.

var cómo maltratan a un hermano, perder a un cuidador o estar en un hogar de acogida o en el sistema de justicia juvenil. Tampoco tiene en cuenta los factores de protección, como las relaciones de apoyo y los servicios comunitarios, ni los factores individuales, como la determinación y la resiliencia. Sin embargo, la puntuación sigue proporcionando los datos más robustos de que disponemos, que demuestran una relación directa entre las EAI y las enfermedades en la mediana edad, y no sólo los problemas de salud mental.

El trauma conduce a una mayor sensibilidad

Cuando le pregunté a Aaron cómo era de niño, me contó que era muy sensible desde que tenía memoria. No estaba seguro de si había nacido extremadamente sensible a su entorno –a los sonidos, al tono de voz, a los ruidos fuertes, al humo de los cigarrillos, a los perfumes, a las valoraciones de los demás– o si se había desarrollado en respuesta de estrés. Quizá su experiencia intrauterina tejió en sus cromosomas una respuesta exagerada al estrés, al oír a su padre enfurecerse contra sus hermanos mayores o su madre. Tal vez el trauma fue transmitido como heridas del alma por los antepasados, incluidos los abuelos que huyeron de un genocidio (en el Capítulo 3 trato más a fondo el trauma intergeneracional). Es un caso clásico del enigma del huevo y la gallina, de determinar la causa y el efecto. A veces no se conoce la causa precisa y única, sólo se conocen los efectos.

La sensibilidad al entorno es el sello distintivo de un niño con un trauma. Cuanto más sensible es un niño, más siente el estrés y el dolor del entorno en el que crece. Esto me parece bidireccional: que un niño sensible siente el estrés y el dolor de forma aguda en su entorno, y que un entorno estresante puede hacer que un niño vulnerable sea más sensible. Esta observación fue descrita por la Dra. Alice Miller, una psicoanalista suizo-alemana y judía que escribió en 1979 *The Drama of the Gifted Child*.[65] Documentó cómo los niños sensibles y alertas aprenden a una edad temprana a adaptarse a las necesidades de los demás y a reprimir en

65. Miller, A.: *The Drama of the Gifted Child.* Basic Books, Nueva York, 1979. (Trad. cast.: *El drama del niño dotado.* Tusquets Editores, Barcelona, 1955).

lugar de reconocer e integrar sentimientos intensos porque puede que no sean aceptados por los padres. Los niños sensibles pueden entonces evocar su dolor reprimido con logros, alcohol o drogas, entre otras cosas. Los niños sensibles que buscan logros para cubrir su dolor suelen ser reconocidos como superdotados, aunque, por supuesto, no todos los niños superdotados tienen antecedentes de trauma.

Todos diferimos en la intensidad con la que respondemos a experiencias similares, y la diferencia es más marcada en respuesta a las negativas. La sensibilidad ambiental se define como la capacidad de registrar y procesar estímulos externos,[66] y si observamos nuestra propia familia de origen, probablemente nos daremos cuenta de que las personas con poca sensibilidad tienden a coexistir con personas con mucha sensibilidad. Menos de la mitad de la sensibilidad ambiental es genética.[67]

Cuando yo criaba a mis hijos, a los niños muy sensibles como Aaron les llamábamos «enérgicos», es decir, más intensos, sensibles, persistentes, perceptivos y resistentes al cambio que la media.[68] Quince años después, Michael Pluess y su grupo de la Universidad Queen Mary de Londres ofrecieron el último enfoque para evaluar la sensibilidad ambiental de los niños y por qué un hermano puede diferir tanto de otro. Pluess clasifica las diferencias de sensibilidad en tres grupos: baja, media y alta.[69] Piénsalo así: la orquídea es la más sensible al entorno, el diente de león es el más fuerte y resistente, y el tulipán se encuentra en un punto intermedio.[70] La mayoría de mis pacientes con enfermedades autoinmunitarias son orquídeas, unos pocos son tulipanes y casi ninguno es un diente de león.

---

66. Pluess, M.: «Individual Differences in Environmental Sensitivity», *Child Development Perspectives,* vol. 9, n.º 3, pp. 138-143 (23 de abril de 2015), doi.org/10.1111/cdep.12120.
67. Assary, E., *et al.:* «Genetic Architecture of Environmental Sensitivity Reflects Multiple Heritable Components: A Twin Study with Adolescents», *Molecular Psychiatry,* vol. 26, n.º 9, pp. 4896-4904 (septiembre de 2021), doi.org/10.1038/s41380-020-0783-8.
68. Kurcinka, M. S.: *Raising Your Spirited Child.* William Morrow, Nueva York, 2006.
69. Pluess, M., *et al.:* «Environmental Sensitivity in Children: Development of the Highly Sensitive Child Scale and Identification of Sensitivity Groups», *Developmental Psychology,* vol. 54, n.º 1, pp. 51-70 (enero de 2018), doi.org/10.1037/dev0000406.
70. Ellis, B. J., *et al.:* «Differential Susceptibility to the Environment: Toward an Understanding of Sensitivity to Developmental Experiences and Context», *Development and Psychopathology,* vol. 23, n.º 1, pp. 1-5 (febrero de 2011), doi.org/10.1017/S095457941000060X.

Analizando a Aaron

En mi consulta con Aaron, descubrimos las siguientes características de la enfermedad autoinmunitaria, que analizaremos con más detalle en los próximos capítulos.

- Pérdida de barreras intestinales: poco ácido estomacal, poca inmunoglobulina secretora y anomalías en el microbioma intestinal. En las heces de Aaron dominaban ciertas bacterias, como *Prevotella,*[71] que puede desencadenar la vía autoinmunitaria en el organismo.
- Aumento de la permeabilidad intestinal (intestino permeable), que puede estar relacionado con el cerebro permeable (pérdida de la integridad de la barrera hematoencefálica), que puede provocar inflamación en el cerebro y niebla mental.
- Desequilibrios hormonales: cortisol bajo, típico en supervivientes de traumas, y sulfato de deshidroepiandrosterona (DHEA) bajo. Tanto el cortisol como la DHEA bajos son comunes en personas con enfermedades autoinmunitarias.

El intestino, el microbioma y las hormonas de Aaron estaban desajustados, lo que provocó un desequilibrio del sistema inmunitario, que puede conducir a una inflamación incontrolada y generalizada. Sin embargo, no todas las personas con antecedentes de trauma presentan resultados

---

71. Chow, J., *et al.:* «Pathobionts of the Gastrointestinal Microbiota and Inflammatory Disease», *Current Opinion in Immunology,* vol. 23, n.º 4, pp. 473-480 (agosto de 2011), doi.org/10.1016/j.coi.2011.07.010; Scher, J., *et al.:* «Expansion of Intestinal *Prevotella Corpi* Relates with Enhanced Susceptibility to Arthritis», *eLife* (5 de noviembre de 2013), doi.org/10.7554/eLife.01202; Zárate-Bladés, C., *et al.:* «Regulation of Autoimmunity by the Microbiome», *DNA and Cell Biology,* vol. 35, n.º 9, pp. 455-458 (septiembre de 2016), doi.org/10.1089/dna.2016.3432; Conlon, M. A., *et al.:* «The Impact of Diet and Lifestyle on Gut Microbiota and Human Health», *Nutrients,* vol. 7, n.º 1, pp. 17-44 (enero de 2015), doi.org/10.3390/nu7010017; Turnbaugh, P., *et al.:* «Diet-Induced Obesity Is Linked to Marked but Reversible Alterations in the Mouse Distal Gut Microbiome», *Cell Host & Microbe,* vol. 3, n.º 4, pp. 213-223 (17 de abril de 2008), doi.org/10.1016/j.chom.2008.02.015; Barin, J. G., *et al.:* «The Microbiome and Autoimmune Disease: Report from a Noel R. Rose Colloquium», *Clinical Immunology,* vol. 159, n.º 2, pp. 183-188 (agosto de 2015), doi.org/10.1016/j.clim.2015.05.009; de Oliveira, G. L., *et al.:* «Editorial: Intestinal Dysbiosis in Inflammatory Diseases», *Frontiers in Immunology,* vol. 12 (30 de julio de 2021), doi.org/10.3389/fimmu.2021.727485.

como los de Aaron. Un estudio con 35 mujeres con enfermedades autoinmunitarias demostró que tenían niveles de cortisol excesivamente elevados (medidos en el cabello), y cuando se observa un gráfico de los niveles de cortisol a lo largo del día, la carga total de cortisol es mayor, medida por el área de debajo de la curva.[72] En otras palabras, el sistema de control de las hormonas se descontrola tanto a corto como a largo plazo, dando lugar a niveles anormales de cortisol, que pueden ser altos o bajos, o una combinación de ambos (por ejemplo, bajos por la mañana, altos por la noche).

Mientras hablaba con Aaron, me di cuenta de que a veces se distraía. Se quedaba mirando el teléfono mientras yo le planteaba preguntas difíciles sobre su vida emocional. Aaron tiene alexitimia, un rasgo de la personalidad caracterizado por la dificultad para reconocer, diferenciar y verbalizar sentimientos. La alexitimia es una forma de ceguera emocional que padece una de cada diez personas. Es como si faltara el léxico para describir los sentimientos. La alexitimia está asociada a varias afecciones autoinmunitarias que afectan a la piel, como la psoriasis, el vitíligo, la alopecia areata y la urticaria crónica.[73] La alexitimia y la psoriasis están especialmente relacionadas.[74] Otras afecciones autoinmunitarias también han mostrado una relación, como la tiroiditis de Hashimoto,[75] la artritis reumatoide[76] y la enfermedad de Ménière[77] (una afección en la

---

72. Montero-López, E., *et al.:* «Analyses of Hair and Salivary Cortisol for Evaluating Hypothalamic-Pituitary-Adrenal Axis Activation in Patients with Autoimmune Disease», *Stress,* vol. 20, n.º 6, pp. 541-548 (noviembre de 2017), doi.org/10.1080/10253890.2017.1369524.
73. Willemsen, R., *et al.:* «Alexithymia and Dermatology: The State of the Art», *International Journal of Dermatology,* vol. 47, n.º 9, pp. 903-910 (septiembre de 2008), doi.org/10.1111/j.1365-4632.2008.03726.x.
74. Masmoudi, J., *et al.:* «Alexithymie et Psoriasis: Étude Cas-Témoin à Propos de 53 Patients» [Alexithymia and Psoriasis: A Case-Control Study of 53 Patients], *L'Encephale,* vol. 35, n.º 1, pp. 10-17 (febrero de 2009), doi.org/10.1016/j.encep.2007.11.009.
75. Martino, G., *et al.:* «Alexithymia, Emotional Distress, and Perceived Quality of Life in Patients with Hashimoto's Thyroiditis», *Frontiers in Psychology,* vol. 12 (11 de mayo de 2021), doi.org/10.3389/fpsyg.2021.667237.
76. Chimenti, M., et al: «Evaluation of Alexithymia in Patients Affected by Rheumatoid Arthritis and Psoriatic Arthritis: A Cross-Sectional Study», *Medicine,* vol. 98, n.º 4 (enero de 2019), doi.org/10.1097/MD.0000000000013955.
77. Teggi, R., *et al.:* «Alexithymia in Patients with Ménière Disease: A Possible Role on Anxiety and Depression», *Audiology Research,* vol. 11, n.º 1, pp. 63-72 (marzo de 2021), doi.org/10.3390/audiolres11010008.

que la respuesta inmunitaria ataca el oído interno y puede llegar a provocar vértigo).

Un estudio de la Universidad de Roma con 50 pacientes con artritis reumatoide y 51 pacientes con psoriasis demostró que el 38,6 % tenía alexitimia, el 26,7 % estaba en el límite y el 34,7 % no tenía alexitimia. Piensa en la alexitimia como otra pieza del rompecabezas que nos muestra cómo el trauma penetra debajo la piel y provoca desregulación. Un estudio llevado a cabo con 306 personas con enfermedades autoinmunitarias sugería una relación entre el trauma infantil y los trastornos autoinmunitarios, que estaba mediada por la disociación y la alexitimia en comparación con los controles sanos.[78] Desafortunadamente, aunque la investigación muestra una fuerte relación entre el trauma, la disociación, la alexitimia y los trastornos autoinmunitarios, no hay suficientes médicos que establezcan las relaciones –por ejemplo, preguntando sobre el trauma o buscando signos de disociación o alexitimia– en el tratamiento de la autoinmunidad.

Resumen

Aunque es importante tener en cuenta el dolor inmediato del trauma, el tema de este libro son las consecuencias para la salud a largo plazo y, lo que es más importante, el viaje hacia estados ampliados de conciencia que pueden permitirte trascender viejas heridas para que puedas crear una vida de sanación y equilibrio, desde tus hormonas hasta tus células inmunitarias y tu alma. A lo largo de mi experiencia, observo pacientes que pueden aprovechar la conciencia para detener el ataque a sus propios tejidos y reducir la actividad autoinmunitaria. La ciencia tarda en confirmar, pero la ciencia tiende a confirmar lo que el cuerpo ya sabe.

Por fin conocemos todo el abanico de problemas de salud mental que pueden aparecer tras la exposición a un trauma, pero somos nuevos en lo que respecta a los problemas de salud física que pueden aparecer como consecuencia de un trauma. Como ha escrito Gabor Maté, el trauma provoca distorsiones en la forma en que interpretamos el mundo y nos situa-

---

78. Macarenco, M. M., *et al.*: «Childhood Trauma, Dissociation, Alexithymia, and Anger in People with Autoimmune Diseases: A Mediation Model», *Child Abuse & Neglect*, vol. 122 (diciembre de 2021), doi.org/10.1016/j.chiabu.2021.105322.

mos en él. Los problemas de salud, las relaciones y el comportamiento pueden ser problemáticos. Las afecciones crónicas pueden no resolverse, sobre todo las que tienen un componente de estrés, como el síndrome del intestino irritable y otras enfermedades autoinmunitarias. En su libro *In the Realm of Hungry Ghosts,* el Dr. Maté afirma lo siguiente: «Sin darnos cuenta, escribimos la historia de nuestro futuro a partir de narraciones basadas en el pasado… La conciencia plena puede traer a la conciencia esas perspectivas ocultas y basadas en el pasado para que dejen de enmarcar nuestra visión del mundo. La elección comienza en el momento en que te desidentificas de la mente y de sus patrones condicionados, en el momento en el que te haces presente… Hasta que llegas a ese punto, estás inconsciente».[79] En mi opinión, tras treinta años de práctica médica, tu nivel de conciencia y presencia puede influir sobre el riesgo de enfermedad, incluida la autoinmunidad. Profundizaremos en los orígenes y la medición de tu trauma en el próximo capítulo.

---

79. Gabor, M.: *In the Realm of Hungry Ghosts: Close Encounters with Addiction.* Random House Digital, Nueva York, 2008.

CAPÍTULO 3

Entender la autoinmunidad desencadenada por el trauma

En la recuperación del trauma, queremos sentirnos lo suficientemente seguros como para sentirnos activados y saber que eso no va a significar que esté ocurriendo algo malo. Queremos desarrollar nuestra capacidad de abandonar los estados defensivos para poder recibir la atención que necesitamos. Queremos ablandarnos sin derrumbarnos, relajarnos sin apagarnos y adaptarnos a la quietud sin sentirnos atascados.

—Dra. Arielle Schwartz[80]

A Tamara, una paciente de unos cincuenta años, le diagnosticaron diabetes tipo 1, una enfermedad autoinmunitaria que ataca las células de los islotes que fabrican insulina en el páncreas. Según me explicó Tamara cuando le hice el historial, llegó a la perimenopausia a los cuarenta y siete años, lo que le provocó migrañas menstruales que no mejoraban con me-

80. Comunicación personal por correo electrónico entre la Dra. Arielle Schwartz y la Dra. Sara Gottfried el 29 de mayo de 2023. Puedes leer más en drarielleschwartz.com (acceso el 30 de mayo de 2023).

dicamentos. Por su cuenta, descubrió que una bebida verde ecológica al día las resolvía, pero en última instancia las verduras no ayudaron a su aumento de lípidos en sangre, en particular los triglicéridos. A los cincuenta y dos años, Tamara tenía sofocos y sudores nocturnos, grasa abdominal, hinchazón y problemas para dormir. A los cincuenta y cinco años, dejó de tomar su adorada bebida verde porque se cuestionaba si le hacía aumentar los triglicéridos. Al cabo de unas semanas, Tamara empezó a sentir niebla mental, mareos, vértigos, zumbidos en los oídos, mal humor y, extrañamente, pérdida de peso. Los análisis de sangre mostraron un elevado nivel de glucosa en ayunas de 110 mg/dL que ningún médico le mencionó en ese momento. Finalmente, le diagnosticaron diabetes tipo 1 de aparición tardía con un A1C de diez. El endocrinólogo de Tamara le explicó que la causa de la diabetes tipo 1 era irrelevante e imposible de descubrir, y que debía empezar a «usar insulina de por vida» porque las investigaciones demostraban que la función limitada del páncreas se preservaría con la terapia insulínica. Educadamente, Tamara se negó y pidió un tratamiento menos drástico. A Tamara le dijeron que perdiera seis kilos, tomara metformina y vigilara su dieta. Nadie le preguntó por el trauma.

En nuestras citas, exploramos la causa raíz de su ataque autoinmunitario al páncreas. Tras hablar sobre un trauma como posible desencadenante, Tamara dijo: «Mi resiliencia me impide reconocer que todos los pequeños traumas de mi vida se han sumado en algún momento en un gran Trauma. Noto picos significativos en mi glucosa cuando tengo períodos de mucho estrés. Por ejemplo, ahora la mayor parte del tiempo es muy estable, pero cuando mi hijo sufrió un accidente casi mortal hace unas semanas, el subidón de cortisol/adrenalina fue importante. Ahora puedo reconocerlo y señalarlo como un acontecimiento de "superestrés" y, si miro atrás, me ocurría a menudo con los conflictos paternos y conyugales. No tengo ninguna duda de que sufrir pequeños traumas y el aumento asociado de glucosa ha sobrecargado mi sistema y ha contribuido a que desarrollara una enfermedad autoinmunitaria».

Conexión entre trauma y autoinmunidad: El trauma rompe el contenedor

En la búsqueda para comprender cómo el trauma puede estar vinculado a la autoinmunidad, podemos observar tanto el trauma infantil como el adulto y considerar la respuesta saludable frente a la menos saludable a la exposición al trauma. Como ilustra el caso de Tamara, la adversidad –emocional, física, ambiental– influye en el desarrollo de las células, los tejidos, los órganos y la fisiología, especialmente en el delicado equilibrio de la homeostasis.

Cuando la adversidad tiene lugar en la infancia, los efectos no sólo son más pronunciados, sino también más duraderos. Los niños no son adultos pequeños; cuando experimentan, por ejemplo, la interrupción de una crianza sana y la falta de protección, son más vulnerables que los adultos a desarrollar procesos celulares inadecuados y la consiguiente disfunción de los sistemas corporales. Los daños parecen afectar sobre todo a los sistemas intestinal, cerebral, inmunitario y endocrino, pero las consecuencias son mucho más amplias. Prácticamente todos los sistemas que se han estudiado muestran disfunciones tras un trauma infantil significativo, incluidos el eje intestino-cerebro, el microbioma y el eje intestino-hígado-ácidos biliares. Aunque el daño afecta al desarrollo y la homeostasis de estos tejidos, órganos y sistemas, también se asocia a problemas posteriores, como las enfermedades autoinmunitarias, el vínculo primordial entre trauma y autoinmunidad. Se podría pensar que la programación alterada es poco frecuente, pero la verdad es que es mucho más común de lo que se cree. Sospecho que lo mismo ocurre con los traumas en la edad adulta, dependiendo del nivel del trauma y de los recursos de la persona, o la capacidad de identificar y utilizar habilidades de afrontamiento para ayudar a hacer frente a las reacciones difíciles. Los recursos nos ayudan a mantener la calma y el momento presente.

El trauma –especialmente el trauma infantil o durante el desarrollo– rompe el contenedor sagrado de cuidado y protección que la fisiología de nuestro cuerpo está diseñada para permitirnos prosperar. Piensa en el contenedor sagrado como tu experiencia de seguridad en tu cuerpo. Sin él, perdemos la sensación de elección, control y contención en nuestras vidas. En última instancia, esta pérdida nos lleva a sentirnos abrumados y provocados por acontecimientos ordinarios, como una conversación difícil, que perpetúa la respuesta de amenaza.

No es que no se pueda curar un trauma que ocurrió cuando uno era joven; simplemente necesitamos saber a qué nos estamos enfrentando y cómo repararlo para recrear la integridad y acceder a regulación y recursos eficaces. Necesitamos conocer la configuración original de la persona: la lesión y cómo puede haber conducido a la desregulación. También queremos evaluar las experiencias sociales y conductuales en desarrollo, y tenemos que aprender a trabajar con los bucles emocionales en los que podemos quedar atrapados, los que ya no son útiles –como la reflexión y las creencias y conductas negativas– y que podrían estar impulsando la autoinmunidad.

Mientras profundizamos en las heridas específicas que el trauma causa en el cuerpo, permíteme recordarte que no todas las personas con enfermedad autoinmunitaria han experimentado un trauma, y no todas las personas con trauma desarrollan una enfermedad autoinmunitaria. Además, no todas las personas con enfermedad autoinmunitaria necesitan resolver el trauma para curar la autoinmunidad. Más bien, la autoinmunidad y el trauma a veces coexisten y, para algunas personas, es necesario abordar ambos para lograr la máxima sanación.

Tamara desarrolló una enfermedad autoinmunitaria en la perimenopausia. Tiene intestino permeable y signos de respuesta de estrés y resolución incompletas, incluidos niveles anormales de cortisol.

Sabine, también superviviente de un trauma infantil importante, no ha desarrollado ninguna enfermedad autoinmunitaria. Está aprendiendo cómo su cuerpo puede tener una respuesta más saludable al trauma.

Sabine es una directora ejecutiva de cuarenta y cuatro años de una empresa tecnológica. Vive con una puntuación EAI muy alta, de trece (*Véase* el cuestionario EAI más adelante en este mismo capítulo). Según describe Sabine, está llena de rabia y gasta miles de dólares en terapia. El mes pasado, alguien intentó atracarla, pero el agresor huyó, asustado. «Le dije: "Elige a una mujer que no esté enfadada, cabrón. Te daré una paliza"». En ese momento se sintió como una campeona, pero tardó cinco horas en dejar de temblar: un ejemplo de movilización y acción. Es el trauma de Sabine hablando y sanando. Se manifiesta de diferentes maneras, y temblar es un ejemplo de movilización y acción que puede devolvernos a la homeostasis, o equilibrio.

El trauma como respuesta no resuelta al estrés

Ahora te estás familiarizando con la forma en que el trauma interactúa con el cuerpo. Los desencadenantes externos, especialmente de la infancia, pero no limitados a ella, pueden o no gestionarse de la forma en que nuestros cuerpos fueron diseñados para funcionar. Ahora vamos a entrar en los detalles de lo que el trauma le hace al cuerpo: cómo puede restringir la capacidad mental, emocional y física de una persona. En su forma más simple, se puede pensar en el trauma como una respuesta de estrés no resuelta.

Comencemos por la respuesta saludable de estrés ante un acontecimiento agudo que el organismo está diseñado para resolver. Experimentas un trauma, como enterarte por el médico de que un ser querido está gravemente enfermo. Tras la exposición al trauma, sientes un aumento del cortisol, la principal hormona del estrés. Sales de la consulta del médico con tu ser querido y das un paseo, movilizando grandes grupos musculares de las piernas y descargando el estrés que ambos sentís mientras habláis de los detalles de lo que acabáis de oír. Notas una sensación de resolución, una vuelta a la homeostasis. *Lo importante es que no hay nada malo en ti, un individuo que experimenta un trauma.* Eres una persona que responde a algo del entorno que te hace daño; en este caso, una noticia muy angustiosa sobre un ser querido. El Dr. Peter Levine es un psicoterapeuta que desarrolló un enfoque de conciencia corporal para sanar el trauma llamado experiencia somática. Describe de forma similar la respuesta de estrés normal de los animales salvajes: se encuentran con una amenaza, la afrontan y se recuperan del estrés mediante espasmos temblorosos de su cuerpo para completar el proceso de lucha o huida.

En contraste, existe la respuesta de estrés menos saludable o más condicionada por el trauma que puede conducir a la sensación de amenaza continua, mucho después de la exposición al trauma. Los dos primeros pasos son los mismos: exposición traumática a un acontecimiento estresante y aumento del cortisol. En lugar de movilización y acción, se produce una movilización incompleta, a veces una respuesta de parálisis, asociada a una elevada alerta. Imagínate, en el escenario anterior de las malas noticias del médico, que te quedaste paralizado cuando escuchaste los detalles. Tú y tu ser querido regresasteis a casa en silencio, os tomasteis unos vasos de vino y visteis la televisión. No procesasteis juntos la experiencia. Esa noche no pudiste dormir porque estabas en alerta máxima. Desde ese día no has podido dormir bien y no puedes quitarte la situación de la cabeza. Evitas el tema. El estrés relacionado con el trauma no está resuelto.

A veces puede tratarse de una movilización incompleta hacia la indefensión con una respuesta de colapso o desmayo, asociada a una baja alerta. El cuerpo no experimenta resolución y siente que la amenaza continúa. La mayoría de las personas no lo sienten como una resolución incompleta; más bien, sienten que están luchando la mayor parte del tiempo, acosadas, cerradas en banda, a menudo arremetiendo en las relaciones. Las implicaciones van de lo macro a lo micro: matrimonios conflictivos, dificultades para mantener el empleo y llevarse bien con los compañeros, hijos distanciados, anomalías en el azúcar en sangre, episodios de desmayos, aumento de los depósitos de calcio en las arterias, problemas intestinales, etc. Quieren que las cosas vayan de otra manera y puede que recuerden que de niños invertían muchas energías deseando estar en un lugar distinto, ser alguien distinto –ése era mi grito de guerra de niña–, pero aunque pueda ser un sentimiento común para un niño, a veces puede ser lacerante para la psique, para la sensación de plenitud. Con el tiempo, resulta agotador.

Los pensamientos se convierten en nuestra biología. Tus pensamientos cambian tus células y su función. Consideremos que un pensamiento es un campo electromagnético y una señal neuroendocrina que puede ser positiva o negativa. Los pensamientos hacen que la bioquímica de nuestro cuerpo cambie.[81] Por ejemplo, tomamos esa resolución incompleta y empezamos a apagar todo el abanico de sentimientos auténticos. Quizá entonces intentamos controlar el entorno para crear más armonía, aunque eso rara vez funciona.

También es el trauma el que habla. Se manifiesta de diferentes maneras. Algunos luchamos y temblamos por la oleada masiva de hormonas del estrés, como una gacela salvaje o Sabine. Otros nos quedamos paralizados. Sabine continúa: «Tener un trauma tan consistente, como forma de vida, significa que reconocer y encontrar un punto de partida para la normalidad es realmente complicado». Totalmente cierto: en este capítulo trataremos los orígenes del trauma y cómo se puede medir en el sistema PINE utilizando cuestionarios.

El escritor ruso León Tolstoi escribió en su obra *Ana Karenina* que «todas las familias felices se parecen unas a otras; pero cada familia infeliz tiene un motivo especial para sentirse desgraciada». Con el trauma pasa algo parecido. Los que hemos sufrido un trauma –y somos casi todos–

81. Para ampliar los conocimientos, Lipton, B. H.: *The Biology of Belief: Unleashing the Power of Consciousness, Matter & Miracles.* (Hay House, Inc., Carlsbad, California 2016. (Trad. cast.: *La biología de la creencia: la liberación del poder de la conciencia, la materia y los milagros.* Gaia Ediciones, Móstoles, 2018).

sufrimos un trauma único. Algunos soportamos un estrés potencialmente tóxico y nos mantenemos sanos. Otros, en cambio, nos sentimos abrumados por una experiencia o por múltiples experiencias a lo largo del tiempo, y desarrollamos heridas del alma. (Yo defino «alma» como la cualidad espiritual, no física, de una persona o un animal).

Incluso con la misma exposición, algunas personas experimentan una resolución completa y homeostasis, otras experimentan un TEPT y aun otras un TEPT complejo que incluye problemas con la dinámica interpersonal, el autoconcepto negativo y la forma en que expresan las emociones (lo que se conoce como afecto). Aunque algunos supervivientes de traumas encajan en el estereotipo de veterano de guerra con *flashbacks,* pesadillas y daño moral, debemos reconocer que algunos de nosotros padecemos situaciones más sutiles de TEPT parcial (también conocido como TEPT subumbral). Estas personas no cumplen todos los criterios, pero las cuestiones micro a macro del trauma siguen operando en segundo plano, desmantelando las barreras corporales que conducen a un sistema inmunitario desequilibrado y pueden sobreactivarse en autoinmunidad. El Dr. Gabor Maté escribió que el trauma no es lo que nos ha sucedido, sino la desregulación que sigue existiendo en el cuerpo. Una vía de la desregulación puede ser la autoinmunidad.

Dado que la autoinmunidad suele tener su origen en un trauma, es importante que profundices y comprendas si tienes lo suficiente para cambiar la trayectoria de tu salud.

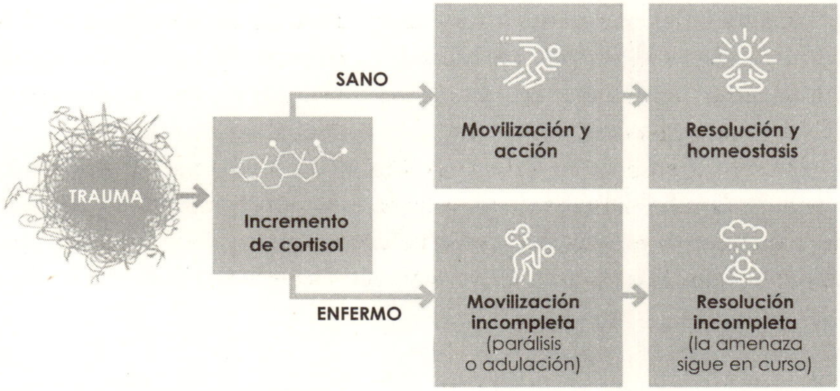

El trauma es prevalente

Las personas con trauma -Radha en la Introducción, Kristina en el Capítulo 1, Aaron en el Capítulo 2- no están solas. De hecho, los estudios sobre traumas infantiles demuestran que son más las personas que sufren traumas graves que las que no los sufren: aproximadamente el 64 %, incluso las personas empleadas, en su mayoría blancas, de clase media, con estudios universitarios y seguro médico.[82]

Sin embargo, que un trauma sea frecuente no significa que sea normal o saludable. Puede tratarse de una experiencia abrumadora de la infancia, como el divorcio o el abandono, como le ocurrió a Aaron, o incluso sobrevivir al miedo, la incertidumbre y las pérdidas de la reciente pandemia. Ahora podemos medir el trauma antes del nacimiento, lo que se conoce como trauma intergeneracional. Puede tratarse de un genocidio pasado que afectó a tus antepasados o de una madre que estaba embarazada durante los atentados terroristas del 11 de septiembre y transmitió al feto un mayor riesgo de autoinmunidad. Una de mis colegas estaba embarazada y vivía cerca del Pentágono el 11 de septiembre. Su hija, que ahora tiene veintipocos años, padece enfermedad inflamatoria intestinal y fenómeno de Raynaud. El trauma nos ha afectado a casi todos.

Aunque la valoración que hace Aaron de sus experiencias infantiles no parece merecer mención, la ciencia no está de acuerdo. Cuanto más traumática sea la infancia, mayor será la puntuación EAI y mayor el riesgo de padecer problemas futuros de todo tipo. Al igual que otras exposiciones tóxicas del medio ambiente, como al arsénico o a los ftalatos, las EAI pueden dañar el cerebro, el intestino, el sistema endocrino y el sistema inmunitario en desarrollo de un niño, provocando un cambio en la forma en que el niño responde al estrés y dañando el sistema inmunitario de formas que pueden no manifestarse hasta décadas después.

El estudio original de las EAI se llevó a cabo en Kaiser Permanente, una organización sanitaria de San Diego, y midió los traumas y estresores de la infancia en personas de clase media con empleo. A partir de los diecisiete mil sujetos del estudio, sabemos que una puntuación EAI de cua-

82. Felitti, V. J., *et al.*: «Relationship of Childhood Abuse and Household Dysfunction to Many of the Leading Causes of Death in Adults: The Adverse Childhood Experiences (ACE) Study», *American Journal of Preventive Medicine,* vol. 14, n.º 4, pp. 245-258 (mayo de 1998), doi.org/10.1016/s0749-3797(98)00017-8.

tro o superior aumenta el riesgo de depresión de Aaron (o de cualquier otra persona con una puntuación EAI similar) en un 460 % y de suicidio en un 1.200 % en comparación con una persona con una puntuación EAI de cero.[83]

También tiene más probabilidades de padecer enfermedades autoinmunitarias, que es cuando el sistema inmunitario se confunde y ataca partes del cuerpo que se supone que debe proteger.

En concreto, los pacientes con psoriasis[84] y SII experimentan más EAI,[85] aunque la relación entre EAI y SII puede ser más fuerte en las mujeres.[86] Aunque conocemos la relación entre EAI y SII desde hace casi

---

83. Felitti, V. J., *et al.:* «The Relation Between Adverse Childhood Experiences and Adult Health: Turning Gold into Lead», *Permanente Journal,* vol. 6, n.º 1, pp. 44-47 (invierno de 2002), doi.org/10.7812/tpp/02.994.
84. Akamine, A. A., *et al.:* «Adverse Childhood Experience in Patients with Psoriasis», *Trends in Psychiatry and Psychotherapy,* vol. 44, pp. 1-5 (31 de agosto de 2022), doi.org/10.47626/2237-6089-2021-0251.
85. Drossman, D. A., *et al.:* «Sexual and Physical Abuse and Gastrointestinal Illness. Review and Recommendations», *Annals of Internal Medicine,* vol. 123, n.º 10, pp. 782-794 (15 de noviembre de 1995), doi.org/10.7326/0003-4819-123-10-199511150-00007; Videlock, J. E., *et al.:* «Childhood Trauma Is Associated with Hypothalamic-Pituitary-Adrenal Axis Responsiveness in Irritable Bowel Syndrome», *Gastroenterology,* vol. 137, n.º 6, pp. 1954- 1962 (diciembre de 2009), doi.org/10.1053/j.gastro.2009.08.058; Bradford, K., *et al.:* «Association Between Early Adverse Life Events and Irritable Bowel Syndrome», *Clinical Gastroenterology and Hepatology: The Official Clinical Practice Journal of the American Gastroenterological Association,* vol. 10, n.º 4, pp. 385-390 (abril de 2012), doi.org/10.1016/j.cgh.2011.12.018; Halland, M., *et al.:* «A Case-control Study of Childhood Trauma in the Development of Irritable Bowel Syndrome», *Neurogastroenterology and Motility: The Official Journal of the European Gastrointestinal Motility Society,* vol. 26, n.º 7, pp. 990-998 (julio de 2014), doi.org/10.1111/nmo.12353; Park, S. H., *et al.:* «Adverse Childhood Experiences Are Associated with Irritable Bowel Syndrome and Gastrointestinal Symptom Severity», *Neurogastroenterology and Motility: The Official Journal of the European Gastrointestinal Motility Society,* vol. 28, n.º 8, pp. 1252-1260 (agosto de 2016), doi.org/10.1111/nmo.12826; Rosenblat, J. D., *et al.:* «Association of History of Adverse Childhood Experiences with Irritable Bowel Syndrome (IBS) in Individuals with Mood Disorders», *Psychiatry Research,* vol. 288 (junio de 2020), doi.org/10.1016/j.psychres.2020.112967; Ju, T., *et al.:* «Risk and Protective Factors Related to Early Adverse Life Events in Irritable Bowel Syndrome», *Journal of Clinical Gastroenterology,* vol. 54, n.º 1, pp. 63-69 (enero de 2020), doi.org/10.1097/MCG.000000000 0001153.
86. Shreeya, J., *et al.:* «Meta-Analysis and Systematic Review of the Association Between Adverse Childhood Events and Irritable Bowel Syndrome», *Journal of Investigative Medicine: The Official Publication of the American Federation for Clinical Research,* vol. 70, n.º 6, pp. 1342-1351 (agosto de 2022), doi.org/10.1136/jim-2021-002109.

treinta años,[87] se necesita más investigación que nos ayude a comprender los mecanismos precisos que hay detrás de esta relación.

¿CUÁL ES TU PUNTUACIÓN EN EXPERIENCIAS ADVERSAS EN LA INFANCIA (EAI)?

Antes de cumplir dieciocho años...

1. ¿Alguno de tus padres u otro adulto de la familia te decía palabrotas, te insultaba, te menospreciaba o te humillaba a menudo o muy a menudo?
2. ¿Alguno de tus padres u otro adulto de la familia actuaba a menudo o muy a menudo de una manera que te hacía temer que te hiciera daño físico?
3. ¿Alguno de tus padres u otro adulto de la familia te empujaba, te agarraba, te abofeteaba o te tiraba algo a menudo o muy a menudo?
4. ¿Alguno de tus padres u otro adulto de la familia te pegaba tan fuerte que te dejaba marcas o te hacía daño a menudo o muy a menudo?
5. ¿Alguna vez un adulto o una persona al menos cinco años mayor que tú te tocó o te acarició, o hizo que tocaras su cuerpo con connotaciones sexuales?
6. ¿Alguna vez un adulto o una persona al menos cinco años mayor que tú intentó o practicó el coito oral, anal o vaginal contigo?
7. ¿Alguna vez o muy a menudo sentiste que nadie de tu familia te quería o pensaba que eras importante o especial?
8. ¿Alguna vez o muy a menudo tuviste la sensación de que tu familia no se preocupaba por los demás, no se sentía cercana a ti o no se apoyaba mutuamente?

87. Talley, N. J., *et al.*: «Gastrointestinal Tract Symptoms and Self-reported Abuse: A Population-Based Study», *Gastroenterology*, vol. 107, n.º 4, pp. 1040-1049 (octubre de 1994), doi.org/10.1016/0016-5085(94)90228-3.

9. ¿Alguna vez o muy a menudo sentiste que no tenías suficiente para comer, que tenías que llevar la ropa sucia y que no tenías a nadie que te protegiera?
10. ¿Alguna vez o muy a menudo sentiste que tus padres estaban demasiado bebidos o drogados para cuidarte o llevarte al médico si lo necesitabas?
11. ¿Se separaron o se divorciaron tus padres?
12. ¿A tu madre o a tu madrastra la empujaban, la agarraban, la abofeteaban o le tiraban algo a veces, a menudo o muy a menudo?
13. ¿A tu madre o a tu madrastra le daban patadas, la mordían o la golpeaban con el puño o con algo duro alguna vez, a menudo o muy a menudo?
14. ¿Recibía tu madre o tu madrastra, a veces, a menudo o muy a menudo, golpes repetidos durante al menos unos minutos, o amenazas con una pistola o un cuchillo?
15. ¿Vivías con alguien que tuviera problemas con la bebida, fuera alcohólico o consumiera drogas?
16. ¿Algún miembro de la familia estaba deprimido o mentalmente enfermo, o intentó suicidarse?
17. ¿Fue a la cárcel algún miembro de la familia?

* **Nota:** Los cuestionarios EAI no están protegidos por derechos de autor y su uso no está sujeto a pago alguno. Algunos formularios del cuestionario EAI combinan preguntas o añaden preguntas adicionales.

Interpretación: Una puntuación de cero significa que tuviste una exposición mínima al trauma, al menos según la medición del cuestionario original. Sin embargo, la mayoría de nosotros tenemos una puntuación de uno o superior. Una puntuación de cuatro o superior se da en uno de cada seis adultos estadounidenses. Si tu puntuación es de uno o más, o conoces a alguien con una puntuación de uno o más, es un historial positivo de trauma infantil. Sigue leyendo.

Desencadenar la autoinmunidad

Ahora que hemos cubierto la respuesta normal y anormal al estrés, podemos relacionar el intestino y el sistema inmunitario, y empezar a ver cómo una respuesta anormal al estrés puede preparar a una persona para la enfermedad autoinmunitaria. Comprender la relación entre el trauma y la autoinmunidad puede ayudarnos a encontrar la forma de curarnos.

Aunque se conocen aproximadamente un centenar de enfermedades autoinmunitarias, las investigaciones indican que la tríada de la autoinmunidad es una combinación de predisposición genética, aumento de la permeabilidad intestinal (es decir, pérdida de la integridad del revestimiento intestinal que permite el paso al torrente sanguíneo de cosas que no pertenecen a la persona como bacterias y otros patógenos inflamatorios, lo que también se conoce como intestino permeable) y un desencadenante que activa los genes.

Otros factores que se suman al desencadenamiento y predisponen a la autoinmunidad son:

- **INFLAMACIÓN**, ya sea por una dieta poco saludable, dormir poco, mucho estrés, sobrecarga de toxinas o infecciones.
- **SEXO FEMENINO**. Es bien sabido que las mujeres tienen un sistema inmunitario más fuerte ante las infecciones y las vacunas, y que este sistema inmunitario más fuerte puede provocar el efecto indeseado, lo que aumenta el riesgo de autoinmunidad en la mujer.
- **DESEQUILIBRIO HORMONAL**. ¿Te has preguntado alguna vez por qué la pubertad, el embarazo, el posparto, la perimenopausia y la menopausia pueden ser desencadenantes de autoinmunidad? Son las hormonas, sobre todo la interacción de estrógenos y progesterona.
- **INFECCIÓN**. Se han relacionado infecciones específicas con la autoinmunidad, como la conexión entre la enfermedad tiroidea autoinmunitaria (tanto la enfermedad de Hashimoto como la de Graves) y *Yersinia enterocolitica,* una bacteria que se encuentra en el agua y los alimentos contaminados.[88] La púrpura trombocitopénica idiopática,

88. Köhling, H. L., *et al.:* «The Microbiota and Autoimmunity: Their Role in Thyroid Autoimmune Diseases», *Clinical Immunology,* vol. 183, pp. 63-74 (octubre de 2017), doi.org/10.1016/j.clim.2017.07.001; Shukla, S. K., *et al.:* «Infections, Genetic and Environmental Factors in Pathogenesis of Autoimmune Thyroid Diseases», *Microbial Patho-*

una enfermedad autoinmunitaria en la que el organismo crea autoanticuerpos contra las proteínas de las plaquetas, se asocia con el virus de la inmunodeficiencia humana (VIH), el virus de la hepatitis C y *Helicobacter pylori*. A veces se puede tener una infección y la enfermedad autoinmunitaria tarda años en aparecer o en diagnosticarse.

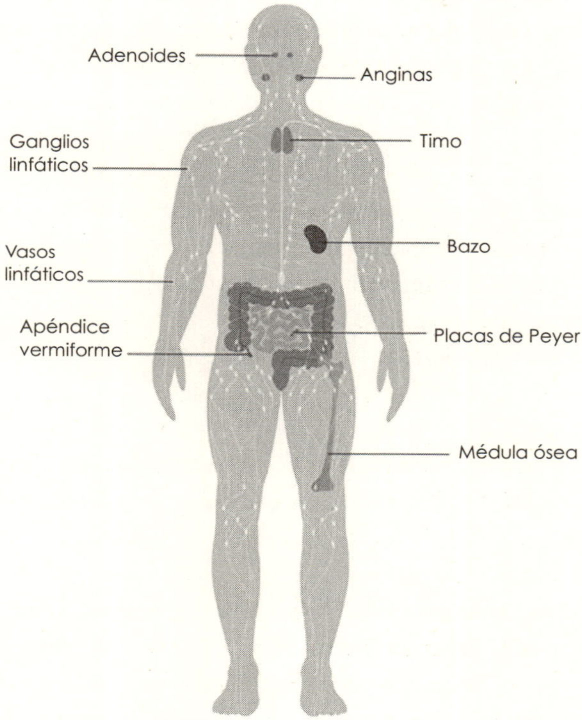

genesis, vol. 116, pp. 279-288 (marzo de 2018), doi.org/10.1016/j.micpath.2018.01.004; Zangiabadian, M., *et al.*: «Associations of Yersinia Enterocolitica Infection with Autoimmune Thyroid Diseases: A Systematic Review and Meta-Analysis», *Endocrine, Metabolic & Immune Disorders–Drug Targets*, vol. 21, n.º 4, pp. 682-687 (junio de 2021), doi.org/10.2174/1871530320666200621180515.

CONOCE TU SISTEMA INMUNITARIO

El sistema inmunitario es como un servicio de seguridad privado que te protege de los invasores. Está formado por una compleja red de células, tejidos, órganos y moléculas de señalización que ayudan al organismo a combatir las infecciones y otras enfermedades. Aunque pueda parecer misterioso, me gustaría desglosarlo para que lo conozcas a fondo, que es el primer paso para la sanación. El sistema de seguridad inmunitario tiene tres funciones principales:

- Combatir los gérmenes causantes de enfermedades, como virus, bacterias, parásitos y hongos, y eliminarlos del organismo.
- Reconocer y, si es posible, neutralizar los daños ambientales, como los productos químicos, incluidos los implantes de silicona.
- Seguir los cambios adversos en el organismo, como el crecimiento de células cancerosas.

Las principales estructuras del sistema inmunitario que luchan contra las infecciones e intentan mantenerte a salvo consisten en lo siguiente:

- **AMÍGDALAS y ADENOIDES.** Las amígdalas son la primera línea de defensa contra los gérmenes que comes o inhalas, como el virus del resfriado común, y están situadas en la parte posterior de la garganta. Las adenoides son un conjunto de tejidos situados en la parte alta de la garganta, detrás de la nariz. Las amígdalas y las adenoides atrapan los gérmenes que entran por la boca y la nariz.
- **SISTEMA LINFÁTICO.** Incluye los conductos conocidos como vasos linfáticos y las agrupaciones conocidas como ganglios linfáticos. Observa que «linfa» y «linfoide» se refieren al tejido responsable de producir un tipo de célula sanguínea conocida como linfocito, que se concentra en los ganglios y los órganos linfáticos, además de dispersarse por todo el cuerpo.

- **TIMO.** Es el principal órgano «linfoide» del sistema inmunitario, que fabrica y desarrolla células inmunitarias, conocidas como células T. Está situado en la parte superior anterior del tórax, detrás del esternón. A partir de la adolescencia su tamaño se reduce y pierde actividad.
- **BAZO.** Es otro órgano del sistema inmunitario, y es como un gran ganglio linfático que filtra la sangre.
- **PLACAS DE PEYER.** Son grupos de células situadas en el intestino, especialmente en la parte del intestino delgado conocida como íleon.
- **APÉNDICE VERMIFORME.** Antaño se creía que el apéndice vermiforme era un órgano vestigial o innecesario, pero ahora sabemos que es un órgano linfoide que contribuye al desarrollo de los linfocitos B, otro tipo de glóbulo blanco, y a su producción de un tipo de anticuerpo conocido como inmunoglobulina A.
- **MÉDULA ÓSEA.** Es el tejido esponjoso del interior de los huesos largos que fabrica células sanguíneas, incluidos los glóbulos blancos, los glóbulos rojos y las plaquetas. Cuando se observa con atención el interior de la médula, se encuentran células jóvenes e inmaduras llamadas células madre.

Las células de estas estructuras establecen un perímetro y te protegen de invasores problemáticos, no sólo bacterias y virus, sino también células cancerosas.

El elenco de personajes o de células del sistema inmunitario es extenso, desde glóbulos blancos hasta monocitos, macrófagos y mastocitos, entre otros. Los lugares donde se acumulan –incluidos la médula ósea, el timo, el bazo, los ganglios linfáticos, las amígdalas y los vasos linfáticos– son igualmente variados. Muchas células inmunitarias crean herramientas para derrotar a los invasores, como anticuerpos (proteínas) y citoquinas (mensajeros químicos que pueden afectar a otras células, como el interferón, la interleucina y los factores de crecimiento). Otras células conocidas como macrófagos rodean y matan a los invasores, eliminan las células muertas y desencadenan la activación de otras células del sistema inmunitario.

Los seres humanos tenemos tres tipos de inmunidad: innata, adaptativa y pasiva.. La innata es la protección inmunitaria general que se tiene al nacer, como la piel, que es una barrera que impide que los gérmenes penetren en el cuerpo. La inmunidad adaptativa se desarrolla con la edad, como por ejemplo al exponerse a una infección o recibir una vacuna. La inmunidad pasiva procede de otra fuente; por ejemplo, los anticuerpos de la leche materna proporcionan al bebé una protección temporal frente a las enfermedades a las que ha estado expuesta la madre.

Sin embargo, este milagroso sistema que nos mantiene sanos a pesar de los constantes desafíos no es infalible. De hecho, el sistema inmunitario puede confundirse y atacar a los tejidos sanos que se supone que debe proteger. Es la autoinmunidad.

Hombres y mujeres tienen las mismas células inmunitarias, las mismas herramientas y las mismas vías de protección contra las enfermedades, pero las hormonas pueden modificar la actividad; por ejemplo, los estrógenos y la progesterona pueden hacer que las mujeres respondan con más fuerza a las vacunas. Por lo general, la respuesta inmunitaria innata y adaptativa de las mujeres es mayor que la de los hombres, lo que acelera la eliminación de gérmenes, pero puede ser contraproducente y aumentar el riesgo de enfermedades autoinmunitarias y de otros problemas inflamatorios[89].

---

89. Olivieri, F., *et al.:* «Sex/Gender-Related Differences in Inflammaging», *Mechanisms of Ageing and Development,* vol. 211 (abril de 2023), doi.org/10.1016/j.mad.2023.111792; Miller, R. A. J., *et al.:* «Sex Chromosome Complement and Sex Steroid Signaling Underlie Sex Differences in Immunity to Respiratory Virus Infection», *Frontiers in Pharmacology,* vol. 14 (30 de marzo 2023), doi.org/10.3389/fphar.2023.1150282; Sciarra, F., *et al.:* «Gender-Specific Impact of Sex Hormones on the Immune System», *International Journal of Molecular Sciences,* vol. 24, n.º 7 (abril de 2023), doi.org/10.3390/ijms24076302.

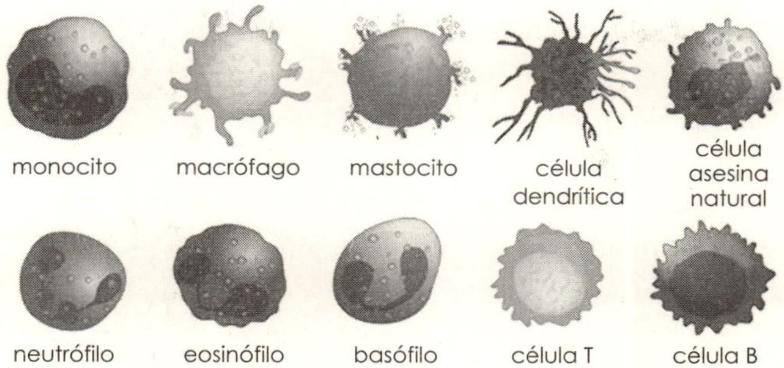

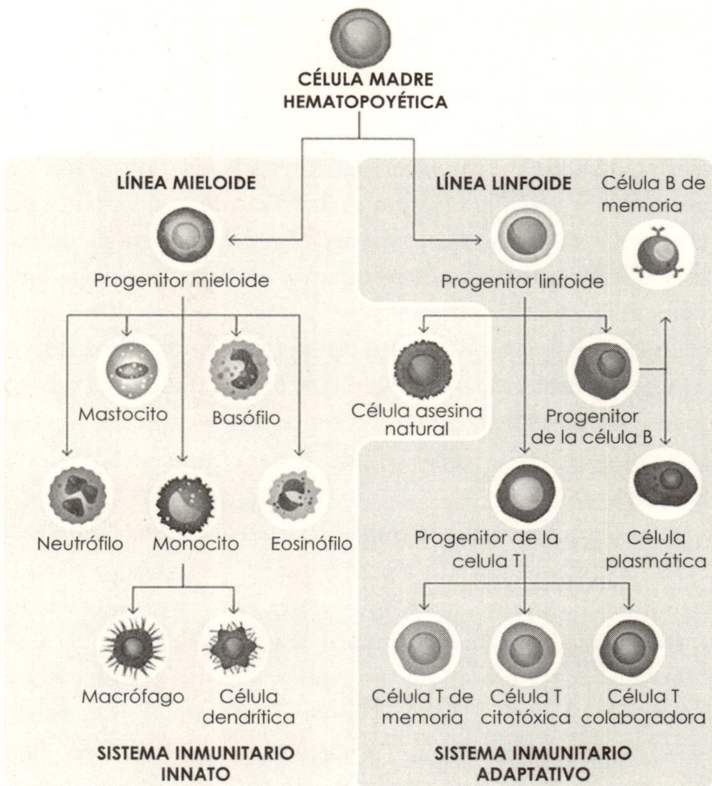

Para que estos factores activen el sistema inmunitario, se comportan como un desencadenante que activa la predisposición genética. El desencadenante puede entenderse como la causa raíz, como la comida industrial, los cambios hormonales, el estrés tóxico, la cultura tóxica, el racismo, la misoginia o… el trauma. Entonces la tríada de genética, intestino permeable y desencadenante colisiona para provocar una inflamación crónica, que a su vez hace que el sistema inmunitario sea reactivo todo o casi todo el tiempo.

La tríada activa el sistema inmunitario en el ajuste «autoinmune». Esto significa que potencialmente podemos abordar las partes modificables de la tríada (el intestino permeable y los desencadenantes subyacentes) para restablecer la salud del sistema inmunitario.

Heridas del alma:Traumas transmitidos transgeneracionalmente

Heredas el ADN de tus padres y también puedes heredar su expresión génica, como una nota adhesiva en el ADN que le dice cómo comportarse, una nota que puede transmitirse de padres a hijos. Los padres y abuelos que sufren un acontecimiento traumático también pueden transmitir la expresión genética a sus hijos y nietos, según las investigaciones de la Dra. Rachel Yehuda, profesora de psiquiatría y neurociencias del hospital Monte Sinaí.

Piensa en esa nota adhesiva como en una herida del alma que puede cambiar el tipo de molécula que el gen está programado para fabricar. El trabajo de la Dra. Yehuda, centrado en los supervivientes del Holocausto y de los atentados terroristas del 11-S, demuestra que el efecto del trauma puede heredarse.

En primer lugar, descubrió que los supervivientes del 11-S con TEPT presentaban cambios en la expresión de los genes implicados en la respuesta de estrés (como el *FKBP5)* y en el sistema inmunitario (como el complejo mayor de histocompatibilidad de clase II).[90] En segundo lugar, descubrió que las madres que estaban embarazadas y expuestas directamente a las torres del World Trade Center en el atentado terrorista del 11-S y que posteriormente desarrollaron un TEPT presentaban un cambio en sus niveles de hormonas del estrés: tenían un nivel más bajo de cortisol por la mañana y por la noche, y los bebés de las madres

90. Yehuda, R., *et al.:* «Gene Expression Patterns Associated with Posttraumatic Stress Disorder Following Exposure to the World Trade Center Attacks», *Biological Psychiatry,* vol. 66, n.º 7, pp. 708-711 (octubre de 2009), doi.org/10.1016/j.biopsych.2009.02.034.

expuestas al 11-S con TEPT también tenían un nivel más bajo de cortisol.[91] En otras palabras, cuando te expones a un trauma grave, tu ADN permanece igual, pero puede cambiar lo que le dice a tu cuerpo que haga, y esa instrucción puede transmitirse a la siguiente generación. Este cambio en las instrucciones puede manifestarse en comportamientos que a su vez pueden alterar las relaciones, los vínculos afectivos y otros aspectos. Las madres con TEPT explican que sus bebés presentaban mayor angustia infantil, sobre todo causada por ruidos fuertes, alimentos nuevos y personas desconocidas.[92]

Resumen

Cuando estás expuesto a un trauma y no eres capaz de resolverlo, puedes perder la coherencia entre el cuerpo y la mente. Si tienes la vulnerabilidad genética, una mayor permeabilidad intestinal y luego un desencadenante, como un trauma, puedes estar dirigiéndote a la autoinmunidad.

La ruptura de la coherencia fundamental, una parte básica de quién eres y cómo percibes el mundo, puede conducir a la fragmentación y la disociación. En mi opinión, ésta es la experiencia fundamental del trauma: la pérdida de coherencia. Puede afectar a tu sensación de comodidad, seguridad, conexión segura y equilibrio.

En los dos casos compartidos anteriormente en este capítulo, Tamara y Sabine, tengo cuidado de no hacer comparaciones generales, lo que me resulta curioso es que Sabine se encontraba en medio de una situación traumática -un atraco- y, aunque estaba asustada y enfadada, de repente se dio cuenta de que podía elegir. Tenía poder de decisión y lo utilizó para movilizarse contra su agresor y protegerse a sí misma. Esto es profun-

---

91. Yehuda, R., *et al.:* «Transgenerational Effects of Posttraumatic Stress Disorder in Babies of Mothers Exposed to the World Trade Center Attacks During Pregnancy», *Journal of Clinical Endocrinology and Metabolism,* vol. 90, n.º 7, pp. 4115-4118 (julio de 2005), doi.org/10.1210/jc.2005-0550; Yehuda, R., *et al.:* «Gene Expression Patterns Associated with Posttraumatic Stress Disorder Following Exposure to the World Trade Center Attacks», *Biological Psychiatry,* vol. 66, n.º 7, pp. 708-711 (octubre de 2009), doi.org/10.1016/j.biopsych.2009.02.034.
92. Brand, S. R., *et al.:* «The Effect of Maternal PTSD Following *in Utero* Trauma Exposure on Behavior and Temperament in the 9-Month- Old Infant», *Annals of the New York Academy of Sciences,* vol. 1071, pp. 454-458 (2006), doi.org/10.1196/annals.1364.041.

do. Aunque no puedo decir que su sistema inmunitario lo imite, hasta ahora ha evitado las enfermedades autoinmunitarias.

Quizá te estés preguntando ¿por qué los recuerdos traumáticos son tan pegajosos? ¿Cómo es que la movilización y la resolución incompletas son una trampa para los recuerdos que se perciben como una amenaza real y continua? ¿Por qué algunas personas son vulnerables y otras no? A eso nos dedicaremos a continuación.

Si estás asustado por un recuerdo traumático, no desesperes. Este libro trata de cómo reprogramar la forma en que nuestras células, nuestros tejidos, nuestros órganos y nuestros sistemas pueden haberse adaptado mal al trauma. Te ayudaré con el cambio, y lo haremos paso a paso, empezando por el cuerpo.

CAPÍTULO 4

El trauma es diferente en hombres y mujeres

La exposición al trauma a lo largo de la vida es la norma en la mayoría de los países.

—Organización Mundial de la Salud[93]

Hombres y mujeres responden de forma diferente al trauma. Si queremos curar el trauma y la autoinmunidad, es fundamental comprender las distintas respuestas sin enfrentar a unos con otros, unos arriba y otros abajo, como si el trauma fuera un juego de suma cero. ¿Cómo podríamos resolver juntos el trauma sin culpar ni menospreciar la experiencia de otra persona? Cuanto mejor conozcamos el espectro de perfiles,

---

93. Antes de la pandemia, la Organización Mundial de la Salud llevó a cabo una encuesta a casi setenta mil personas en veinticuatro países y descubrió que el 70 % de los encuestados habían sufrido traumas graves a lo largo de su vida, con una media de 3,2 traumas por persona. La conclusión fue que la exposición al trauma a lo largo de la vida es tan común que se ha convertido en la norma para la mayoría de nosotros. Kessler, R. C., *et al.:* «Trauma and PTSD in the WHO World Mental Health Surveys», *European Journal of Psychotraumatology*, vol. 8, sup. 5 (27 de octubre de 2017), doi.org/10.1080/20008198.2017.1353383.

masculinos y femeninos, más podremos aprender sobre lo que funciona para cada uno de nosotros, y para todos nosotros.[94]

En capítulos anteriores hemos hablado de cómo el trauma se integra en el cuerpo como una ruptura del contenedor sagrado –una constricción de la regulación fisiológica normal y de la salud mental– y de cómo el trauma, con mayúscula o con minúscula, puede limitar nuestra capacidad de responder con plena presencia y autenticidad. Muchos de nosotros nos enfrentamos a una serie de respuestas, como heridas de apego, un estado de disociación crónico o incluso, en mi caso, intelectualización. (Me siento más segura cuando comprendo plenamente lo que está ocurriendo y siempre me he esforzado por adquirir conocimientos para crear seguridad, aunque normalmente ignorando también mi cuerpo o descorporizándome).

Tenía curiosidad por saber cómo responderíamos de forma diferente los que hemos nacido hombres o mujeres.

Durante mucho tiempo, los médicos asumieron erróneamente que lo que les ocurre a los hombres nos ocurre a todos. No necesariamente es así. Al analizar la respuesta al trauma, sentía curiosidad por saber si los que hemos nacido mujeres y los que han nacido hombres responden de manera diferente, tal vez debido a la biología o a influencias sociales. Comprender las diferencias de sexo y género en la forma en que experimentamos el trauma ayuda a identificar el tipo de atención más eficaz para cada uno de nosotros en la resolución del trauma. En este capítulo, exploraremos las razones por las que el sexo y el género conducen a una respuesta diferente y pueden informar enfoques basados en el sexo y el género que pueden ser más eficaces que las estrategias psicológicas actuales. Sin embargo, responder a estas preguntas presenta sus propios obstáculos, debi-

---

94. Estoy comprometida con la inclusión cuando escribo sobre sexo, cuerpos y hormonas. Utilizaré términos neutros en cuanto a sexo y género cuando sea apropiado (por ejemplo, personas), aunque no es así como se ha hecho o se ha informado en la investigación, lo que ha provocado un vacío desafiante en este capítulo. En general, en el capítulo me refiero al sexo asignado al nacer, es decir, asignado masculino al nacer o asignado femenino al nacer.

Deutsch, M. B. (ed).: *Guidelines for the Primary and Gender-Affirming Care of Transgender and Gender Nonbinary People,* Universidad de California, San Francisco, 2016; Caughey, A. B., *et al.:* «USPSTF Approach to Addressing Sex and Gender when Making Recommendations for Clinical Preventive Services», *JAMA,* vol. 326, n.º 19, pp. 1953-1961 (octubre de 2021), doi.org/10.1001/jama.2021.15731.

do no sólo a las complejas interacciones sociofisiológicas, sino también al reto de definir sexo y género.

El sexo importa

El sexo y el género son factores determinantes de la salud, pero no son lo mismo, aunque muchos investigadores sigan confundiéndolos. El género viene determinado por la autopercepción y la identidad del individuo, además de por los constructos sociales. Mientras que el sexo al nacer es binario y viene determinado por los cromosomas (aunque hay casos de intersexualidad), el género rompe el binarismo y se reconoce como algo más fluido. Aun así, el sexo y el género guardan cierta relación entre sí. Por ejemplo, las personas nacidas con órganos genitales masculinos tienden a tener más masa muscular, extremidades más largas, huesos más fuertes y mayor capacidad aeróbica,[95] mientras que las personas nacidas con órganos genitales femeninos tienden a fatigarse menos muscularmente, a recuperarse más rápido durante las pruebas de resistencia, a tener más grasa corporal y a vivir más tiempo. Nuestros niveles hormonales también son diferentes.[96] Aunque existe una pequeña diferencia en términos de rendimiento deportivo, esa diferencia se reduce aproximadamente al 7 % en los triatlones de distancia Ironman.[97] ¡Vamos, mujeres!

En este capítulo, utilizaré los términos sexo (femenino y masculino) y género (mujeres/identificados como mujeres y hombres/identificados como hombres) intencionadamente para describir con mayor precisión los factores biológicos y socioculturales subyacentes. Esta distinción también ayudará a captar mejor las experiencias vividas al nacer en cuerpos diferentes. Aun así, este lenguaje no abarca todo el abanico de posibles experiencias de sexo y género: por ejemplo, algunas personas, como ya he mencionado antes, tienen genitales intersexuales o se consideran asexuales o pansexuales, otras se identifican como de género no binario, etc. ¡Al

---

95. Bassett, A. J., *et al.:* «The Biology of Sex and Sport», *JBJS Reviews,* vol. 8, n.º 3 (marzo de 2020), doi.org/10.2106/JBJS.RVW.19.00140.
96. Gottfried, S. *Women, Food and Hormones.* HarperCollins, Nueva York, 2021. (Trad. cast.: *Mujeres, alimentos y hormonas.* Ediciones Obelisco, Barcelona, 2023).
97. Lepers, R.: «Sex Difference in Triathlon Performance», *Frontiers in Physiology,* vol. 10, n.º 973 (24 de julio de 2019), doi.org/10.3389/fphys.2019.00973.

fin y al cabo, somos una especie sofisticada y hermosa! Pero incluso con este cuidado, los retos de comprender las diferencias de género y de sexo en relación con el trauma y la autoinmunidad van más allá, hasta el origen mismo de lo que sabemos y cómo lo sabemos.

La mayoría de las investigaciones se llevan a cabo en hombres

Una revisión cuantitativa de veinticinco años de investigación, que incluía 290 estudios, demostró que más de seis de cada diez hombres experimentan sucesos potencialmente traumáticos, frente a cinco de cada diez mujeres.[98] Sin embargo, las hembras sólo representan el 2 % de la investigación psicobiológica, sobre todo en ratas.[99] En un nuevo análisis publicado por la Universidad de California en San Francisco, los investigadores descubrieron que, si nos fijamos en los editores de las revistas académicas de psicología y neurociencia –posiblemente uno de los factores de decisión más poderosos en cuanto al tipo de investigación que se publica–, sólo el 2 % tenía una proporción similar de editores masculinos y femeninos, mientras que el resto de las revistas tenía editores mayoritariamente masculinos.[100] Tanto la investigación como quienes deciden sobre ella carecen de representación de género. No es de extrañar que sepamos tan poco sobre cómo abordar las diferencias de sexo en los traumas. Sin embargo, incluso con la escasez de mujeres incluidas en los estudios, las diferencias de sexo son evidentes.

La mayor parte de las primeras investigaciones sobre el trauma y el TEPT procedían de estudios de veteranos varones, en particular de la Guerra del Vietnam, que no sólo excluían en gran medida a las mujeres, sino que tampoco captaban la experiencia completa del trauma en los

---

98. Tolin, D. F., *et al.*: «Sex Differences in Trauma and Posttraumatic Stress Disorder: A Quantitative Review of 25 Years of Research», *Psychological Bulletin,* vol. 132, n.º 6, pp. 959-992 (noviembre de 2006), 10.1037/0033-2909.132.6.959.
99. Olff, M.: «Sex and Gender Differences in Post-Traumatic Stress Disorder: An Update», *European Journal of Psychotraumatology,* vol. 8, n.º 4 (27 de julio de 2017), doi.org/10.1080/20008198.2017.1351204.
100. Palser, E. R., *et al.*: «Gender and Geographical Disparity in Editorial Boards of Journals in Psychology and Neuroscience», *Nature Neuroscience,* vol. 25, n.º 3, pp. 272-279 (marzo de 2022), doi.org/10.1038/s41593-022-01012-w.

hombres (más allá de la guerra). No fue hasta que se empezaron a estudiar los efectos de las agresiones sexuales que se logró una comprensión más completa. Las mujeres que han sufrido una agresión sexual reaccionan de forma similar a los hombres en combate; tanto los hombres como las mujeres presentan síntomas de TEPT: hiperalerta, reexperimentación, evitación y entumecimiento. Mujeres y hombres experimentan el subtipo disociativo del TEPT en la misma proporción.[101]

Más allá de este conjunto de respuestas, empiezan a surgir diferencias; por ejemplo, los hombres experimentan menos sentimientos negativos sobre sí mismos, como la vergüenza, en comparación con las mujeres. Con frecuencia, los síntomas son más comunes en las mujeres: más emocionalidad, síntomas somáticos, ansiedad y depresión, afrontamiento defensivo y paliativo, y reexperimentación y alerta ansiosa, donde se puede sentir un nivel elevado de vigilancia.[102]

Las tasas más elevadas de casi todas las formas de enfermedad autoinmunitaria entre las mujeres son un indicio de que existen discrepancias potencialmente basadas en el sexo y el género en relación con los traumas. No obstante, los hombres también desarrollan enfermedades autoinmunitarias, especialmente celiaquía, enfermedad de Addison, vasculitis autoinmunitaria, esclerosis múltiple, lupus, enfermedad inflamatoria intestinal, artritis reumatoide y diabetes tipo 1. De hecho, la diabetes tipo 1 afecta por igual a hombres y mujeres, y la espondilitis anquilosante, asociada a la artritis inflamatoria de la columna vertebral y las grandes arti-

---

101. Wolf, E., *et al.:* «The Dissociative Subtype of PTSD Scale: Initial Evaluation in a National Sample of Trauma-Exposed Veterans», *Assessment,* vol. 24, n.º 4, pp. 503-516 (junio de 2017), doi.org/10.1177/1073191115615212; Hansen, M., *et al.:* «Evidence of the Dissociative PTSD Subtype: A Systematic Literature Review of Latent Class and Profile Analytic Studies of PTSD», *Journal of Affective Disorders,* vol. 213, pp. 59-69 (15 de abril de 2017), doi.org/10.1016/j.jad.2017.02.004.

102. Taha, P. H., *et al.:* «Gender Differences in Traumatic Experiences, PTSD, and Relevant Symptoms Among the Iraqi Internally Displaced Persons», *International Journal of Environmental Research and Public Health,* vol. 18, n.º 18 (16 de septiembre de 2021), doi.org/10.3390/ijerph18189779.

Como verás en capítulos posteriores, se está utilizando la administración de oxitocina para tratar el TEPT. Es un tratamiento novedoso que abordaremos en este libro. Frijling, J. L.: «Preventing PTSD with Oxytocin: Effects of Oxytocin Administration on Fear Neurocircuitry and PTSD Symptom Development in Recently Trauma-Exposed Individuals», *European Journal of Psychotraumatology,* vol. 8, n.º 1 (11 de abril de 2017), doi.org/10.1080/20008198.2017.1302652.

culaciones, afecta ligeramente más a los hombres que a las mujeres. Por lo tanto, debemos examinar más detenidamente qué es lo que está operando bajo la superficie que puede representar una diferencia de sexo, en caso de que sea necesario un enfoque del tratamiento basado en el sexo para conseguir la máxima sanación.

Encontramos que, en comparación con los hombres, las mujeres experimentan distintos tipos de estrés tóxico y en mayor medida, y más TEPT que los hombres, incluso con una exposición similar al trauma.

Diferencias de género en la exposición y la respuesta al trauma

La reacción de hombres y mujeres al trauma también es diferente. En general, los hombres se vuelven más agresivos, mientras que las mujeres tienden a interiorizar más el trauma, lo que provoca mayores tasas de ansiedad, depresión e insomnio. Las tasas de TEPT son más del doble en las mujeres que en los hombres (entre el 10 y el 12 % en las mujeres, y entre el 4 y el 6 % en los hombres), incluso cuando están expuestos a los mismos traumas.[103]

Como consecuencia de una violación se registran tasas de TEPT de hasta el 80 % y la guerra es también uno de los factores estresantes más

---

103. Tolin, D. F., *et al.:* «Sex Differences in Trauma and Posttraumatic Stress Disorder: A Quantitative Review of 25 Years of Research», *Psychological Bulletin,* vol. 132, n.º 6, pp. 959-992 (noviembre de 2006), doi.org/10.1037/0033-2909.132.6.959; Olff, M., *et al.:* «Gender Differences in Posttraumatic Stress Disorder», *Psychological Bulletin,* vol. 133, n.º 2, pp. 183-204 (marzo de 2007), doi.org/10.1037/0033-2909.133.2.183; Olff, M.: «Sex and Gender Differences in Post-Traumatic Stress Disorder: An Update», *European Journal of Psychotraumatology,* vol. 8, n.º 4 (27 de julio de 2017), doi.org/10.1080/20008198.2017.1351204; Javidi, H.: *et al.:* «Post-Traumatic Stress Disorder», *International Journal of Occupational and Environmental Medicine,* vol. 3, n.º 1, pp. 2-9 (enero de 2012); Kimerling, R., *et al.:* «Chromosomes to Social Contexts: Sex and Gender Differences in PTSD», *Current Psychiatry Reports,* vol. 20, n.º 12, pp. 1-9 (22 de octubre de 2018), doi.org/10.1007/s11920-018-0981-0; Vernor, D.: «PTSD Is More Likely in Women Than Men», National Alliance on Mental Illness (8 de octubre de 2019), www.nami.org/Blogs/NAMI- Blog/October-2019/PTSD-is-More-Likely-in-Women-Than-Men; Robles-García, R., *et al.:* «Posttraumatic Stress Disorder in Urban Women», *Current Opinion in Psychiatry,* vol. 33, n.º 3, pp. 245-249 (mayo de 2020), 10.1097/YCO.0000000000000585.

importantes que se conocen.[104] La Asociación Estadounidense de Psicología afirma que las mujeres experimentan los síntomas del TEPT durante más tiempo que los hombres y muestran una mayor vulnerabilidad a las señales que les recuerdan el trauma.[105] Inmediatamente después de una experiencia traumática, las mujeres puntúan más alto en percepción de amenaza y disociación peritraumática, un proceso mental en el que un individuo se desconecta de sus pensamientos, de sus sentimientos, de sus recuerdos y, a veces, incluso de su identidad.[106] Los hombres tienden a afrontar el estrés traumático mediante la resolución de problemas u, ocasionalmente, llevando a cabo actividades más temerarias o autodestructivas.[107]

Aunque hay solapamiento en la forma en que hombres y mujeres experimentan y responden al trauma, en general las mujeres experimentan síntomas más graves y de mayor duración, lo que se conoce como cronicidad, en comparación con los hombres.

TRASTORNO POR ESTRÉS POSTRAUMÁTICO

El trastorno por estrés postraumático (TEPT) es una constelación de síntomas extraordinariamente frecuente, que afecta cada año a millones de personas en todo el mundo. A pesar de su prevalencia, aún estamos en las primeras fases de comprender en profundidad por qué algunas personas desarrollan TEPT y otras no. El TEPT se define como una afección en la que una persona tiene problemas para recuperarse tras haber presenciado o experimentado terror, lo que puede implicar una serie de experiencias que van desde la guerra hasta la muerte de un ser querido, pasando por la violación

104. Javidi, H., *et al.:* «Post-Traumatic Stress Disorder», *International Journal of Occupational and Environmental Medicine,* vol. 3, n.º 1, pp. 2-9 (enero de 2012).
105. Asociación Estadounidense de Psicología: «Facts About Women and Trauma», www.apa.org/advocacy/interpersonal-violence/women-trauma.
106. Olff, M.: «Sex and Gender Differences in Post-Traumatic Stress Disorder: An Update», *European Journal of Psychotraumatology,* vol. 8, n.º 4 (27 de julio de 2017), doi.org/10.1080/20008198.2017.1351204.
107. Murphy, S., *et al.:* «Sex Differences in PTSD Symptoms: A Differential Item Functioning Approach», *Psychological Trauma: Theory, Research, Practice, and Policy,* vol. 11, n.º 3 (marzo de 2019), 10.1037/tra0000355.

o el abuso *(véanse* más ejemplos en el texto). Roba la paz interior y puede durar meses o incluso años. El TEPT puede no resolverse nunca, puede resolverse lentamente, puede resolverse parcialmente y puede resolverse total y completamente, y ahí es donde resulta esencial aplicar el arte y la ciencia para encontrar las soluciones más eficaces, adaptadas a cada persona.

Los síntomas son como si el suceso traumático siguiera produciéndose, con intensas reacciones emocionales, psicológicas, fisiológicas y físicas que abarcan todo un abanico de pesadillas, *flashbacks*, dificultad para dormir y concentrarse, depresión, ansiedad y sentimientos de culpa, vergüenza, irritabilidad, ira y aislamiento. Aunque he enumerado los descubrimientos médicos, una persona con TEPT tiene problemas que van mucho más allá de lo clínico, como pérdida de confianza, cercanía y comunicación y disminución de la capacidad para resolver problemas, lo que conduce a dificultades en las relaciones, rupturas innecesarias, separación, divorcio y suicidio.

El trauma puede dañar el organismo, especialmente los sistemas psicológico, inmunitario, neurológico y endocrino. El trauma empeora otros problemas de salud:

- **PROBLEMAS PSIQUIÁTRICOS.** El 80% de las personas con TEPT tienen otro diagnóstico psiquiátrico, como depresión, ansiedad, trastorno por consumo de sustancias o disociación.[108]
- **DOLOR CRÓNICO.** Por ejemplo, en un estudio con ochenta y ocho mujeres con fibromialgia, la mayoría de las participantes (71,5%) cumplían los criterios diagnósticos del actual TEPT.[109]

108. Brady, K. T.: «Posttraumatic Stress Disorder and Comorbidity: Recognizing the Many Faces of PTSD», *Journal of Clinical Psychiatry,* vol. 58, n.º 9, pp. 12-15 (1997).
109. Gardoki-Souto, I., *et al.:* «Prevalence and Characterization of Psychological Trauma in Patients with Fibromyalgia: A Cross-Sectional Study», *Pain Research and Management* (30 de noviembre de 2022), doi/org.10.1155/2022/2114451.

- **PROBLEMAS REUMÁTICOS.** Las personas con dos o más experiencias adversas en la infancia tienen un riesgo del 100% mayor de padecer enfermedades reumáticas.[110]
- **ENFERMEDAD REUMÁTICA.** Por ejemplo, los padres que han perdido un hijo en la guerra tienen una tasa de esclerosis múltiple que duplica la de los controles.[111]
- **CÁNCER.** Las mujeres con TEPT tienen el doble de riesgo de padecer cáncer de ovario.[112]

El TEPT es desorientador y puede hacer que una persona pierda el ánimo y se sienta totalmente desconectada de los demás; francamente, la vida puede parecer insoportable. No es necesario que a una persona se le diagnostique un TEPT completo para sufrir; puede experimentar un TEPT parcial o por debajo del umbral y sufrir igualmente. Tenemos que abordar la exposición traumática y el TEPT como problemas de salud pública que requieren un equipo amplio y multidisciplinar que aborde no sólo los contextos clínicos, sino también los relacionales, los sociales y los ecológicos.[113]

¿Por qué las diferencias?

¿Por qué las diferencias? En concreto, ¿por qué las diferencias en autoinmunidad y TEPT? No conocemos todas las respuestas, pero tenemos va-

110. Dube, S. R., *et al.:* «Cumulative Childhood Stress and Autoimmune Diseases in Adults», *Psychosomatic Medicine,* vol. 71, n.º 2, pp. 243-250 (febrero de 2009), doi.org/10.1097/PSY.0b013e3181907888.
111. Li, J., *et al.:* «The Risk of Multiple Sclerosis in Bereaved Parents: A Nationwide Cohort Study in Denmark», *Neurology,* vol. 62, n.º 5, pp. 726-729 (9 de marzo de 2004), doi.org/10.1212/01.wnl.0000113766.21896.b1.
112. Roberts, A. L., *et al.:* «Posttraumatic Stress Disorder Is Associated with Increased Risk of Ovarian Cancer: A Prospective and Retrospective Longitudinal Cohort Study», *Cancer Research,* vol. 79, n.º 19, pp. 5113-5120 (1 de octubre de 2019), doi.org/10.1158/0008-5472.CAN-19-1222.
113. Al Jowf, G. I., *et al.:* «A Public Health Perspective of Post-Traumatic Stress Disorder», *International Journal of Environmental Research and Public Health,* vol. 19, n.º 11 (26 de mayo de 2022), doi.org/10.3390/ijerph19116474.

rias teorías relacionadas con las diferencias biológicas y de género (construidas socialmente), la respuesta de estrés, las hormonas y el papel de la oxitocina y la internalización de las emociones.

Esto se debe en parte a las construcciones sociales, como las diferencias de género en la cantidad, el tipo y el *timing* del trauma, que contribuyen a las diferencias en cómo responde el organismo. Los hombres se enfrentan a más acontecimientos potencialmente traumáticos, pero las mujeres tienen muchas más probabilidades de sufrir consecuencias a largo plazo.

El tipo de trauma puede ser distinto y esa diferencia puede ser importante: los hombres tienen más probabilidades de sufrir violencia física, accidentes, ataques terroristas, abusos físicos (incluso durante la infancia) y combates bélicos; de ser testigos de lesiones o de violencia y brutalidad policial, y de sufrir encarcelamiento y violencia institucional o promovida por el Estado.[114] Las mujeres están expuestas a más adversidades en la infancia, como abusos sexuales o violaciones, violencia en la pareja, secuestros y acoso con una frecuencia y unos niveles de disparidad tan notables que merece la pena examinarlos con detenimiento.

No sin relación, el *timing* del trauma es diferente en función del género. Según las investigaciones, las mujeres sufren traumas a una edad más temprana, sobre todo abusos sexuales durante la infancia, cuando son más vulnerables y disponen de menos estrategias de afrontamiento para gestionar el trauma y sanar. Esto es importante porque el riesgo de TEPT es mayor durante la infancia, la adolescencia y a partir de los sesenta años. La Dra. Miranda Olff, de la Universidad de Ámsterdam, señala en un artículo de 2017 que «los traumas sufridos en las primeras etapas de la vida tienen un mayor impacto, sobre todo cuando se trata de traumas de tipo II (traumas prolongados frente a los de tipo I, también conocidos como traumas de un solo incidente o de impacto), que interfieren sobre el

114. Kessler, R. C., *et al.:* «Trauma and PTSD in the WHO World Mental Health Surveys», *European Journal of Psychotraumatology,* vol. 8, sup. 5 (27 de octubre de 2017), doi.org/10.1080/20008198.2017.1353383.

desarrollo neurobiológico y la personalidad. El estrés traumático afecta a distintas áreas del cerebro de niños y niñas a edades diferentes».[115]

La intersección del trauma con la raza puede suponer una carga aún mayor para las mujeres negras. Sabemos que las mujeres que sufren más discriminación y marginación debido al racismo, desigualdades en salud, homofobia o pobreza suelen experimentar más traumas acumulativos. En los conjuntos de datos racialmente mixtos, las mujeres negras experimentan las tasas más elevadas de erosión racial, que es el coste fisiológico de hacer frente a los estresores crónicos del entorno, incluso cuando se ajustan en función del estatus socioeconómico.

No se trata sólo del trauma que se experimenta: ahora sabemos que la heredabilidad del trauma en las familias es mayor en las mujeres.[116] Cuando el trauma intergeneracional y colectivo se combina con el racismo, vemos aún más riesgos de trauma para las mujeres negras.[117]

---

115. Olff, M.: «Sex and Gender Differences in Post-Traumatic Stress Disorder: An Update», *European Journal of Psychotraumatology,* vol. 8, n.º 4 (27 de julio de 2017), doi.org/10.1080/20008198.2017.1351204.
116. Kimerling, R., *et al.:* «Chromosomes to Social Contexts: Sex and Gender Differences in PTSD», *Current Psychiatry Reports,* vol. 20, n.º 12, pp. 1-9 (22 de octubre de 2018), doi.org/10.1007/s11920-018-0981-0.
117. Geronimus, A. T.: «The Weathering Hypothesis and the Health of African-American Women and Infants: Evidence and Speculations», *Ethnicity & Disease,* vol. 2, n.º 3, pp. 207-221 (verano de 1992); Geronimus, A. T., *et al.:* «"Weathering" and Age Patterns of Allostatic Load Scores Among Blacks and Whites in the United States», *American Journal of Public Health,* vol. 96, n.º 5, pp. 826-833 (mayo de 2006), doi.org/10.2105/AJPH.2004.060749; Schmeer, K. K., *et al.:* «Racial Ethnic Disparities in Inflammation: Evidence of Weathering in Childhood?», *Journal of Health and Social Behavior* 59, no. 3, pp. 411-428 (septiembre de 2018), doi.org/10.1177/0022146518784592; Forrester, S., *et al.:* «Racial Differences in Weathering and Its Associations with Psychosocial Stress: The CARDIA Study», *SSM-Population Health,* vol. 7 (abril de 2019), doi.org/10.1016/j.ssmph.2018.11.003; Forde, A. T., *et al.:* «The Weathering Hypothesis as an Explanation for Racial Disparities in Health: A Systematic Review», *Annals of Epidemiology,* vol. 33, pp. 1-18 (mayo de 2019), doi.org/10.1016/j.annepidem.2019.02.011; Geronimus, A. T., *et al.:* «Weathering, Drugs, and Whack-a-Mole: Fundamental and Proximate Causes of Widening Educational Inequity in U.S. Life Expectancy by Sex and Race, 1990-2015», *Journal of Health and Social Behavior,* vol. 60, n.º 2, pp. 222-239 (junio de 2019), doi.org/10.1177/0022146519849932; Brisendine, A. E., *et al.:* «The Weathering Hypothesis and Stillbirth: Racial Disparities Across the Life Span», *Ethnicity & Health,* vol. 25, n.º 3, pp. 354-366 (abril de 2020), doi.org/10.1080/13557858.2017.1420145; Simons, R. L., *et al.:* «Racial Discrimination, Inflammation, and Chronic Illness Among African American Women at Midlife: Support for the Weathering Perspective», *Journal of Racial and Ethnic Health Disparities,* vol. 8, pp. 339-349

Ante este violento panorama, no es de extrañar que los hombres tengan una menor esperanza de vida y que las mujeres se avergüencen de sus cuerpos a una edad temprana. Creo que la violencia hacia uno mismo puede ser un factor clave en la brecha de género en la autoinmunidad. Veamos cómo el daño viaja de fuera a dentro, del incidente al TEPT y a la enfermedad autoinmunitaria.

Refinery29[118] realizó una encuesta entre mil mujeres y descubrió que el 65 % recibía críticas sobre su cuerpo a los catorce años, y el 41 % entre los diez y los trece.[119] A las mujeres se nos dice que no estamos bien: demasiado gordas, demasiado delgadas, demasiado peludas, demasiado bajas, demasiado morenas, demasiado grandes, demasiado agresivas, demasiado… El trauma de ser mujer en una sociedad patriarcal conduce al sufrimiento y a la vergüenza. Nos disociamos de nuestro mundo interior y dejamos de decir la verdad sobre nuestro mundo exterior. Dudamos de nosotras mismas y de nuestra guía interior sobre el bien y el mal, y luego nos castigamos por no estar a la altura de estándares imposibles. La autora y poeta Cole Arthur Riley, superventas según el *The New York Times,* dijo en el pódcast *We Can Do Hard Things* que las mujeres nos avergonzamos de nuestros cuerpos cuando somos jóvenes, y luego la disociación nos hace permanecer fuera de nuestros cuerpos, casi como un mecanismo de defensa. Entonces nos preguntamos «¿Estoy aquí?». No residimos en nuestros cuerpos, nuestros propios hogares. Cole, superviviente de abusos sexuales continuados cuando era niña, describe la misericordia de es-

---

(abril de 2021), doi.org/10.1007/s40615-020-00786-8; Brewster, F.: «Courage and Fear: Weathering the Collective Racial Storm», *Psychoanalytic Review,* vol. 109, n.º 1, pp. 3-12 (2022), doi.org/10.1521/prev.2022.109.1.3; Thomas, M. D., *et al.:* «Superwoman Schema, Racial Identity, and Cellular Aging Among African American Women», *Gerontologist,* vol. 62, n.º 5, pp. 762-772 (26 de mayo de 2022), doi.org/10.1093/geront/gnac005; Hailu, E. M., *et al.:* «Racial/Ethnic Disparities in Severe Maternal Morbidity: An Intersectional Lifecourse Approach», *Annals of the New York Academy of Sciences,* vol. 1518, n.º 1, pp. 239-248 (diciembre de 2022), doi.org/10.1111/nyas.14901.

118. Refinery29 es una página web estadounidense de moda, estilo y belleza dirigido a mujeres jóvenes que sigue el formato de boletín informativo. *(N. del T).*

119. Refinery29: «How 1,000 Women Feel & Talk About Other People's Bodies-& Their Own» (consultado el 19 de julio de 2022), www.refinery29.com/en-us/women-body-type-positivity-survey.

tar exiliada del cuerpo y cómo la distancia crea desdén y, en su caso, la condujo a la bulimia.[120]

He sobrevivido a continuos abusos sexuales cuando era pequeña. En una época en la que los niños suelen aprender a establecerse en su cuerpo –descubriendo su agilidad, la edad en la que aprenden que pueden saltar de aquí para allá, aprendiendo a ser libres–, yo estaba aprendiendo a salir de mi cuerpo para sobrevivir, ésa era mi fuerza. No soy una experta, pero sabemos que es una respuesta común al trauma, y a veces necesaria. La disociación tiene mala fama, pero en la inmediatez de la experiencia traumática, es un consuelo. Lamentablemente para mí y para otras personas, sucede que este consuelo se convierte en un hábito que se prolonga incluso cuando la amenaza ya no está ahí. Lo extendemos. Y creo que eso nos pasó tanto a mi abuela como a mí. Empezamos a disociarnos incluso cuando no queremos y no lo necesitamos para sobrevivir. Yo ya estaba alejada de mi cuerpo, y ése era mi don. Escapar.

¿QUÉ TIPOS DE TRAUMA IMPACTAN DE MANERA DESPROPORCIONADA SOBRE LAS MUJERES?[121]

- Una de cada tres mujeres en el mundo, unos 736 millones, sufre violencia física o sexual.[122]
- El 24 % de las mujeres sufren abusos sexuales, según un estudio realizado con 22.224 personas de dieciséis países.[123] Sin embar-

120. Pódcast con Cole Arthur Riley, transcripción en inglés en www.momastery.com/blog/we-can-do-hard-things-ep-103 y grabación en https://podcasts.apple.com/si/podcast/how-to-be-more-alive-with-cole-arthur-riley/id1564530722?i=1000565730425.
121. Según el Centro Nacional de Recursos contra la Violencia Sexual, el 91 % de los casos de violación y agresión sexual son mujeres («Statistics About Sexual Violence», www.nsvrc.org/sites/default/files/publications_nsvrc_factsheet_media-packet_statistics-about-sexual-violence_0.pdf).
122. Organización Mundial de la Salud: «Devastatingly Pervasive: 1 in 3 Women Globally Experience Violence», www.who.int/news/item/09-03-2021-devastatingly-pervasive-1-in-3-women-globally-experience-violence.
123. Pan, Y., *et al.*: «Prevalence of Childhood Sexual Abuse Among Women Using the Childhood Trauma Questionnaire: A Worldwide Meta-Analysis», *Trauma Violence Abuse*, vol. 22, n.º 5, pp. 1181-1191 (2021), doi.org/10.1177/1524838020912867.

go, sólo el 12% de los abusos sexuales a menores se denuncian a las autoridades, por lo que puede resultar difícil hacer un seguimiento de la prevalencia.[124] Según un metaanálisis global de 217 estudios,[125] los mayores índices de abusos sexuales a niñas se registraron en Australia, mientras que los mayores índices de abusos sexuales a niños se registraron en África. Asia presenta las tasas más bajas de abusos sexuales tanto a niñas como a niños, aunque mis colegas asiáticos me aconsejan que no me fíe de esas cifras tan bajas.

- Una de cada cinco mujeres y uno de cada setenta y un hombres serán violados a lo largo de su vida. Según la Rape, Abuse & Incest National Network de los Estados Unidos, la violación es el delito menos denunciado: el 63% de las agresiones sexuales no se denuncia a la policía y sólo el 12% de los abusos sexuales a menores se denuncia a las autoridades.[126]
- Entre el 8 y el 24% de las mujeres serán acosadas por alguien a lo largo de su vida, ya sea conocido o desconocido para ellas.[127] La media es de una de cada seis mujeres; en el caso de los hombres es de uno de cada diecinueve.

---

124. Estas estadísticas sobre violaciones y abusos sexuales están sacadas de www.rainn.org/resources, consultadas el 9 de agosto de 2022. RAINN son las siglas de Rape, Abuse & Incest National Network y es la mayor organización contra la violencia sexual de los Estados Unidos. De su página web: «RAINN creó y gestiona la Línea Directa Nacional contra la Agresión Sexual (800-656-HOPE) en colaboración con más de 1.000 prestadores locales de servicios contra la agresión sexual de todo el país y gestiona la Línea de Ayuda Segura del Departamento de Defensa».
125. Stoltenborgh, M., *et al.:* «A Global Perspective on Child Sexual Abuse: Meta-Analysis of Prevalence Around the World», *Child Maltreatment,* vol. 16, n.º 2, pp. 79-101 (mayo de 2011), doi.org/10.1177/1077559511403920.
126. www.rainn.org/resources (consultado el 9 de agosto de 2022).
127. Breiding, M. J.: «Prevalence and Characteristics of Sexual Violence, Stalking, and Intimate Partner Violence Victimization-National Intimate Partner and Sexual Violence Survey, United States, 2011», *Morbidity and Mortality Weekly Report: Surveillance Summaries,* vol. 63, n.º 8 (2014), www.cdc.gov/mmwr/preview/mmwrhtml/ss6308a1.htm; Sheridan, L., *et al.:* «The Phenomenology of Group Stalking ("Gang-Stalking"): A Content Analysis of Subjective Experiences», *International Journal of Environmental Research and Public Health* 17, no.7 (abril de 2020), doi.org/10.3390/ijerph17072506; Dreßing, H., *et al.:* «The Prevalence and Effects of Stalking: A Replication Study», *Deutsches Ärzteblatt International,* vol. 117, n.º 20, pp. 347–353 (mayo de 2020), doi.org/10.3238/arztebl.2020.0347.

- La violencia en la pareja es 2,3 veces mayor en las mujeres que en los hombres[128] y se asocia a un elevado riesgo de TEPT.[129]
- Las mujeres que sufren más discriminación y marginación a causa del racismo, la desigualdad sanitaria, la homofobia y la pobreza experimentan más traumas acumulativos. En conjuntos de datos racialmente mixtos, las mujeres negras experimentan las tasas más elevadas de erosión racial (definida originalmente por la Dra. Arline Geronimus, Sc, investigadora de salud pública de la Universidad de Michigan, como el racismo acumulativo experimentado por las mujeres negras que les hace experimentar resultados inferiores en comparación con otras razas e incluso con los hombres negros), un descubrimiento que se mantiene incluso cuando se ajusta según el estatus socioeconómico.

Todas estas variables se suman a una victimización social, económica, psicológica e interpersonal que se vuelve acumulativa y erosiva.

Más adelante, cuando entro en la adolescencia y aumenta mi formación en danza, todos los días me paso horas delante de un espejo y no puedo escapar a la visión de mi propio rostro. No puedo escapar de la relación con mi cuerpo. ¿Y qué hago? Me vuelvo contra él. Lo que antes era sólo distancia o alejamiento, se convirtió en desdén, odio hacia mí misma. Quiero decir que puede que empiece con desprecio, pero acaba con odio hacia uno mismo. En mi caso, creo que ésta es la historia de mi bulimia. Un odio a mi cuerpo. Pero hay algo más que esto, un odio a lo ineludible de mí misma, que creo que es muy siniestro. Es muy impreciso, pero ese nuevo ritual de purga, ese odio al cuerpo, se sentía muy necesario

---

128. Benjet, C., *et al.:* «The Epidemiology of Traumatic Event Exposure Worldwide: Results from the World Mental Health Survey Consortium», *Psychological Medicine,* vol. 46, n.º 2, pp. 327-343 (enero de 2016), doi.org/10.1017/S0033291715001981.
129. Kessler, R. C., *et al.:* «Trauma and PTSD in the WHO World Mental Health Surveys», *European Journal of Psychotraumatology,* vol. 8, sup. 5 (27 de octubre de 2017), doi.org/10.1080/20008198.2017.1353383.

para mi supervivencia, del mismo modo que abandonar mi cuerpo se sentía necesario para mi supervivencia. El deseo de abandonar se convirtió en un deseo de aniquilar.

Cole describe una respuesta común al trauma, la disociación, como un alivio, no como algo malo. Estoy de acuerdo. Entonces se volvió contra su cuerpo con desdén, con aniquilación, en cómo se alimentaba. El doctor en psiquiatría Stephen Porges enmarca el desarrollo de los trastornos alimentarios como la bulimia dentro de su teoría polivagal; es decir, puede aparecer un trastorno alimentario cuando la conducta alimentaria sustituye a la conducta social como regulador del sistema nervioso. Esta teoría me parece acertada y relevante para mi propio trastorno alimentario y también potencialmente relevante para el papel central en la autoinmunidad de volverse contra uno mismo.

¿Por qué las mujeres experimentan más TEPT?

Retomemos el tema con la Dra. Olff, que explica cómo este cambio del cuerpo basado en el trauma modifica la fisiología, proporcionando catalizadores adicionales para el TEPT y la respuesta autoinmunitaria. Aquí nos centramos más en las diferencias de sexo, aunque no perdemos por completo el contacto con las dinámicas de género. La Dra. Olff se centra especialmente en las funciones del eje hipotalámico-hipofisario-suprarrenal (HHS) y en la hormona favorita de todos (la oxitocina). Curiosamente, en el problema puede estar la cura. Veamos.

- **EJE HIPOTALÁMICO-HIPOFISARIO-SUPRARRENAL (HHS).** La forma en que el cuerpo responde al estrés en términos de producción de cortisol a través del eje HHS es más sensible en las mujeres. Como consecuencia de ello, las mujeres con estrés traumático que dispara el eje HHS pueden tener más alteraciones circadianas, incluidos problemas de sueño, en comparación con los hombres.[130] A su vez, las alteraciones circadianas y las alteraciones del sueño aumentan el riesgo de TEPT.

130. Olff, M.: «Sex and Gender Differences in Post-Traumatic Stress Disorder: An Update», *European Journal of Psychotraumatology*, vol. 8, n.º 4 (27 de julio de 2017), doi.org/10.1080/20008198.2017.1351204.

Por otro lado, los hombres tienen un sistema de excitación más sensible, que generalmente puede aumentar el estado de alerta, elevar la frecuencia cardíaca y acelerar la respiración, respuestas que no están relacionadas con el eje HHS y la alteración circadiana.[131] En general, la diferencia en el eje HSS conduce a una diferencia en los sistemas de miedo como parte de la vulnerabilidad general al TEPT específica del sexo. El miedo, una respuesta adaptativa profundamente arraigada en el cuerpo y los genes, se convierte en patológica en el TEPT.[132]

- **EFECTOS DE LA OXITOCINA.** Las mujeres experimentan el estrés tóxico y responden a él de manera diferente, y han desarrollado formas distintas de apoyar su fisiología única. La oxitocina, la hormona del apego y el amor, presente tanto en hombres como en mujeres, atenúa los efectos del estrés traumático.[133] La oxitocina se fabrica en el hipotálamo, una parte del cerebro que participa en el control hormonal. Normalmente, las mujeres tenemos niveles más altos de oxitocina que los hombres porque solemos ser más comunicativas y estar más relacionadas socialmente, además de que nuestros niveles más altos de estrógeno permiten la producción de más oxitocina. Los traumas pueden reducir los niveles de oxitocina y los receptores de oxitocina en la infancia y en la edad adulta,[134] y ello supone tanto una bendición co-

---

131. Ibíd.
132. Ramikie, T. S., *et al.:* «Mechanisms of Sex Differences in Fear and Posttraumatic Stress Disorder», *Biological Psychiatry,* vol. 83, n.º 10, pp. 876-885 (15 de mayo de 2018), doi.org/10.1016/j.biopsych.2017.11.016.
133. Carter, C., *et al.:* «Is Oxytocin "Nature's Medicine"?», *Pharmacological Reviews,* vol. 72, n.º 4, pp. 829-861 (octubre de 2020), doi.org/10.1124/pr.120.019398; Sharma, S. R., *et al.:* «What's Love Got to Do With It: Role of Oxytocin in Trauma, Attachment and Resilience», *Pharmacology & Therapeutics,* vol. 214 (octubre de 2020), doi.org/10.1016/j.pharmthera.2020.107602; De Bellis, M. D., *et al.:* «The Biological Effects of Childhood Trauma», *Child and Adolescent Psychiatric Clinics,* vol. 23, n.º 2, pp. 185-222 (abril de 2014), doi.org/10.1016/j.chc.2014.01.002.
134. Nawijn, L., *et al.:* «Oxytocin Receptor Gene Methylation in Male and Female PTSD Patients and Trauma-Exposed Controls», *European Neuropsychopharmacology,* vol. 29, n.º 1, pp. 147-155 (enero de 2019), doi.org/10.1016/j.euroneuro.2018.10.006; Witteveen, A. B., *et al.:* «The Oxytocinergic System in PTSD Following Traumatic Childbirth: Endogenous and Exogenous Oxytocin in the Peripartum Period», *Archives of Women's Mental Health,* vol. 23, n.º 3, pp. 317-329 (junio de 2020), doi.org/10.1007/s00737-019-00994-0; Carmassi, C., *et al.:* «Decreased Plasma Oxytocin Levels in Patients with PTSD», *Frontiers in Psychology,* vol. 12 (julio de 2021), doi.org/10.3389/fpsyg.2021.612338; Hofmann, J., *et al.:* «Oxytocin Receptor Is a Potential Biomarker of

mo una maldición: la oxitocina y la relación con los demás pueden ayudar a las mujeres a sobrevivir a los traumas con menos daños mentales y físicos, pero esa dependencia del apoyo de los demás durante el estrés traumático también puede ir en contra de las mujeres si la red social no es capaz de proporcionar el apoyo adecuado. A las mujeres nos va mejor cuando podemos atender y entablar amistad en situaciones de estrés traumático: atender o cuidar a las personas de nuestra órbita, y entablar amistad o acercarnos a otras personas para procesar lo ocurrido. En otras palabras, las mujeres buscamos el apoyo social más que los hombres y esto eleva la oxitocina, pero la falta de apoyo social es un predictor congruente de un resultado negativo del trauma.[135] Cuando las mujeres se sienten rechazadas o abandonadas, la oxitocina puede ser más baja y pueden ser más vulnerables al TEPT.

Estos cambios en el eje HSS y la oxitocina desempeñan un papel en las cascadas reactivas del sistema PINE y la inflamación que subyacen a la enfermedad autoinmunitaria, como ya he comentado anteriormente.

¿Qué hacer?

Dadas las crecientes tasas de trauma y autoinmunidad, es urgente preguntarse si hay formas de que hombres y mujeres se recuperen del trauma de forma diferente. Aunque las evidencias de que hay razones de peso para preocuparse más por las mujeres en relación con la autoinmunidad no restan importancia a los traumas masculinos, debemos tener cuidado de comprender la variedad de experiencias y cómo hombres y mujeres pueden necesitar tratamientos diferentes en función del trauma.[136] Por

---

the Hyporesponsive HPA Axis Subtype of PTSD and Might be Modulated by HPA Axis Reactivity Traits in Humans and Mice», *Psychoneuroendocrinology*, vol. 129 (julio de 2021), doi.org/10.1016/j.psyneuen.2021.105242.

135. Olff, M.: «Sex and Gender Differences in Post-Traumatic Stress Disorder: An Update», *European Journal of Psychotraumatology*, vol. 8, n.º 4 (27 de julio de 2017), doi.org/10.1080/20008198.2017.1351204.

136. Como verás en capítulos posteriores, se está utilizando la administración de oxitocina para tratar el TEPT. Es un tratamiento novedoso que abordaremos en este libro. Frijling, J. L.: «Preventing PTSD with Oxytocin: Effects of Oxytocin Administration on Fear Neurocircuitry and PTSD Symptom Development in Recently Trauma-Exposed

ejemplo, algunas evidencias indican que las mujeres se benefician más que los hombres de la psicoterapia para reducir los síntomas del TEPT.[137] El trastorno circadiano y la alteración del sueño aumentan el riesgo de TEPT y sugieren que los seres humanos, pero quizás aún más las mujeres, pueden necesitar un estudio más profundo de los ritmos biológicos para la recuperación del trauma, como la luz de la mañana a primera hora.[138] ¿Podemos resolver el problema del estrés tóxico administrando oxitocina, y ayudaría a los hombres tanto como a las mujeres? Tal vez, como veremos en un capítulo posterior.

Resumen

Nuestro mundo es un verdadero caos. Si te traumatiza, no estás solo. Puede que estés teniendo una reacción sana ante unos acontecimientos demenciales. La violencia y el trauma están tan extendidos que todos nos vemos afectados, directa o indirectamente, aunque la violencia y el trauma afectan a las mujeres de forma diferente, lo que los convierte cada vez más en un problema de salud de las mujeres. Esto crea un bucle interminable de daños y, a menos que se cure el trauma, el estrés traumático puede provocar muchos problemas de salud, aparte de autoinmunidad, como depresión, ansiedad y trastorno por estrés postraumático. No todos los que sobreviven a un trauma sufren desregulación mental o física, pero es más probable que se dé entre las mujeres que entre los hombres.

Los traumas emocionales son más frecuentes en las mujeres, y éstas tienen más probabilidades de sufrir consecuencias a largo plazo. Ciertamente, los hombres también tienen una experiencia única en respuesta al trauma: más resolución de problemas y comportamiento imprudente, pero también menos vergüenza y sentimientos negativos sobre sí mismos.

Individuals», *European Journal of Psychotraumatology*, vol. 8, n.º 1 (11 de abril de 2017), doi.org/10.1080/20008198.2017.1302652.

137. Olff, M.: «Sex and Gender Differences in Post-Traumatic Stress Disorder: An Update», *European Journal of Psychotraumatology*, vol. 8, n.º 4 (27 de julio de 2017), doi.org/10.1080/20008198.2017.1351204.

138. Agorastos, A., *et al.*: «Sleep, Circadian System and Traumatic Stress», *European Journal of Psychotraumatology*, vol. 12, n.º 1 (28 de septiembre de 2021), doi.org/10.1080/20008198.2021.1956746.

Aunque en este libro no puedo quitarte todo el miedo, mi objetivo es que aprendas a diferenciar el miedo normal del miedo patológico, para que podamos localizar los orígenes del miedo patológico y transformarlo en un sentimiento que sirva mejor a tu cuerpo.

En los próximos capítulos descubriremos las estrategias curativas que parecen ser más eficaces. Mientras lo hacemos, ten presentes las palabras de mi amigo y colega, el Dr. Will Van Derveer, cofundador del Instituto de Psiquiatría Integrativa: «Como psiquiatra, aprendí al principio de mi carrera que un enfoque psicológico de la salud mental es incompleto. Del mismo modo, un enfoque puramente físico es incompleto. Además, un enfoque espiritual es incompleto. Tenemos que abordar todas las áreas del bienestar». El Dr. Van Derveer y yo estamos de acuerdo en que combinando lo mejor de la medicina personalizada con la medicina psicodélica, tenemos la mejor oportunidad de recrear la plenitud y la salud.

CAPÍTULO 5

Por qué los fármacos y la terapia por la palabra pueden no ser suficientes

La mayoría de nosotros, educados en la tradición de la ciencia médica occidental, tendemos a considerar la enfermedad como una especie de avería mecánica que afecta a nuestro cuerpo y requiere una reparación técnica. El médico se convierte en el mecánico que mira bajo el capó y la sanación es algo que se nos hace a nosotros y para nosotros.

—Bill Moyers, «Healing From Within», Episodio de la serie de televisión *Healing And The Mind*. Emitido el 23 de febrero de 1993

En 2011, cuando estaba escribiendo mi primer libro, *The Hormone Cure,* me sorprendió saber cuántos problemas hormonales se trataban con un enfoque completamente erróneo: fármacos para la salud mental. Me sorprendió descubrir que una de cada cuatro mujeres recibía este tratamiento (¿o deberíamos llamarlo «maltrato»?). Me sentí perturbada. Indignada. No es normal tener una población en la que una de cada cuatro mujeres toma pastillas para su salud mental y, lo que es más importante, no está ayudando. No es sólo nuestra salud mental la que sufre a causa de esta epidemia de exceso de prescripción; también sufren la autoinmunidad y los traumas no resueltos –la causa raíz de las enfermedades– que nunca se abordan.

Las mujeres no son las únicas que están sobremedicadas: el 25 % de los adolescentes y uno de cada seis adultos estadounidenses toman medicamentos psiquiátricos. Por supuesto, a veces la medicación es necesaria, especialmente si se utiliza junto con el lento proceso de resolución del trauma que utiliza un abanico de modalidades. Pero en general, parece que demasiados pacientes toman demasiadas pastillas que no les ayudan realmente. ¿Y cómo hemos llegado hasta aquí?

Cuando me formé para ser médico, me enseñaron a diagnosticar un problema en un paciente y a recetarle una pastilla. Llegué a ser muy buena en ello, tan cómodo como ese avezado mecánico de coches que examina debajo del capó. No era la única. Muchos médicos esperan que recetar un fármaco ayude a un paciente a ser normal o a sentirse normal. Y para un médico es más fácil escribir una receta que arremangarse y ponerse a la dura tarea de sondear las profundidades de la psique y la sanación individual. Tampoco se trata sólo de los clínicos. Todos estamos ocupados, y muchos pacientes aceptan, y a veces prefieren, la opción de una pastilla al esfuerzo más desafiante de abordar los comportamientos motivados por el trauma, como comer alimentos procesados, darse atracones de dramas o enfadarse con la pareja.

Entonces me di cuenta de los defectos de este enfoque.

En primer lugar, todos tenemos una capacidad innata para curarnos. La relación codependiente con las pastillas que nos han vendido puede eludir nuestra inteligencia sanadora interior, el principio al que todos podemos acceder para restaurarnos perpetuamente, recuperar el equilibrio y avanzar hacia la plenitud y la salud.[139]

En segundo lugar, los métodos farmacéuticos se basan en poblaciones, no en individuos. La «píldora para el enfermo» es la misma independientemente de las circunstancias específicas del paciente, y el resultado es un fármaco para la población media, no para el individuo.

---

139. Vaid, G., *et al.:* «Psychedelic Psychotherapy: Building Wholeness Through Connection», *Global Advances in Health and Medicine,* vol. 11 (23 de febrero de 2022), doi.org/10.1177/2164957X221081113.

En tercer lugar, las pastillas bloquean la bioquímica para reducir los síntomas, lo que provoca efectos secundarios y otros problemas.

En cuarto lugar, hay mucha más incertidumbre sobre tratar con fármacos la enfermedad de lo que la medicina convencional o las compañías farmacéuticas quieren admitir. Esto es especialmente cierto en relación con el trauma y la autoinmunidad, así como con enfermedades como la enfermedad de Lyme crónica, la fibromialgia, el síndrome de fatiga crónica y la enfermedad por biotoxinas (también conocida como síndrome de respuesta inflamatoria crónica, que puede aparecer cuando alguien se expone al moho).

En quinto lugar, y éste es un concepto emergente que me encanta discutir con mis colegas de la medicina psicodélica: los estados ordinarios de conciencia pueden no permitirte sanar en el nivel más profundo, donde está el dolor.

Y en sexto y último lugar, ninguna pastilla cura el trauma ni sus consecuencias, como un sistema inmunitario desequilibrado que puede conducir a la autoinmunidad.

Necesitamos un enfoque novedoso. La sanación verdadera y duradera requiere una forma diferente de trabajar con tu material psicológico y biológico, de una manera que incorpore la sabiduría del cuerpo, en lugar de esquivarla.

En este capítulo, exploraremos por qué la mayoría de las veces la medicina convencional no funciona para tratar el trauma y la autoinmunidad, y consideraremos las últimas recomendaciones basadas en la evidencia y los tratamientos novedosos. Exploraremos la historia de las pastillas para tratar el trauma y la autoinmunidad y lo que muestra la ciencia, e introduciremos un mejor enfoque comprometido con tu crecimiento y tu expansión personal. Te explicaré el valor de ponerte en contacto con tu dolor y tu malestar para que puedas acceder a ellos como una herramienta para el crecimiento, en lugar de intentar aplastarlos con una pastilla. Y lo que es más importante, al terminar el capítulo, me encantaría que comprendieras la necesidad imperiosa de considerar el trauma que puedes tener almacenado en el cuerpo. Los hombres lo hacen con más frecuencia que las mujeres. Los traumas no tratados tienen consecuencias mortales.

Antecedentes de prescripción excesiva de pastillas

¿Te han recetado alguno de los siguientes fármacos?

- Sertralina (Zoloft®)
- Paroxetina (Paxil®)
- Fluoxetina (Prozac®)
- Venlafaxina (Effexor®)
- Nefazodona (Serzone®)
- Imipramina (Tofranil®)
- Fenelzina (Nardil®)
- Olanzapina (Zyprexa®)
- Quetiapina (Seroquel®)
- Buspirona (Buspar®)
- Risperidona (Risperdal®)
- Lorazepam (Ativan®)
- Clonazepam (Klonopin®)
- Alprazolam (Xanax®)
- Diazepam (Valium®)

Estos fármacos se recetan para un amplio abanico de enfermedades, como la ansiedad, la depresión, el trastorno obsesivo-compulsivo, el síndrome premenstrual, el trastorno disfórico premenstrual, los sofocos, la manía y el trastorno por estrés postraumático (TEPT). Pero en realidad los medicamentos actuales proceden de una larga historia de prescripción de pastillas: si nos remontamos a la forma en que hemos tratado la depresión, el primer fármaco aprobado por la Administración Federal de Medicamentos (FDA por sus siglas en inglés) en 1933 pertenece a una clase de medicamentos con muchos componentes considerados ilegales hoy en día: las anfetaminas (en este caso, intranasales), los llamados estimulantes. Luego vino el litio, un fármaco para estabilizar el estado de ánimo. Y le siguieron otros fármacos en la década de 1950: la clorpromazina, la imipramina, la reserpina y la clozapina. En la década de 1980 se aprobaron el buproprion y la fluoxetina, los primeros inhibidores selectivos de la recaptación de serotonina.

No es casualidad que este aumento de las prescripciones vaya acompañado de un aumento de los beneficios. Para ser francos, se mueve mucho dinero en el sector farmacéutico: Pffizer, fabricante de la sertralina (Zoloft®), tiene una capitalización bursátil de 267.000 millones de dólares, mientras que para Eli Lilly, fabricante de la olanzapina (Zyprexa®), esa cifra es de 334.000 millones. No había habido muchas terapias novedosas hasta en 2019 que se aprobó la ketamina intranasal (esketamina) tras una serie de estudios sobre otras terapias psicodélicas como la MDMA y la psilocibina para tratar el TEPT y la depresión. (Más adelante en el libro hablaremos más profundamente sobre estos tratamientos).

La lista anterior presenta los últimos tratamientos para el TEPT, tanto a corto como a largo plazo, que afecta a diez millones de personas sólo en los Estados Unidos. La antigua forma de tratar el trauma consistía en administrar al superviviente al trauma un calmante, como un ansiolítico (por ejemplo, alprazolam o Xanax®).[140] Entonces recetábamos antidepresivos: ahora cuatro de ellos están aprobados por la FDA para tratar el TEPT. Para ser justos, se han producido algunas mejoras. Según la página web del Departamento de Asuntos de los Veteranos y la Guía de Práctica Clínica para el TEPT del Departamento de Asuntos de los Veteranos del Ministerio de Defensa de 2017, se considera que la psicoterapia centrada en el trauma, y no la farmacoterapia, es el tratamiento de primera línea para tratar el TEPT, pero, aun así, para los pacientes que prefieren una pastilla o no tienen acceso a la psicoterapia centrada en el trauma (muchos), las pastillas son una opción de tratamiento.[141] Sin embargo, considero que esta directriz está desfasada, ya que se elaboró antes de las recientes e innovadoras publicaciones sobre la terapia asistida con MDMA, cada vez más prometedora, que ha tenido un éxito significativamente mayor en el tratamiento duradero del TEPT.[142]

En los Estados Unidos somos muchos los que tomamos algún medicamento de la lista anterior para nuestra salud mental. Como ya he mencionado antes, una de cada cuatro mujeres toma algún medicamento psiquiátrico, frente a sólo el 12 % de las mujeres que han recibido terapia en

---

140. En España se vende con el nombre comercial de Trankimazin®. *(N. del T).*

141. Departamento de Asuntos de los Veteranos: «Veterans Affairs/Department of Defense Clinical Practice Guideline for the Management of Posttraumatic Stress Disorder and Acute Stress Disorder Pocket Card», 2017, www.healthquality.va.gov/guidelines/MH/ptsd/VADoDPTSDCPGPocketCardFinal508-082918b.pdf.

142. Mitchell, J. M., *et al.:* «MDMA-Assisted Therapy for Severe PTSD: A Randomized, Double-Blind, Placebo-Controlled Phase 3 Study», *Nature Medicine,* vol. 27, pp. 1025-1033 (junio de 2021), doi.org/10.1038/s41591-021-01336-3.

los últimos doce meses, según una encuesta de 2020.[143] Los hombres son menos proclives a esta opción: el 15 % toma medicación para la salud mental, frente al 8 % que ha recibido terapia. Aun así, los hombres también sufren, y sus traumas tienen repercusiones importantes. La brecha de género sugiere que las mujeres son potencialmente más vulnerables, más patologizadas, más propensas a que se les prescriba medicación psicotrópica en exceso para cambios hormonales como la perimenopausia y/o más propensas a buscar ayuda.[144] Estas cifras elevadas han sido constantes durante la última década[145] y las tasas de uso siguen aumentando en las mujeres, pero no en los hombres.[146]

Pero ¿funcionan?

Hay muchas maneras de responder a esta pregunta, pero vamos a observarlos a través de la lente del trauma, ya que este libro se centra en el nexo entre trauma y autoinmunidad. En medicina, consideramos que todas estas píldoras son poco eficaces para tratar el TEPT.[147] Una

---

143. Elflein, J.: «Percentage of U.S. Adults Aged 18 Years and Older Who Had Received Any Mental Health Treatment or Medication in the Past 12 Months in 2020, by Gender», *Statista* (29 de octubre de 2021), www.statista.com/statistics/1193044/share-adults-who-received-any-mental-health-treatment-medication-by-gender-us. Estos datos son congruentes con los datos de los Centros para el Control y la Prevención de Enfermedades y el National Center for Health Statistics. Petersen, A.: «Why So Many Women in Middle Age Are on Antidepressants», *The Wall Street Journal* (2 de abril de 2022), www.wsj.com/articles/why-so-many-middle-aged-women-are-on-antidepressants-1164890 6393.
144. Elflein, J.: «Percentage of U.S. Adults Aged 18 Years and Older Who Had Received Any Mental Health Treatment or Medication in the Past 12 Months in 2020, by Gender», *Statista* (29 de octubre de 2021), www.statista.com/statistics/1193044/share-adults-who-received-any-mental-health-treatment-medication-by-gender-us.
145. Bekiempis, V.: «Why One in Four Women Is on Psych Meds», *The Guardian* (21 de noviembre de 2011), www.theguardian.com/commentisfree/cifamerica/2011/nov/21/one-in-four-women-psych-meds; Roan, S.: «One in Five U.S. Adults Takes Medication for a Mental Disorder», *Los Angeles Times* (16 de noviembre de 2011), www.latimes.com/health/la-xpm-2011-nov-16-la-heb-mental-health-20111116-story.html; Pratt, L. A., *et al.:* «Antidepressant Use Among Persons Aged 12 and Over: United States, 2011-2014», *National Center for Health Statistics Data Brief,* vol. 283, pp. 1-8 (agosto de 2017), www.cdc.gov/nchs/products/databriefs/db283.htm.
146. Brody, D. J., *et al.:* «Antidepressant Use Among Adults: United States, 2015-2018», *National Center for Health Statistics Data Brief,* vol. 377, pp. 1-8 (septiembre de 2020), www.cdc.gov/nchs/products/ databriefs/db377.htm.
147. Bisson, J. I., *et al.:* «Prevention and Treatment of PTSD: The Current Evidence Base», *European Journal of Psychotraumatology,* vol. 12, n.º 1 (31 de enero de 2021), doi.org/1 0.1080/20008198.2020.1824381.

reciente revisión sistemática y metaanálisis de 115 ensayos demostró que hay pruebas bastantes sólidas de que los cinco principales medicamentos actuales (fluoxetina, paroxetina, sertralina, venlafaxina y, en menor medida, quetiapina) reducen los síntomas del TEPT, pero la magnitud del efecto es modesta.[148] A veces se añade un segundo fármaco para tratar el TEPT, pero los autores descubrieron que el beneficio agregado es mínimo.[149]

Una forma de evaluar la eficacia de un fármaco es el número necesario a tratar (NNT). Según una revisión sistemática de los inhibidores selectivos de la recaptación de serotonina, o ISRS (como la sertralina, la paroxetina y la fluoxetina de la lista anterior), para los pacientes con depresión, el NNT es de siete.[150] Esto significa que un clínico tendría que recetar un ISRS a siete pacientes deprimidos y sólo uno de los siete (el 14 %) mejoraría más que si los siete recibieran un placebo. Una noticia aleccionadora para muchos –que estas pastillas son menos eficaces de lo que se pensaba– y además la mayoría de los ensayos fueron patrocinados por empresas farmacéuticas, lo que pone en duda cualquier indicio de eficacia. Otros estudios han confirmado el fuerte efecto placebo (es decir, que las personas mejoran gracias al poder de su mente y no a la acción de la píldora) y

---

148. «Se ha observado que los inhibidores selectivos de la recaptación de serotonina (ISRS) son estadísticamente superiores al placebo en la reducción de los síntomas del TEPT, pero el tamaño del efecto fue pequeño (diferencia media estandarizada -0,28; IC del 95 %: -0,39 a -0,17). En el caso de los agentes individuales en monoterapia comparados con placebo en dos o más estudios, se han encontrado pequeñas evidencias estadísticamente significativas para los antidepresivos fluoxetina, paroxetina, sertralina y venlafaxina, y el antipsicótico quetiapina. Por lo que respecta a la aumentación farmacológica, se han observado pequeñas evidencias estadísticamente significativas para la prazosina y la risperidona.» Hoskins, M. D., *et al.*: «Pharmacological Therapy for Post-traumatic Stress Disorder: A Systematic Review and Meta-Analysis of Monotherapy, Augmentation and Head-to-Head Approaches», *European Journal of Psychotraumatology*, vol. 12, n.º 1 (26 de enero de 2021), doi.org/10.1080/20008198.2020.1802920.

149. Hoskins, M. D., *et al.*: «Pharmacological Therapy for Post-traumatic Stress Disorder: A Systematic Review and Meta-Analysis of Monotherapy, Augmentation and Head-to-Head Approaches», *European Journal of Psychotraumatology*, vol. 12, n.º 1 (26 de enero de 2021), doi.org/10.1080/20008198.2020.1802920; Holtzheimer, P., *et al.*: «Clinician's Guide to Medications for PTSD», *PTSD: National Center for PTSD* (2023), www.ptsd.va.gov/professional/treat/txessentials/clinician_guide_meds.asp#top.

150. Arroll, B., *et al.*: «Antidepressants Versus Placebo for Depression in Primary Care», *Cochrane Database of Systematic Reviews* 3 (8 de julio de 2009), doi.org/10.1002/14651858.CD007954.

la escasa eficacia de los fármacos en el tratamiento de la depresión y de otras enfermedades.[151]

Cuando existe una lista tan larga de fármacos para tratar el TEPT y no funcionan bien o no funcionan en absoluto para resolver el problema al que te enfrentas, tenemos que considerar que no hemos articulado el problema correctamente y puede que estemos tratando la cosa equivocada y de la manera equivocada. La mayoría de las pastillas actúan bloqueando la bioquímica normal del cuerpo. Cuando las emociones y las heridas psíquicas están dirigiendo la bioquímica, es poco probable que el bloqueo de las reacciones químicas habituales vaya a resolver el problema que está provocando los síntomas. Puede ayudar a controlar los síntomas, pero normalmente no aborda la causa raíz y el paciente sigue sufriendo.

¿Qué hay de los fármacos para frenar el sistema inmunitario en las afecciones autoinmunitarias? Los resultados son similares, pero existe la complejidad añadida de que el sistema inmunitario camina por la cuerda floja entre el riesgo y el daño. Examinemos la artritis reumatoide como ejemplo. El principal tratamiento de la enfermedad es el metotrexato, que bloquea una enzima de la vía nutricional del ácido fólico y, por lo tanto, suprime el sistema inmunitario al disminuir la síntesis y la reparación del ADN y la replicación celular. El NNT es siete para una tasa de respuesta del 50 % al año (es decir, habría que tratar a siete pacientes

151. Kirsch, I., *et al.*: «Listening to Prozac but Hearing Placebo: A Meta-Analysis of Antidepressant Medication», *Prevention & Treatment,* vol. 1, n.º 2 (2019), doi.org/10.1037/1522-3736.1.1.12a; Bacaltchuk, J., *et al.*: «Antidepressants Versus Psychological Treatments and Their Combination for Bulimia Nervosa», *Cochrane Database of Systematic Reviews* 4 (octubre de 2001), doi.org/10.1002/14651858.CD003385; Sinyor, M., *et al.*: «The Sequenced Treatment Alternatives to Relieve Depression (STAR*D) Trial: A Review», *Canadian Journal of Psychiatry,* vol. 55, n.º 3, pp. 126-135 (marzo de 2010), doi.org/10.1177/070674371005500303; Häuser, W., *et al.*: «The Role of Antidepressants in the Management of Fibromyalgia Syndrome: A Systematic Review and Meta-Analysis», *CNS Drugs,* vol. 26, n.º 4, pp. 297-307 (1 de abril de 2012), doi.org/10.2165/11598970-000000000-00000; Tham, A., *et al.*: «Efficacy and Tolerability of Antidepressants in People Aged 65 Years or Older with Major Depressive Disorder-A Systematic Review and a Meta-Analysis», *Journal of Affective Disorders,* vol. 205, pp. 1-12 (15 de noviembre de 2016), doi.org/10.1016/j.jad.2016.06.013; Arroll, B., *et al.*: «Antidepressants for Treatment of Depression in Primary Care: A Systematic Review and Meta-Analysis», *Journal of Primary Health Care,* vol. 8, n.º 4, pp. 325-334 (diciembre de 2016), doi.org/10.1071/HC16008; Rush, A. J., *et al.*: «Clinical Implications of the STAR*D Trial», *Handbook of Experimental Pharmacology,* vol. 250, pp. 51-99 (11 de septiembre de 2018), doi.org/10.1007/164_2018_153.

para que uno solo de ellos experimentara una mejoría del 50 %).[152] Otro tratamiento administrado con metotrexato es un agente biológico común llamado rituximab, un fármaco que destruye las células B del sistema inmunitario con un anticuerpo monoclonal; tiene un NNT de seis.[153] Otras revisiones han confirmado resultados comparables,[154] y con otros agentes biológicos.[155] En general, en el caso de la artritis reumatoide los agentes biológicos tienen un NNT de doce para reducir la progresión de la destrucción articular en las radiografías.[156] También hay que tener en cuenta que son frecuentes los efectos secundarios de los inmunosupresores, como una menor resistencia a las infecciones y potencialmente al cáncer, una mala cicatrización de las heridas, problemas de glucosa, aumento de peso, irregularidad menstrual, problemas de colesterol y desregulación del cortisol.[157]

---

152. «La monoterapia con metotrexato mostró un efecto clínicamente importante y estadísticamente significativo a las 52 semanas» con un número necesario a tratar (NNT) de «7, (intervalo de confianza del 95 %: 4 a 22).» López-Olivo, M. A., *et al.:* «Methotrexate for Treating Rheumatoid Arthritis», *Cochrane Database of Systematic Reviews* (10 de junio de 2014), doi.org/10.1002/14651858.CD000957.pub2.

153. «El rituximab es un agente biológico selectivo, destructor de células B, para el tratamiento de la artritis reumatoide refractaria. Se trata de un anticuerpo monoclonal quimérico dirigido contra CD-20 que se utiliza como tratamiento para pacientes que no responden a otros fármacos biológicos.» Suele administrarse junto con metotrexato. López-Olivo, M. A., *et al.:* «Rituximab for Rheumatoid Arthritis», *Cochrane Database of Systematic Reviews* (20 de enero de 2015), doi.org/10.1002/14651858.CD007356.pub2.

154. Kristensen, L. E., *et al.:* «The Number Needed to Treat for Second-Generation Biologics When Treating Established Rheumatoid Arthritis: A Systematic Quantitative Review of Randomized Controlled Trials», *Scandinavian Journal of Rheumatology,* vol. 40, n.º 1, pp. 1-7 (enero de 2011), doi.org/10.3109/03009742.2010.491834.

155. Pierreisnard, A., *et al.:* «Meta-Analysis of Clinical and Radiological Efficacy of Biologics in Rheumatoid Arthritis Patients Naive or Inadequately Responsive to Methotrexate», *Joint Bone Spine,* vol. 80, n.º 4, pp. 386-392 (julio de 2013), doi.org/10.1016/j.jbspin.2012.09.023.

156. Galvao, T. F., *et al.:* «Withdrawal of Biologic Agents in Rheumatoid Arthritis: A Systematic Review and Meta-Analysis», *Clinical Rheumatology,* vol. 35, n.º 7, pp. 1659-1668 (julio de 2016), doi.org/10.1007/s10067-016-3285-y.

157. Los inmunosupresores se utilizan en pacientes con enfermedades autoinmunitarias y en pacientes que han recibido un trasplante de órganos. Herrmann, D. B., *et al.:* «Drugs in Autoimmune Diseases», *Klinische Wochenschrift,* vol. 68, supl. 21 pp. 15-25 (1990); Eggenhuizen, P. J., *et al.:* «Treg Enhancing Therapies to Treat Autoimmune Diseases», *International Journal of Molecular Sciences,* vol. 21, n.º 19 (23 de septiembre de 2020), doi.org/10.3390/ijms21197015; Meneghini, M., *et al.:* «Immunosuppressive Drugs

Por supuesto, también hay un efecto cruzado: a veces los síntomas de la enfermedad autoinmunitaria, como la fatiga, la falta de sueño y la disfunción del estado de ánimo, se tratan con medicamentos psiquiátricos. Las mismas vías de inflamación que dañan la tiroides, las articulaciones o el intestino también pueden deteriorar la salud mental. Exploraremos la conexión entre la salud mental y la física, incluido el espectro de síntomas, en el Capítulo 7.

Hay un momento y un lugar para el tratamiento farmacéutico con el fin de controlar los síntomas. Es posible que te hayan recetado antidepresivos, ansiolíticos, estimulantes, antipsicóticos, estabilizadores del estado de ánimo, somníferos e inmunosupresores para tratar un trauma o incluso una enfermedad autoinmunitaria y que te hayan resultado útiles e incluso te hayan salvado o mejorado la vida en algunas situaciones. Aunque estabilizar las enfermedades mentales y autoinmunitarias sin tratamiento farmacológico puede requerir un mayor esfuerzo, no es la mejor opción para todo el mundo. Yo abogo por el camino del medio. No estoy en contra de los fármacos. He extendido miles de recetas, pero décadas de experiencia, confirmada por las estadísticas, me han demostrado que la forma en que me enseñaron a recetar es excesiva. Ahora prescribo mucho menos –un 75 % menos– que hace veinte años. Gran parte de la prescripción excesiva tiene un motivo de lucro impulsado por la industria farmacéutica, y digámoslo sin tapujos, no está necesariamente interesada en que te cures y dejes de tomar su último y exitoso medicamento patentado.

Sin embargo, las enfermedades mentales y las enfermedades autoinmunitarias no tratadas tienen graves consecuencias, como mayor estrés, empeoramiento funcional, discapacidad, mala calidad de vida, pérdida de relaciones, desempleo y suicidio. La clave está en determinar con el médico cuál es la mejor opción dadas las circunstancias actuales. El enfermo deberá tener en cuenta sus antecedentes, su diagnóstico, los síntomas que experimenta y el riesgo de recidiva. Si ya ha probado la medicina del esti-

---

Modes of Action», *Best Practice & Research Clinical Gastroenterology,* vol. 54 (octubre-diciembre de 2021), doi.org/10.1016/j.bpg.2021.101757; Handley, G., *et al.:* «Adverse Effects of Immunosuppression: Infections», *Handbook of Experimental Pharmacology,* vol. 272, pp. 287-314 (octubre de 2021), doi.org/10.1007/164_2021_550; Tison, A., *et al.:* «Immune-Checkpoint Inhibitor Use in Patients with Cancer and Pre-existing Autoimmune Diseases», *Nature Reviews Rheumatology,* vol. 18, n.º 11, pp. 641-656 (noviembre de 2022), doi.org/10.1038/s41584-022-00841-0.

lo de vida durante algún tiempo y sigue empeorando o ha llegado a un punto muerto, un fármaco puede ayudarle y podría plantearse como un experimento. Si sus síntomas son graves o empeoran, o si no puede desenvolverse en sus actividades cotidianas, es posible que necesite apoyo farmacéutico temporal. Conclusión: a veces los fármacos pueden ayudar, pero no siempre. Mi consejo es que hagas todo el trabajo que te ayude a curarte, y los fármacos pueden formar parte de ese plan cuando sea necesario.

¿En qué medida funciona la terapia por la palabra?

Del mismo modo que muchos pacientes que luchan contra síntomas autoinmunitarios como la ansiedad, la depresión y los trastornos del sueño acaban tomando fármacos psiquiátricos, muchos también prueban la terapia por la palabra, también conocida como terapia conversacional. A algunos les ayuda, pero no a todos. Existen muchas barreras a la terapia, como el elevado coste, las largas esperas para iniciar la atención, las largas esperas para ver progresos y un compromiso continuo. Además, según mi colega psiquiatra el Dr. Will Van Derveer, los pacientes con altos niveles de inflamación son más propensos a ser resistentes a la terapia por la palabra, y la mayoría de las personas con enfermedades autoinmunitarias tienen niveles altos de inflamación. Dado lo que conocemos sobre la inflamación, creemos que las personas sin inflamación son probablemente las que tienen más probabilidades de beneficiarse de la terapia por la palabra. Con estos pacientes, el Dr. Van Derveer prefiere los tratamientos antiinflamatorios integradores, como la ketamina o la naltrexona a dosis bajas. (Exploraremos con más detalle estos tratamientos integradores y los nuevos moduladores de la respuesta inmunitaria en los Capítulos 10 y 12).

De hecho, es posible que la terapia por la palabra no esté diseñada para el trauma. La mayor parte de la terapia por la palabra es un enfoque cognitivo «de arriba abajo» que te anima a ser más consciente de tus pensamientos más problemáticos y a aprender a cambiarlos pensando y hablando sobre ellos. Aunque esto puede ayudar a algunas personas con ansiedad o depresión, no funciona bien en el caso del trauma. El reconocimiento de este problema ha llevado a un enfoque diferente para el TEPT que es más «de abajo arriba». Esta atención informada sobre el trauma honra la sabiduría de las sensaciones corporales para acceder al trauma retenido en los tejidos, en contraposición al enfoque cognitivo más convencional. Estamos en las primeras etapas de este cambio hacia una atención y una educación informadas sobre el trauma y hacia enfoques informados sobre el trauma no sólo para la salud mental, sino también para la salud física. Como mi amiga la Dra. Lissa Rankin ha escrito recientemente: «Es mi más sincera plegaria que nuestras instituciones despierten y den prioridad a la inclusión de un enfoque integrado e informado sobre el trauma en todos nuestros sistemas en la medicina, la psicología, la educación, los cuerpos de seguridad, la economía, el gobierno, el ecologismo y el activismo por la justicia social».[158] Sí, por favor.

El Dr. Bessel van der Kolk, psiquiatra especializado en traumas, explica por qué la terapia por la palabra no basta para tratar el TEPT: comprender y sentir se encuentran en partes distintas del cerebro.[159] Aunque una persona comprenda su trauma, sus sentimientos deben aflorar y procesarse para conseguir resultados. En consecuencia, hablar de una experiencia traumática y relatar los hechos no parece ayudar mucho a las personas con TEPT. El Dr. Bessel van der Kolk afirma que los terapeutas no suelen estar suficientemente formados en traumas y guían a sus pacientes por caminos que no conducen a la sanación. Para los que sufrimos un trauma, el suceso en sí pertenece al pasado y no es necesario describirlo con detalle al terapeuta. Como dice el Dr. van der Kolk, «contar la historia no ayuda». Según él, hablar y los enfoques puramente cognitivos no ayudan lo suficiente a la gente a curarse, pero los estados expandidos de conciencia, como la terapia asistida por psicodélicos, sí podrían.

Estoy de acuerdo. He acudido a una docena o más de terapeutas en los últimos treinta y cinco años, he divulgado con exquisito detalle mis experiencias traumáticas y la mayoría de las veces no me han servido de nada. El conocimiento no cambió mis sentimientos, aunque puede ayudar a algunas personas. Volver a contar la historia sólo parecía reforzar mi conocimiento cognitivo de lo sucedido, pero no llegaba a la profundidad de mis sentimientos en una parte separada de mi cerebro. En cambio, la te-

---

158. Rankin, L. *Sacred Medicine: A Doctor's Quest to Unravel the Mysteries of Healing.* Sounds True, Louisville, Colorado, 2022, p. 249.

159. van der Kolk, B.: «Trauma, Attachment, and Neuroscience», vídeo en inglés disponible en catalog.pesi.com/item/trauma-attachment-neuroscience-bessel-van-der-kolk-md-brain-mind-body-healing-trauma-27080.

rapia asistida con psicodélicos me ayudó a metabolizar el trauma y a cambiar mi comportamiento, y parece que resolvió el problema de los anticuerpos antinucleares, como veremos en la Parte 2.

¿Qué ocurre? La terapia por la palabra tradicional suele ignorar el cuerpo, donde se aloja el trauma, y muchos pacientes suelen abandonar el tratamiento antes de recuperarse del todo. Cada vez más profesionales de la salud mental y otros clínicos creen que la terapia somática puede ser la clave para curar el trauma y los trastornos por estrés. «Terapia somática» se refiere a un tipo de tratamiento «del cuerpo, relacionado con el cuerpo o que afecta al cuerpo». Las personas con trauma pueden sentirse atrapadas por su experiencia pasada, incapaces de liberarse del sufrimiento porque sus sistemas biológicos basados en el cuerpo se alteran. La terapia somática puede ayudar, ya que integra la conciencia de la experiencia corporal interna, incluidas las sensaciones, la energía, los movimientos, los gestos y las posturas corporales. La somática proporciona una forma de utilizar la respiración, el tacto y la conciencia corporal como vehículo para profundizar y transformar la experiencia psicológica en un lenguaje no verbal.

Después de gastarme una pequeña fortuna en enfoques cognitivos de arriba abajo en terapia por la palabra, no me sentía mejor. El trauma seguía siendo el motor de gran parte de mi experiencia: agotamiento crónico por exceso de trabajo y conflictos con mi familia. Entonces empecé a ver a un terapeuta Hakomi, que es un tipo de terapia somática. Me enganchó porque desbloqueaba los estados psicológicos que quedaban atrapados en mi cuerpo y desenmarañaba viejos patrones de la infancia que todavía estaba experimentando, trayéndolos a mi atención consciente para ser procesados con mi terapeuta somático. Encontrarás más información sobre Hakomi en el Capítulo 11.

Si los enfoques tradicionales de salud mental son, en el mejor de los casos, modestamente eficaces, ¿por qué la medicina convencional tiene tanta prisa por recetar fármacos y psicoterapia estándar para el trauma y sus secuelas, cuando no parecen ser suficientes?

Las emociones son misteriosas. En respuesta a un determinado entorno interno y externo, la reacción emocional puede llegar a extremos que en potencia pueden conducir al deterioro de la salud mental y física. A veces, el misterio puede perderse en la prisa por etiquetar y patologizar las dificultades emocionales, y nos puede faltar una invitación a navegar y sentir la emocionalidad hasta el final. Pensemos en la *medicalización,* un proceso en el que la experiencia humana auténtica se considera patológica en origen y se trata como un problema médico.

La psiquiatría médica se basa en la idea de que los problemas psicológicos y emocionales están relacionados con cambios en la biología, como los niveles de neurotransmisores o determinados patrones de actividad cerebral. También se supone lo contrario: que la resolución de los síntomas modifica la biología. Sin embargo, las dificultades de salud mental no siempre tienen un origen biológico. Puede ser cierto en el caso de determinadas enfermedades mentales, como la esquizofrenia, en comparación con otras. Pero asumir siempre que las enfermedades mentales tienen un origen biológico puede ser excesivamente reduccionista.

Leyendo un luminoso libro de Meghan O'Rourke, *The Invisible Kingdom: Reimagining Chronic Illness,* me llamó la atención algo que siempre me ha molestado de la medicina convencional: el estrés se considera algo medible y observable, mientras que el trauma se considera algo psicológico que requiere una derivación a un psiquiatra o a un terapeuta. Sin embargo, como sigo enfatizando en este libro, *tanto el estrés como el trauma inician vías similares en el cuerpo que pueden dañar la homeostasis.* Necesitamos clínicos y metodologías que entiendan este concepto y puedan trabajarlo contigo.

Necesitamos un enfoque integrador

El Hakomi no es la única forma de trabajar con lo que guardas en el cuerpo. Hay otros métodos que también pueden ayudarte a darte cuenta de las interacciones continuas entre tu cuerpo y tu mente y que cambian tu experiencia cotidiana con los desencadenantes. Algunos están más basados en evidencias que otros. En cualquier caso, no se ha informado de efectos secundarios peligrosos con estos tratamientos y mi consejo es que busques un profesional con muchos años de experiencia que te parezca adecuado y esté certificado en la técnica. A continuación, te comento los métodos adicionales.

- **EXPERIENCIA SOMÁTICA.** Es un modelo de terapia orientada al cuerpo para ayudar a curar traumas y otros trastornos causados por el estrés. Fue desarrollado por el psicólogo Peter Levine tras comprobar que los animales de presa se recuperan de un trauma liberando físicamente la energía que se acumula en su cuerpo durante el estrés, por ejemplo mediante sacudidas o temblores para descargar su carga y volver a un estado de calma. Según la página web de la Somatic Experiencing *(Véase* Recursos), la experiencia somática ayuda a resolver «el estrés, el *shock* y el trauma que se acumulan en nuestro cuerpo. Cuando estamos atrapados en patrones de lucha, huida o parálisis, la experiencia somática nos ayuda a liberarnos, recuperarnos y volvernos más resilientes.»

- **PSICOTERAPIA SENSORIMOTRIZ.** Desarrollada por la psicoterapeuta Pat Ogden para curar específicamente el impacto del trauma del apego, es un híbrido de terapia somática, teoría del apego, neurociencia, enfoques cognitivos y técnicas de Hakomi. Integra técnicas cognitivas y somáticas.
- **DESENSIBILIZACIÓN Y REPROCESAMIENTO POR MOVIMIENTOS OCULARES (DRMO).** Fue desarrollada por Francine Shapiro en 1987, cuando observó que caminaba por el bosque, los movimientos de los ojos a derecha e izquierda del suelo del bosque parecían disminuir las emociones negativas asociadas a sus propios recuerdos angustiosos. En este método, el paciente se centra principalmente en un recuerdo traumático mientras presta atención a un movimiento de un lado para otro hasta que se producen cambios en la forma en que experimenta el recuerdo. Aunque puede ayudar a curar el TEPT, no hay acuerdo sobre cómo funciona.[160] Esta técnica está recomendada por organizaciones como la Asociación Estadounidense de Psicología y la Organización Mundial de la Salud.
- **TÉCNICA NEUROEMOCIONAL.** Es un método respaldado por la investigación para ayudar en la liberación y la resolución de traumas del pasado y el estrés no resuelto. No es orientación ni psicoterapia, sino una técnica de reducción del estrés mente-cuerpo que utilizamos habitualmente en el Marcus Institute of Integrative Health de Pensilvania, donde trabajo. Aborda la fisiología o los aspectos físicos de las respuestas al estrés cargadas emocionalmente. El objetivo de la técnica neuroemocional es encontrar y corregir la aberración física, no las emociones.

---

160. «Eye Movement Desensitization and Reprocessing (EMDR) for PTSD», *PTSD: National Center for PTSD* (2023), www.ptsd.va.gov/understand_tx/emdr.asp23.

- **TEORÍA POLIVAGAL.** Desarrollada por el Dr. Stephen Porges, reconoce que los cambios en el sistema nervioso autónomo producen tres estados elementales –reposo y digestión (social y seguro), lucha o huida (movilización) y desconexión (inmovilización)– que pueden funcionar como una escalera. La teoría polivagal ofrece la corregulación (un proceso interactivo de apoyo regulador, que se analizará en el próximo capítulo) como método que involucra el sistema nervioso social del terapeuta y el paciente.
- **REDUCCIÓN DEL ESTRÉS BASADA EN EL *MINDFULNESS* (REBM).** La REBM se diseñó originalmente como una forma de medicina natural para gestionar el estrés, pero puede utilizarse para tratar muchas enfermedades, como el TEPT, la depresión, la ansiedad, los trastornos inmunitarios, la diabetes, los trastornos alimentarios y el dolor crónico.[161] La REBM puede ser útil si sueles tener dificultades para calmar la mente durante la meditación: cuando un pensamiento flota en tu conciencia, lo observas, lo etiquetas y lo dejas ir dulcemente, sin dejarte atrapar ni sentirte culpable por ello. Por ejemplo, mientras meditas, si empiezas a pensar en la cena, dite a ti mismo algo como «planificar el futuro» y déjalo ir. A medida que te vuelves más hábil en la técnica, te apegas menos a tus pensamientos y, por tanto, eres menos reactivo. En

---

161. Niazi, A. K., *et al.:* «Mindfulness Based Stress Reduction: A Non-pharmacological Approach for Chronic Illnesses», *North American Journal of Medicine and Science,* vol. 3, n.º 1, pp. 20-23 (enero de 2011); Katterman, S. N., *et al.:* «Mindfulness Meditation as an Intervention for Binge Eating, Emotional Eating, and Weight Loss: A Systematic Review», *Eating Behaviors,* vol. 15, n.º 2, pp. 197-204 (abril de 2014), doi.org/10.1016/j.eatbeh.2014.01.005; Janssen, M., *et al.:* «Effects of Mindfulness-Based Stress Reduction on Employees' Mental Health: A Systematic Review», *PloS One,* vol. 13, n.º 1 (24 de enero de 2018), doi.org/10.1371/journal.pone.0191332 e0191332; Conversano, C., *et al.:* «Is Mindfulness-Based Stress Reduction Effective for People with Hypertension? A Systematic Review and Meta-Analysis of 30 Years of Evidence», *International Journal of Environmental Research and Public Health,* vol. 18, n.º 6 (11 de marzo de 2021), doi.org/10.3390/ijerph18062882; Fisher, V., *et al.:* «The Effectiveness of Mindfulness-Based Stress Reduction (MBSR) on the Mental Health, HbA1C, and Mindfulness of Diabetes Patients: A Systematic Review and Meta-Analysis of Randomised Controlled Trials», *Applied Psychology: Health and Well-Being,* vol. 15, n.º 4, pp. 1733-1749 (noviembre de 2023), doi.org/10.1111/aphw.12441; Liu, Q., *et al.:* «The Efficacy of Mindfulness-Based Stress Reduction Intervention 3 for Post-traumatic Stress Disorder (PTSD) Symptoms in Patients with PTSD: A Meta-Analysis of Four Randomized Controlled Trials», *Stress Health,* vol. 38, n.º 4, pp. 626-636 (octubre de 2022), doi.org/10.1002/smi.3138.

resumen, la REBM promueve la conciencia del momento presente con una actitud compasiva y sin prejuicios, lo que con el tiempo conduce a un cambio en la percepción y la respuesta. La REBM aumenta la actividad en la parte del cerebro que rige el aprendizaje y la memoria, al tiempo que disminuye la actividad en el área responsable de la preocupación y el miedo. No es sorprendente que la REBM reduzca el cortisol, mejore el sueño, disminuya la preocupación y reduzca la depresión, la ansiedad y la angustia en personas con diversos problemas de salud relacionados con el estrés.[162] Existe una versión de REBM basada en el trauma.[163]

- **GESTALT.** No es una terapia específica para traumas, sino un enfoque holístico centrado en el momento presente y no en las experiencias pasadas. Fundada en la década de 1950, la Gestalt adopta la «teoría paradójica del cambio», que postula que las personas se curan cuando toman conciencia de quiénes son en lugar de intentar convertirse en otra persona.
- ***BRAINSPOTTING.*** Fue desarrollada en 2003 por el Dr. David Grand. La idea es que hay puntos en el campo visual del paciente, llamados puntos cerebrales *(brain spots* en inglés), que pueden ayudar a acceder a traumas no procesados en el cerebro subcortical. El terapeuta de *brainspotting* utiliza posiciones oculares relevantes para localizar, enfocar, procesar y liberar emociones, traumas y otros problemas corporales, como las relacionadas con el rendimiento y la resiliencia. Es una herramienta basada en el cerebro que puede apoyar la relación terapéutica. En palabras del Dr. Grand, «donde miras afecta a lo que sientes». Según sus defensores, es la actividad cerebral en el cerebro subcortical la que se organiza en torno a esa posición de los ojos.

---

162. Fisher, V., *et al.:* «The Effectiveness of Mindfulness-Based Stress Reduction (MBSR) on the Mental Health, HbA1C, and Mindfulness of Diabetes Patients: A Systematic Review and Meta-Analysis of Randomised Controlled Trials», *Applied Psychology: Health and Well-Being,* vol. 15, n.º 4, pp. 1733-1749 (noviembre de 2023), doi.org/10.1111/aphw.12441.

163. Kelly, A., *et al.:* «Trauma-Informed Mindfulness-Based Stress Reduction for Female Survivors of Interpersonal Violence: Results from a Stage I RCT», *Journal of Clinical Psychology,* vol. 72, n.º 4, pp. 311-328 (abril de 2016), doi.org/10.1002/jclp.22273; Gallegos, A. M., *et al.:* «Effects of Mindfulness Training on Posttraumatic Stress Symptoms from a Community-Based Pilot Clinical Trial Among Survivors of Intimate Partner Violence», *Psychological Trauma,* vol. 12, n.º 8, pp. 859-868 (noviembre de 2020), doi.org/10.1037/tra0000975.

- **OTROS EJERCICIOS SOMÁTICOS.** Incluyen la técnica de liberación emocional *(tapping),* el *rolling,* el Body-Mind Centering, la técnica Alexander, el método Feldenkrais, el análisis del movimiento de Laban, el trabajo corporal somático y el trabajo corporal sexológico.
- **PROGRAMAS DE DOCE PASOS.** No son una terapia y no se consideran un tratamiento, pero son una opción gratuita o de bajo coste para que algunas personas ayuden a la recuperación de trastornos por consumo de sustancias (como el alcohol y las drogas) y de compulsiones y adicciones conductuales (no sólo el juego, sino también la comida y el sexo). Se desarrolló originalmente en la década de 1930 como Alcohólicos Anónimos (AA) para ayudar a superar el alcoholismo y desde entonces docenas de organizaciones similares han aplicado el enfoque de AA a otros asuntos. Cualquiera de estos tratamientos, terapias u organizaciones puede tener efectos secundarios. Trabajar con el trauma puede hacer que el paciente se sienta molesto e incómodo, especialmente al principio. Puede sentirse desafiado a compartir sentimientos y pensamientos privados, pero la falta de revelación y vulnerabilidad puede obstaculizar el tratamiento. Ten en cuenta que los métodos como la REBM están diseñados para ayudar a una persona a reprocesar recuerdos difíciles. Esto puede provocar emociones intensas, recuerdos nuevos y adicionales, e incluso un distrés importante. Lo que ocurre es que las redes cerebrales pueden desestabilizarse para crear nuevas vías más sanas.

En el Capítulo 11, «Protocolo de terapia mente-cuerpo», exploraremos más detalladamente algunas de estas modalidades que me han resultado especialmente útiles.

Pero hay más, y cuando se combinan con algo de la lista anterior, más puede ser mejor, mucho mejor.

De todos los tratamientos descritos en este capítulo, hay un enfoque integrador que parece superar al resto: la terapia asistida con MDMA. En este enfoque, la MDMA, un estimulante también conocido por sus nombres callejeros de éxtasis, Molly o simplemente M, se prescribe en sesiones específicas de psicoterapia para mejorar la eficacia del tratamiento. Múltiples ensayos aleatorizados demuestran que la MDMA puede mejorar la psicoterapia reduciendo la defensividad, la ansiedad y el miedo, modulando la reconsolidación de los recuerdos del miedo, mejorando el estado de ánimo y aumentando la relajación. Actúa desencadenando la liberación de serotonina y posiblemente de oxitocina. Se han publicado seis ensayos aleatorizados que demuestran su seguridad y eficacia en fase dos.[164] Los datos de la fase tres, publicados en la prestigiosa revista *Nature Medicine,* indican que en pacientes con TEPT, la terapia asistida con MDMA indujo una mejora significativa de los síntomas en una escala de TEPT conocida como Escala de trastorno de estrés postraumático del DSM-V (CAPS-5, del inglés *Clinician-Administered PTSD Scale,* el criterio de valoración principal del estudio). Los autores escriben: «Estos datos indican que, en comparación con la terapia manualizada con placebo inactivo, la terapia asistida con MDMA es altamente eficaz en individuos con TEPT grave, y el tratamiento es seguro y bien tolerado, incluso en aquellos con comorbilidades. Concluimos que la terapia asistida con MDMA representa un potencial tratamiento innovador que merece una evaluación clínica mejorada».[165]

Mientras que los fármacos que hemos analizado antes en este mismo capítulo, como los inhibidores selectivos de la recaptación de serotonina, tienen un efecto bajo en la reducción del TEPT en comparación con el placebo (cuantificado como una diferencia media estandarizada de -0,28, lo que significa que puede haber una mejora del 25 %),[166] la terapia asistida con MDMA tiene un efecto 3,89 veces mayor (diferencia media estandarizada de -1,09), según una revisión sistemática y un metaanálisis de veintiún ensayos aleatorizados y controlados.[167] Esto significa que la terapia asistida con MDMA tiene el potencial de ser casi cuatro veces mejor en el tratamiento del TEPT, y recientes ensayos de fase tres han confirmado que no sólo es eficaz, sino que los beneficios son duraderos

---

164. Mithoefer, M. C., *et al.:* «MDMA-Assisted Psychotherapy for Treatment of PTSD: Study Design and Rationale for Phase 3 Trials Based on Pooled Analysis of Six Phase 2 Randomized Controlled Trials», *Psychopharmacology,* vol. 236, pp. 2735-2745 (7 de mayo de 2019), doi.org/10.1007/s00213-019-05249-5.
165. Mitchell, J. M., *et al.:* «MDMA-Assisted Therapy for Severe PTSD: A Randomized, Double-Blind, Placebo-Controlled Phase 3 Study», *Nature Medicine,* vol. 27, n.º 6, pp. 1025-1033 (junio de 2021), doi.org/10.1038/s41591-021-01336-3.
166. Hoskins, M. D., *et al.:* «Pharmacological Therapy for Post-traumatic Stress Disorder: A Systematic Review and Meta-Analysis of Monotherapy, Augmentation and Head-to-Head Approaches», *European Journal of Psychotraumatology,* vol. 12, n.º 1 (26 de enero de 2021), doi.org/10.1080/20008198.2020.1802920.
167. Bisson, J. I., *et al.:* «Evidence-Based Prescribing for Post-traumatic Stress Disorder», *British Journal of Psychiatry,* vol. 216, n.º 3, pp. 125-126 (marzo de 2020), doi.org/10.1192/bjp.2020.40.

durante años después del tratamiento. No tienes que ir semanalmente a terapia por la palabra; en vez de ello, tienes tres sesiones preparatorias y un viaje asistido con MDMA con dos terapeutas, seguido de tres sesiones de integración. Y dos de cada tres sujetos que tenían TEPT al principio, dejarán de cumplir los criterios de TEPT al final de la última sesión de integración.

En otra revisión sistemática y metaanálisis recientes llevados a cabo por investigadores del Reino Unido, surgieron seis enfoques no farmacológicos diferentes con evidencias cada vez más sólidas: acupuntura, neurorretroalimentación (o neurofeedback), *saikokei-shikankyoto* (un preparado a base de hierbas), experiencias somáticas, estimulación magnética transcraneal y yoga.[168] Aunque todavía no hay evidencias suficientes de que sean tratamientos de primera línea para el TEPT, las evidencias de eficacia existentes sugieren que podrían ser alternativas razonables para las personas que no quieren o no responden plenamente a los enfoques convencionales, y podrían ser excelentes complementos de la terapia con MDMA.

Resumen

Hemos explorado las razones por las que es improbable que los tratamientos tradicionales, basados en la terapia cognitiva por la palabra y los fármacos, resuelvan el trauma o sus consecuencias, como la autoinmunidad. Actualmente, el trauma, la desregulación biológica y emocional, y un sistema inmunológico desequilibrado son problemas sin solución, según la medicina convencional. *¿Tienes un trauma? Visita un psiquiatra.* Pero este enfoque puede no funcionar tan a menudo como se supone. En el mejor de los casos, el efecto es modesto: alrededor del 30 % de las personas se benefician de la terapia por la palabra o de un fármaco, aunque la terapia informada en trauma puede dar mejores resultados.

Nuestra tarea es reconstruir la homeostasis, empezando por el cuerpo, con un enfoque somático y conciencia corporal, y MDMA. A partir de

168. Bisson, J. I., *et al.:* «Non-Pharmacological and Non-Psychological Approaches to the Treatment of PTSD: Results of a Systematic Review and Meta-analyses», *European Journal of Psychotraumatology,* vol. 11, n.º 1 (24 de agosto de 2020), doi.org/10.1080/20008198.2020.1795361.

ahí, podemos añadir nuevas terapias según sea necesario, como una forma fortalecedora y reguladora de comer, de dormir y de crear un mejor equilibrio en los sistemas inmunológico, nervioso y endocrino.

Considéralo una peregrinación, un viaje a un espacio desconocido en el que nuestra búsqueda de significados más profundos sobre uno mismo, sobre los demás y sobre la naturaleza humana se combina con el objetivo de curar el trauma recreando la plenitud.

PARTE 2

REINTEGRAR EL TODO

El protocolo Gottfried

CAPÍTULO 6

Conciencia corporal

La integración surge de la intimidad con nuestras emociones y nuestro cuerpo, así como con nuestros pensamientos.

—Sharon Salzberg, *Real Love: The Art Of Mindful Connection*

Muchos de mis clientes me dicen que han estado comiendo bien, controlando cuidadosamente sus niveles de estrés, haciendo ejercicio y tomando los suplementos y las hierbas adecuadas, pero que siguen sintiéndose mal. Fatiga profunda, dolor crónico y otros síntomas misteriosos y a menudo invisibles. Una y otra vez, el eslabón perdido en su viaje de sanación es la *embodiment* o cognición corporizada, definido como la «experiencia vivida del compromiso del cuerpo con el mundo».[169] Puede que este concepto sea nuevo para ti, como a menudo lo es para mis pacientes, pero siempre ha sido importante no sólo para tu proceso de sanación, sino también para tu propio viaje personal.

169. Piran, N., *et al.:* «The Developmental Theory of Embodiment», en McVey, G. L., et al. (eds).: *Preventing Eating-Related and Weight-Related Disorders: Collaborative Research, Advocacy, and Policy Change*. Wilfrid Laurier University Press, Waterloo, Ontario, 2013, pp. 169-198.

No aprendí a sentirme plenamente corporizada hasta que llegué a la década de los cincuenta, lo que para mí significaba tener la capacidad de notar cambios sutiles en mi cuerpo. Tuve que desaprender los patrones de la infancia y de la edad adulta temprana que me enseñaron a ignorar las sensaciones corporales. Tuve que reconocer que ignorar el cuerpo formaba parte del adoctrinamiento que recibí durante mi formación médica: los estudiantes de Medicina dejan de comer a las horas normales, no pueden permitirse el lujo de ir al baño cuando lo necesitan, se les priva de sueño, visten con un extraño uniforme que les convierte en parte del grupo (no en individuos) y se les aleja de los amigos y de la familia que les ayudan a sentirse humanos. Tuve que aceptar los retos añadidos que supone compaginar carrera y familia. Cuando tienes un largo día de trabajo y llegas a casa hambriento –con la canguro intentando irse de casa lo antes posible, los niños peleándose, tu pareja preguntando qué hay para cenar–, tienes que hacer frente a todo ello sin importar lo que te esté diciendo el cuerpo.

La cognición corporizada es una parte crucial de nuestra inteligencia innata que puede aprovecharse para la sanación (es decir, el poder interior que gobierna la organización y la homeostasis, o equilibrio, en todos los sistemas corporales). Las investigaciones sugieren que la cognición corporizada positiva se relaciona con varias dimensiones importantes de la salud, aunque para nuestros propósitos podemos enmarcarla en el consuelo corporal, la voluntad y la función, la experiencia y la expresión de los deseos corporales, el autocuidado en sintonía y la sensación de «estar ahí».[170] Incluso los períodos cortos de mayor conciencia corporal pueden ser sanadores. Por otro lado, cuando se ignora, se descuida o se abusa del mantenimiento del cuerpo, se corre el riesgo de experimentar más fatiga, agotamiento, dolor y, tal vez, una salud vital (o *healthspan)* más corta, lo que significa que una persona disfruta de menos años de vida con una buena salud y un funcionamiento óptimo.

Cuando se ignoran las señales del cuerpo durante tanto tiempo, éste puede darse por vencido o rendirse. Puede capitular ante la constante invalidación cognitiva. El estrés y las sustancias químicas de emergencia

---

170. Piran, N.: «The Experience of Embodiment Construct: Reflecting the Quality of Embodied Lives», en Tylka, T. L., et al. (eds).: *Handbook of Positive Body Image and Embodiment: Constructs, Protective Factors, and Interventions.* Oxford University Press, Oxford, Reino Unido, 2019, pp. 11-21.

pueden secuestrar el estado de paz que te permitiría sintonizar con la verdad somática. Pero asimismo, el cuerpo también puede ser la mejor herramienta de sanación de tu arsenal, siempre que seas capaz de escuchar sus murmullos.

Cuestionario de cognición corporizada

Antes de empezar a investigar y profundizar en tu conciencia corporal, es importante conocer tu experiencia actual en tu cuerpo. ¿Estás profundamente conectado con tu paisaje interior, o tienes dificultades como yo solía tener?

Aunque hay muchas maneras de medir la cognición corporizada en la investigación,[171] aquí están las indicaciones básicas que utilizo para evaluar el nivel de cognición corporizada en mis pacientes y en mí misma. Espero que te resulten útiles para explorar tu conciencia corporal. Lee atentamente cada pregunta y, a continuación, rodea con un círculo uno de los números de la derecha para indicar la frecuencia con la que has experimentado esa cualidad en el último mes. Puntúa cada cualidad en una escala del uno (en absoluto) al cinco (constantemente).

---

171. Hay muchas escalas de cognición corporizada (o *embodiment)* que puedes revisar, como la Embodied Sense of Self Scale (ESSS), la Experiences of Embodiment Scale (EES), la Embodied Mindfulness Scale o la Gender Embodiment Scale. Estas medidas varían en cuanto a su validación y fiabilidad. Para el cuestionario de este capítulo también me he basado, con su permiso, en el libro de mi amiga Rachel Carlton Abrams. Abrams, R. C.: *Body Wise: Discovering Your Body's Intelligence for Lifelong Health and Healing.* Rodale, Nueva York, 2016 (Trad. cast.: *El cuerpo es sabio: descubra la inteligencia corporal para una salud perfecta.* Urano, Madrid, 2017).; Asai, T., *et al.:* «Development of Embodied Sense of Self Scale (ESSS): Exploring Everyday Experiences Induced by Anomalous Self-Representation», *Frontiers in Psychology,* vol. 7 (5 de julio de 2016), doi.org/10.3389/fpsyg.2016.01005; DuBois, L., *et al.:* «Development of the Gender Embodiment Scale: Trans Masculine Spectrum», *Transgender Health,* vol. 7, n.º 4, pp. 287-291 (1 de agosto de 2022), doi.org/10.1089/trgh.2020.0088; Khoury, B., *et al.:* «Embodied Mindfulness Questionnaire: Scale Development and Validation», *Assessment,* vol. 30, n.º 2, pp. 458-483 (marzo de 2023), doi.org/10.1177/10731911211059856; Longo, M. R., *et al.:* «What Is Embodiment? A Psychometric Approach», *Cognition,* vol. 107, n.º 3, pp. 978-998 (junio de 2008), doi.org/10.1016/j.cognition.2007.12.004; Piran, N., *et al.:* «The Experience of Embodiment Scale: Development and Psychometric Evaluation», *Body Image,* vol. 34, pp. 117-134 (septiembre de 2020), doi.org/10.1016/j.bodyim.2020.05.007.

Me siento seguro en mi cuerpo.	1	2	3	4	5
Confío en las sensaciones de mi cuerpo relacionadas con la sed, el hambre y el descanso.	1	2	3	4	5
Puedo sentir cuándo mi cuerpo está satisfecho con la comida y prestar atención a las señales de hambre y saciedad.	1	2	3	4	5
Cuando siento la necesidad de orinar o de defecar, voy al baño en menos de cinco minutos.	1	2	3	4	5
Cuando siento molestias o dolor en el cuerpo, dejo de hacer actividades que lo empeoran.	1	2	3	4	5
Tengo una conexión íntima con mi respiración y vuelvo a la respiración consciente a lo largo del día.	1	2	3	4	5
Me gusta el tamaño y la forma de mi cuerpo.	1	2	3	4	5
Siento deseo sexual con regularidad y estoy satisfecho con la forma en que satisfago mis necesidades sexuales.	1	2	3	4	5
Conecto con mis instintos y los sigo.	1	2	3	4	5
Siento, menciono y vivo con todo un espectro de emociones y sensaciones como guías importantes.	1	2	3	4	5
Me resulta fácil cerrar los ojos y conectar con mi mundo interior y mis sensaciones.	1	2	3	4	5
Puedo sentir cuándo mi frecuencia cardíaca en reposo se encuentra en mi rango basal y notar cuándo aumenta debido a mi entorno (amenaza, ejercicio, etc.).	1	2	3	4	5

Sé mantenerme dentro de mi margen de tolerancia y siento que puedo hacer frente a cualquier cosa que me pase en la vida. Puedo estar estresado, pero no me molesta demasiado.	1	2	3	4	5
Rara vez me vuelvo insensible por culpa del trabajo, el estrés, las redes sociales u otras tendencias adictivas.	1	2	3	4	5
Puedo utilizar los sentimientos positivos y negativos de mi cuerpo para influir en las decisiones y no necesito utilizar siempre la cognición para sopesar los pros y los contras (es decir, hacer una elección intelectual).	1	2	3	4	5
Vuelvo una y otra vez a mi experiencia de vida basada en el cuerpo, ya que es a partir de esa sensación que me siento más en paz.	1	2	3	4	5

Puntuación. Suma el total de todas las preguntas. Una **puntuación inferior a cuarenta y cinco indica** que la cognición corporizada supone todo un reto para ti y que tenemos que trabajar juntos de forma significativa para potenciar tu experiencia. Una **puntuación de entre cuarenta y cinco y sesenta y cuatro** indica que el vínculo entre tus estados corporales, tus emociones, tus comportamientos y tu cognición es moderado, pero que se podría reforzar. Una **puntuación de más de sesenta y cinco** indica que has desarrollado un alto grado de cognición corporizada, así que sigue leyendo para prestar más atención y conciencia a tus sensaciones corporales.

El cambio hacia la percepción interior

Si tu puntuación en el cuestionario indica que la cognición corporizada supone, al menos en cierto modo, un reto para ti, es posible que hayas perdido la conciencia de tu cuerpo, como me ocurrió a mí. Tal vez hayas aprendido a ignorar el cuerpo y a pensar en su lugar. Has aprendido a posponer lo que tu cuerpo necesita o desea. Te has vuelto todo un experto en mantener las distancias con el paisaje interior.

Las consecuencias de perder la conciencia pueden ser muy variadas. Tal vez tu mente no confía en los mensajes que le llegan del cuerpo, o tal vez tu cuerpo no confía en que tu mente responda adecuadamente a ellos. Tal vez no tengas en cuenta los impulsos del cuerpo y tiendas a comer en exceso, a abusar de la comida, a quedarte en la cama o a relajarte viendo la televisión en el sofá.

Para mí, la experiencia de desconectar mi conciencia corporal ha dejado un legado. Rechino los dientes por la noche y tengo que recordarme a diario que debo liberar la tensión de la mandíbula. Tiendo al estreñimiento al menor indicio de estrés. Hace poco, en el pódcast *Huberman Lab,* el profesor Andrew Huberman y yo especulábamos sobre si el estreñimiento debería ser un nuevo signo vital, junto con el pulso, la temperatura, la tensión arterial y la frecuencia respiratoria. El tiempo de tránsito de la comida de un extremo (boca) al otro (ano) es un importante reflejo de la carga de estrés. Llevo tanto tiempo en entornos de mucho estrés (por ejemplo, la sala de urgencias, el quirófano o la cabecera de una cama intentando reanimar a un paciente que acaba de morir) que mi reacción corporal al estrés no se registra hasta muy tarde en el proceso. Hasta hace poco, no me daba cuenta de lo alterada y desregulada que estaba hasta que me encontraba lejos, muy lejos, de mi rango saludable de funcionamiento. Me cuesta darme cuenta de que respiro superficialmente, de que contengo la respiración o de que estoy demasiado tiempo sentada hasta que estoy estresada y enfadada.

Me enseñaron a contener mis sensaciones corporales y, francamente, mi animalidad salvaje, al servicio de pensar de forma convincente y articular mis pensamientos. Esto es lo que nos enseñan en la escuela primaria: a permanecer sentados y callados, y aprender, independientemente de lo que prefiera el cuerpo. No digo que sea algo malo: me ayudó en la universidad, el posgrado, la Facultad de Medicina, el internado, la residencia y una carrera muy atareada (imagínate un cerebro unido a una boca y unas piernas). Pero el patrón por defecto significaba que mi cuerpo se sometía a las exigencias de mi mente.

Ahora ya no.

He aprendido que existe una rica y profunda comunicación entre nuestros mundos interior y exterior. Y créeme, no querrás renunciar a ello. Todos debemos aprender el lenguaje que habla el cuerpo, aunque para muchos de nosotros no sea un lenguaje que entendamos o hablemos con facilidad. Puede que intentemos escuchar sólo para percibir las regiones que nos duelen o que no funcionan como antes: la rigidez en la zona lumbar o la rodilla que cruje con el uso. Puede que incluso hayamos desarrollado partes que nos protegen de sentir el dolor de violaciones corporales pasadas.

Pero ¿y si en lugar de eso nos volviéramos hacia nuestro cuerpo con un sentido de asombro y reverencia por su misterio? Puede que no seas capaz de mencionar todas las gloriosas reacciones bioquímicas que están teniendo lugar en tu cuerpo mientras lees esta frase, pero te aseguro que están ocurriendo en tu nombre, seas consciente de ellas o no. El cuerpo es magnífico; sólo tenemos que aprender a prestarle atención.

De la disociación a la integración

Para aprender el lenguaje de nuestro cuerpo y poder empezar a escucharlo, debemos enfrentarnos a la disociación entre cuerpo y mente, que se ha normalizado para muchos de nosotros. ¿Qué es exactamente la disociación? Podríamos pensar que es desconectarnos, perdernos en nuestros pensamientos o potencialmente incluso autoabandonarnos. En este caso no me refiero a una enfermedad mental, como el trastorno de identidad disociativo (antes llamado trastorno de personalidad múltiple, como en el libro *Sybil*,[172] que leí de niña con fascinación y horror), sino más bien a una pausa o una ruptura en la forma en que tu mente conecta con tu cuerpo.

La disociación es una estrategia de afrontamiento y un resultado común del trauma, mucho más común de lo que me había dado cuenta, a pesar de haber ejercido como médica durante años. Pero la disociación como mecanismo de afrontamiento puede tener un precio. Lo que me ayudó en la infancia a hacer frente a la angustia –y puede que me permitiera tener un éxito escolar espectacular–, ahora me nubla e interrumpe

---

172. Escrito por la estadounidense Flora Rheta Schreiber en 1973, *Sybil* es un libro superventas que narra la historia real de Shirley Ardell Mason. La protagonista, que utilizaba otro nombre, *Sybil Isabell Dorsett*, padecía trastorno de personalidad múltiple como consecuencia de los graves abusos sexuales, físicos y psicológicos que había sufrido a manos de su madre, probablemente enferma de esquizofrenia no diagnosticada. *(N. del T).*

mi conciencia y el seguimiento de las personas a las que quiero. He tardado varias décadas en reconocer el precio en incremento de mi cognición corporizada y mi disociación, y más en concreto, la adicción al trabajo, la ausencia emocional para mi familia y el desgaste profesional.

Actualmente no hay ninguna píldora que pueda curar la disociación.[173] Y la terapia tradicional por sí sola tampoco suele bastar para superar la disociación. Muchos de nosotros acudimos a la terapia por la palabra estándar, que activa lo que la medicina denomina «exterocepción»: el enfoque de la atención en el mundo externo. La exterocepción activa el director ejecutivo del cerebro, el córtex prefrontal. Como he descrito en el último capítulo, la psicoterapia me capacitó para centrar mi atención en el exterior y describir mi experiencia traumática en historias, pero no resolvió mi trauma. Reforzó la exterocepción, pero omitió la interocepción, es decir, la capacidad de percibir el estado interno del cuerpo. Este tipo de conciencia depende de otras partes del cerebro, como la ínsula (la parte que integra la conciencia corporal, las sensaciones, los sentimientos y las emociones) y el giro cingulado posterior (una parte del cerebro involucrada en la red neuronal por defecto e integra el pensamiento, la conciencia y la memoria dirigidos internamente). La interocepción no es fácil para las personas que aún tienen traumas integrados en su sistema.

Me ha llevado años de práctica conectar con la inteligencia de mi cuerpo. Ha sido necesario aprender a sumergirme en el yoga, la meditación y el *mindfulness,* descubrir cómo volver a conectar mis sentidos, convertirme en una persona que hace ejercicio y ahora adora el movimiento regular, probar la terapia basada en el sistema somático y hacer el esfuerzo de ser más paciente con el lento proceso de reintegración en el cuerpo. Ahora, después de años de trabajo, por fin puedo percibir cuándo y dónde tengo cierta tensión (por ejemplo, en la mandíbula, el cuello y los hombros; en el trapecio, el psoas y los músculos cuadrados lumbares; en los isquiotibiales y los pies) y tomar medidas para liberarla. He aprendido a escuchar lo que el cuerpo sabe sobre por qué se aferra a la tensión y el estrés, y lo que podría necesitar para sentirse seguro y relajado. He probado muchas técnicas a lo largo del camino.

---

173. Ten en cuenta que la experiencia reciente y la discusión con mi colega el Dr. Omid Naim sugieren que la naltrexona puede ser útil como parte de un enfoque de trauma informado para hacer frente a la disociación.

Podemos leer sobre la cognición corporizada o escribir sobre ella, pero la mayoría de nosotros necesitamos cerrar los ojos para sintonizar con ella: necesitamos practicar la habilidad de adentrarnos y sentir de verdad la sensación interna sin interferencias de la mente o el ego. La conciencia corporal te adentra en el momento presente de lo que es cierto para ti, en este preciso instante. Volver al hogar de tu cuerpo y habitarlo plenamente requiere un nuevo nivel de autoconciencia.

Ahora podemos dejar que el cuerpo tenga su tiempo… que hable, que mande, que haga oír sus partes.

Escaneo corporal

Me gustaría empezar este capítulo proponiéndote un ejercicio de *mindfulness* llamado «escaneo corporal» para ayudar a tu cognición corporizada.

El escaneo corporal es una práctica que consiste en explorar el cuerpo en busca de sensaciones, como hormigueo, dolor, tensión, calor, frío, picor, zumbidos, náuseas, fatiga o cualquier otra sensación fuera de lo normal. La mayor parte de la reducción del estrés basada en el *mindfulness* –que yo considero reducción del *sufrimiento*– comienza con una exploración del cuerpo, observando sin juzgar cada parte del cuerpo, ya sea de los pies a la coronilla o en el otro sentido. Tal vez encuentres partes en las que acumulas tensión/distrés/trauma, que para mí incluyen la mandíbula y las caderas, en particular el psoas, conocido como el músculo del alma. Y tú, ¿dónde almacenas el estrés tóxico?

CIENCIA: Al menos setenta y seis citas en la literatura científica documentan los beneficios de un escaneo corporal basado en el *mindfulness*. Algunos de los efectos más destacados de un escaneo corporal de diez minutos son:

- Proporciona a la mayoría de las personas una agradable sensación de hormigueo en la piel, característica de un estado de relajación.[174]

---

174. Barratt, E. L., *et al.:* «Autonomous Sensory Meridian Response (ASMR): A Flow-Like Mental State», *PeerJ* 3 (26 de marzo de 2015), doi.org/10.7717/peerj.851; Glim, S., *et al.:* «Body Scan Meditation Enhances the Autonomous Sensory Meridian Response to Auditory Stimuli», *Perception,* vol. 51, n.º 6, pp. 435-437 (3 de mayo de 2022), doi.org/10.1177/03010066221098104.

- Contribuye a una mejor regulación emocional, correlacionada con cambios beneficiosos en los escáneres cerebrales.[175]
- En adultos sanos, puede mejorar el procesamiento de recuerdos angustiosos, de forma similar a las técnicas con un terapeuta capacitado.[176]
- Mejora el *mindfulness* según una revisión de catorce estudios.[177]
- Cuando se combina con la respiración consciente, reduce los síntomas de TEPT y depresión en veteranos.[178]
- En sujetos con dolor crónico, reduce significativamente la angustia relacionada con el dolor, y el dolor que interfiere en las relaciones sociales.[179]
- Reduce el síndrome del desgaste profesional en los trabajadores sanitarios.[180]
- Mejora la interocepción –la conciencia del estado interno– cuando se realiza a diario durante ocho semanas.[181]

---

175. Ng, H. H., *et al.:* «Mindfulness Training Associated with Resting-State Electroencephalograms Dynamics in Novice Practitioners via Mindful Breathing and Body-Scan», *Frontiers in Psychology,* vol. 12 (28 de octubre de 2021), doi.org/10.3389/fpsyg.2021.748584.
176. D'Antoni, F., *et al.:* «Psychotherapeutic Techniques for Distressing Memories: A Comparative Study Between EMDR, Brainspotting, and Body Scan Meditation», *International Journal of Environmental Research and Public Health,* vol. 19, n.º 3 (20 de enero de 2022), doi.org/10.3390/ijerph19031142. Ten en cuenta que el *brainspotting* es un «método de tratamiento que funciona identificando, procesando y liberando las fuentes neurofisiológicas centrales del dolor emocional/corporal, el trauma, la disociación y una variedad de otros síntomas desafiantes» y se describirá con más detalle en el próximo capítulo.
177. Gan, R., *et al.:* «The Effects of Body Scan Meditation: A Systematic Review and Meta-Analysis», *Applied Psychology: Health and Well-Being,* vol. 14, n.º 3, pp. 1062-1080 (agosto de 2022), doi.org/10.1111/aphw.12366.
178. Colgan, D. D., *et al.:* «The Body Scan and Mindful Breathing Among Veterans with PTSD: Type of Intervention Moderates the Relationship Between Changes in Mindfulness and Post-treatment Depression», *Mindfulness,* vol. 7, n.º 2, pp. 372-383 (2016), doi.org/10.1007/s12671-015-0453-0.
179. Ussher, M., *et al.:* «Immediate Effects of a Brief Mindfulness-Based Body Scan on Patients with Chronic Pain», *Journal of Behavioral Medicine,* vol. 37, n.º 1, pp. 127-134 (2014), doi.org/10.1007/s10865-012-9466-5.
180. Goodman, M. J., *et al.:* «A Mindfulness Course Decreases Burnout and Improves Well-Being Among Healthcare Providers», *International Journal of Psychiatry in Medicine,* vol. 43, n.º 2, pp. 119-128 (2012), doi.org/10.2190/PM.43.2.b.
181. Fischer, D., *et al.:* «Improvement of Interoceptive Processes After an 8-Week Body Scan Intervention», *Frontiers in Human Neuroscience,* vol. 11 (12 de septiembre de 2017), doi.org/10.3389/fnhum.2017.00452.

- Puede reducir las percepciones erróneas de los síntomas físicos en personas con síntomas médicos inexplicables y mejorar la toma de decisiones.[182]
- En mujeres experimentadas, disminuye significativamente la tensión arterial diastólica; en los hombres, aumenta el gasto cardíaco durante la meditación.[183]

Los participantes en los grupos de *mindfulness* experimentaron disminuciones significativas en la gravedad de los síntomas de TEPT y depresión y aumentos en *mindfulness,* mientras que los grupos control no experimentaron dichos cambios.

CÓMO HACER UN ESCANEO CORPORAL: Resérvate unos diez minutos o más. Siéntate cómodamente o túmbate en una posición relajada. Inspira profundamente por la nariz y espira por la boca. Cierra los ojos. Empieza por uno de los pies. Fíjate en cómo notas el pie en este momento y cualquier sensación de comodidad o incomodidad, sin juzgar. Cuando te sientas preparado, pasa a la siguiente parte adyacente del cuerpo; por ejemplo, del pie izquierdo al tobillo izquierdo. Continúa con el resto de la pierna, luego pasa a la otra pierna y después al vientre. Sigue conectando con las distintas partes del cuerpo, terminando con la coronilla.

Comprueba lo fácil o difícil que te resulta bajar el ritmo, desviar la atención de tu experiencia habitual y sentir tu cuerpo. El escaneo corporal aumenta la conciencia del cuerpo, ayudándote a volver la mirada hacia las sensaciones corporales y consultarlas, en lugar de ignorarlas o pasarlas por alto.

Si quieres que alguien te guíe en una meditación de escaneo corporal, consulta el capítulo de Recursos o busca en YouTube.

---

182. Mirams, L., *et al.:* «Brief Body-Scan Meditation Practice Improves Somatosensory Perceptual Decision Making», *Consciousness and Cognition,* vol. 22, no.1, pp. 348-359 (marzo de 2013), doi.org/10.1016/j.concog.2012.07.009.

183. Ditto, B., *et al.:* «Short-Term Autonomic and Cardiovascular Effects of Mindfulness Body Scan Meditation», *Annals of Behavioral Medicine,* vol. 32, n.º 3, pp. 227-234 (2006), doi.org/10.1207/s15324796abm3203_9.

Breathwork

El *breathwork* (o trabajo de respiración) también me ha ayudado a encontrar el camino de regreso a mi cuerpo. Como describe el periodista James Nestor en su libro *Breath,* necesitamos recuperar la respiración en lugar de confiar en el piloto automático. Cuando se optimiza, la respiración es «una fuerza, un remedio y un mecanismo» para adquirir un poder casi sobrehumano.[184]

Recuperar la respiración es un proyecto que iniciaremos en este capítulo, teniendo en cuenta que la frecuencia respiratoria óptima, como define Nestor (y como yo he experimentado y escrito anteriormente), es de unas 5,5 respiraciones por minuto, procurando una inhalación de 5,5 segundos y una exhalación de 5,5 segundos.

Cuerpo energético sutil… ¿es real?

Estudié el cuerpo físico en la clase de anatomía de mi primer año en la Facultad de Medicina de Harvard, pero no fue hasta mi último año, en 1994, cuando conocí el campo de energía humana. Asistí a un seminario de un mes impartido por los profesores de Harvard David Eisenberg, doctor en Medicina, y Ted Kaptchuk, doctor en Medicina oriental. Repasamos la base científica de la medicina no convencional o poco ortodoxa, que había ganado cierta aceptación en Harvard gracias a la impactante investigación de David, que documentaba que uno de cada tres estadounidenses recurría a la medicina complementaria y alternativa para mejorar la salud, con un coste sustancial de 13.700 millones de dólares en 1990, procedentes en su mayor parte de sus propios bolsillos.[185] Su artículo, publicado en la prestigiosa revista *The New England Journal of Medicine,* hizo que el sistema médico convencional se diera cuenta de que, aunque todavía no existiera una base científica para los cuidados no con-

---

184. Nestor, J. *Breath: The New Science of a Lost Art.* Penguin Life, Londres, 2020. (Trad. cast.: *Respira: la nueva ciencia de un arte olvidado.* Editorial Planeta, Barcelona, 2021, p. 16).

185. Eisenberg, D. M., *et al.:* «Unconventional Medicine in the United States. Prevalence, Costs, and Patterns of Use», *New England Journal of Medicine,* vol. 328, n.º 4, pp. 246-252 (28 de enero de 1993), doi.org/10.1056/NEJM199301283280406.

vencionales, incluido el estudio del campo de la energía humana, los estadounidenses estaban recurriendo a prestadores de servicios médicos alternativos para tratar sus problemas de salud.

Más adelante, en la treintena, me convertí en profesora certificada de yoga y aprendí más sobre el concepto de «cuerpo energético sutil», la supuesta ubicación invisible de la sanación potencial, según los sistemas antiguos. El cuerpo energético sutil es una red de elementos físicos, energéticos y espirituales de salud y bienestar. Consta de tres componentes: los meridianos, los chakras y el aura.

- **MERIDIANOS.** Son vías para la energía situados dentro de los tejidos que discurren a ambos lados del cuerpo, normalmente por el tejido conjuntivo.

RESPIRACIÓN HOLOTRÓPICA

Los estados holotrópicos son un grupo especial de estados no ordinarios de conciencia. Registrado como Holotropic Breathwork®, el concepto «respiración holotrópica» fue acuñado por primera vez por el psiquiatra Stanislav Grof.[186] El término «holotrópico» significa «moverse hacia la totalidad» (del griego *holos*, «todo», y *trepein*, «moverse hacia»).

Proceso: La respiración holotrópica es un tipo de práctica respiratoria que consiste en una respiración acelerada combinada con música evocadora en un decorado y un entorno especiales. Tumbado en una colchoneta con los ojos cerrados, el sujeto utiliza su propia respiración y la música de la sala para entrar en un estado no ordinario de conciencia utilizando un procedimiento de hiperventilación voluntaria y prolongada. Se desarrolló para inducir la conciencia no ordinaria durante las décadas en que los psicodélicos fueron enviados a la clandestinidad por los sistemas legales de todo el mundo, excepto en Suiza. El estado inducido activa el «pro-

186. Grof, S.: «Human Nature and the Nature of Reality: Conceptual Challenges from Consciousness Research», *Journal of Psychoactive Drugs*, vol. 30, n.º 4, pp. 343-357 (octubre-diciembre de 1998), doi.org/10.1080/02791072.1998.10399710.

ceso natural de sanación interna de la psique del individuo, aportando al buscador un abanico particular de experiencias internas». Con la inteligencia sanadora interior guiando el proceso, la experiencia es única para cada persona y su entorno particular.[187]

Roles: La respiración holotrópica suele experimentarse en grupos, aunque también es posible realizar sesiones individuales. Dentro de los grupos, las personas trabajan en parejas y se alternan en los papeles de «respirador» *(breather)* y «cuidador» *(sitter)*.[188]

Ciencia: La hiperventilación conduce a cambios sustanciales en el sistema nervioso, incluyendo la disminución de los comportamientos de evitación y la mejora del progreso terapéutico en la psicoterapia en curso.[189] Otro estudio sugirió que cuatro sesiones de respiración holotrópica pueden inducir cambios beneficiosos en el temperamento, lo que puede disminuir los problemas interpersonales, reducir los rasgos indeseables específicos, tales como ser demasiado complaciente o necesitado, o demasiado hostil, y aumentar la conciencia de uno mismo.[190] La respiración holotrópica podría ser útil en el tratamiento de problemas psiquiátricos comunes, tales como la ansiedad y los trastornos depresivos.

Por qué puede interesarte probarlo: Stan Grof describió la respiración holotrópica como un portal para utilizar el potencial sana-

---

187. «About Holotropic Breathwork®», www.holotropic.com/holotropic-breathwork/about-holotropic-breathwork.
188. El papel del cuidador es estar presente y preparado para ayudar al respirador, sin interferir, interrumpir o intentar guiar el proceso. Otros elementos del proceso son el trabajo de liberación de energía y las prácticas de integración. Los facilitadores certificados también actúan como cuidadores.
189. Rhinewine, J. P., *et al.:* «Holotropic Breathwork: The Potential Role of a Prolonged, Voluntary Hyperventilation Procedure as an Adjunct to Psychotherapy», *Journal of Alternative and Complementary Medicine,* vol. 13, n.º 7, pp. 771-776 (septiembre de 2007), doi.org/10.1089/acm.2006.6203.
190. Miller, T., *et al.:* «Measure of Significance of Holotropic Breathwork in the Development of Self-Awareness», *Journal of Alternative and Complementary Medicine,* vol. 21, n.º 12, pp. 796-803 (1 de diciembre de 2015), doi.org/10.1089/acm.2014.0297.

dor intrínseco de los estados no ordinarios de conciencia.[191] Detalló experiencias y transformaciones que ocurren no sólo en la dimensión biográfica habitual (desde el nacimiento hasta el momento presente), sino en las dimensiones transpersonales de la psique. La primera vez que practiqué la respiración holotrópica, no retrocedí en el tiempo para revivir mi concepción, mi estancia en el útero o mi experiencia durante el parto, pero el persistente dolor de cabeza que tenía al principio de la sesión se solucionó por completo. Me sentí mejor, más luminosa y más conectada a tierra después de la respiración holotrópica, y la he practicado, sola o en grupo, al menos una vez a la semana durante los últimos dos años. Próximos pasos: Recomiendo trabajar con un facilitador certificado con desarrollo profesional vigente en el método Grof Transpersonal Training (GTT). Sólo los profesionales certificados por GTT están autorizados a practicar utilizando el método «Holotropic Breathwork®», por lo que es posible que veas a otras personas enseñando un tipo similar de respiración que no es el método oficial. Para seguir las clases de un profesor de la más alta calidad, recomiendo trabajar sólo con un facilitador certificado en el método Holotropic Breathwork®. Visita la página web www.holotropic.com para saber más y encontrar un facilitador certificado.

- **CHAKRAS.** La palabra *chakra* significa «rueda» en sánscrito y se refiere a remolinos giratorios de energía que se encuentran en todos nosotros, pero que no se ven con el ojo humano. Sin embargo, aparentemente pueden «verse, sentirse y percibirse con la intuición».[192]
- **AURA.** Se refiere al campo de energía invisible que rodea a los organismos vivos, una emanación que es parte esencial del ser. Barbara Ann Brennan, física que había trabajado en la NASA, escribe que el aura

191. Grof, S., *et al.: Holotropic Breathwork: A New Approach to Self-Exploration and Therapy.* State University of New York Press, Nueva York, 2010, p. 7. (Trad. cast.: *La respiración holotrópica: un nuevo enfoque a la autoexploración y la terapia.* La Liebre de Marzo, Barcelona, 2011, p. xiv).

192. Shah, P.: «A Primer of the Chakra System» (20 de agosto de 2022), www.chopra.com/articles/what-is-a-chakra.

consta de siete capas, cada una asociada con un chakra (la primera capa del aura está asociada con el primer chakra, y así sucesivamente).[193]

¿Existen datos científicos que respalden el mapa de la energía sutil? No he encontrado muchos. Algunos creen que algunos de los chakras se correlacionan con órganos endocrinos, como los testículos o los ovarios; el chakra del corazón (cuarto), con la glándula del timo, y el chakra de la garganta (quinto) con la tiroides. Otros postulan que los chakras se correlacionan con haces de nervios específicos y otros órganos internos. Si bien no he encontrado datos que respalden estas afirmaciones, la falta de pruebas no es una prueba en contra. Carecemos de métodos para detectar la energía de los chakras o del aura, si es que existe. Parte del problema es que cada chakra no funciona de forma aislada; a los investigadores les gusta aislar células y órganos para testarlos en el laboratorio, y eso no es fácil de conseguir con el sistema de chakras. Un artículo publicado en una revista revisada por pares describe los chakras como «transductores de energía para la energía sutil... una energía sanadora que cualquiera puede percibir y utilizar. Es un componente crucial, pero a menudo ausente, en la atención médica».[194]

No necesitas creer en meridianos, chakras y auras para beneficiarte de los conceptos de este libro. Puedes abrazar ligeramente estos conceptos e imaginar que la energía espiritual surge del cuerpo energético sutil e influye bidireccionalmente en el cuerpo físico, si te sirve.

Resumen

A lo largo de mi carrera profesional, he visto un renacimiento en la forma en que pensamos el cuerpo individual: ya no se cree que exista de forma aislada. Y lo que he descubierto en mi recorrido hacia la plena integración es que el cuerpo tiene una forma de conocimiento a la que la mente no

---

193. Brennan, B. A.: *Hands of Light: A Guide to Healing Through the Human Energy Field.* Bantam, Nueva York, 1987. (Trad. cast.: *Manos que curan: el libro guía de las curaciones espirituales.* Ediciones Martínez Roca, Madrid, 2016).

194. Wisneski, L., *et al.:* «The Scientific Basis of Integrative Medicine», *Evidence-Based Complementary and Alternative Medicine,* vol. 2, n.º 2, pp. 257-259 (junio de 2005), doi.org/10.1093/ecam/neh079.

tiene acceso; en términos Hakomi, el cuerpo es «el camino real hacia el núcleo inconsciente».[195] Si, como hemos comentado en capítulos anteriores, tu cuerpo lleva la cuenta de todos los desaires y traumas que has experimentado a lo largo de tu vida, tus síntomas físicos pueden dificultarte mantener una visión que te ayude a progresar. Pero cuando el cuerpo se siente cómodo, seguro, estable y bien nutrido, entonces tienes una mayor capacidad para alcanzar tu máximo potencial. A nivel práctico, la conciencia corporal puede aportar una indicación clara para tu tipo de cuerpo, tu edad y tu nivel de aptitud física.

Utilizando las prácticas prescritas en este capítulo y en los siguientes, he empezado a encontrar el camino de regreso a casa, a mi cuerpo. Ahora utilizo mi cuerpo no sólo como un vehículo para mi mente, sino como una inteligencia resplandeciente que me dice si voy por buen camino con respecto a cómo estoy situada en el mundo. Utilizo las señales de mi cuerpo –como zonas de malestar, sensaciones sutiles o pérdida de funciones– para evaluar la inspiración, el discernimiento y la necesidad de más autocuidado. Hago rituales diarios para despejar el canal y poder prestar una atención equilibrada a la mente, el cuerpo y el espíritu.

Créeme. Una vez que tu mente y tu espíritu vuelven a estar unidos a tu cuerpo, y te sientes completo de nuevo… No hay vuelta atrás.

---

195. Weiss, H., *et al.*: *Hakomi Mindfulness-Centered Somatic Psychotherapy: A Comprehensive Guide to Theory and Practice*. W. W. Norton & Company, Nueva York, 2015, pp. 34-35.

CAPÍTULO 7

Pruebas

¿Qué pasa si la enfermedad no es, de hecho, una entidad fija sino un proceso dinámico que expresa vidas reales en situaciones concretas? ¿Qué nuevos (o viejos) caminos hacia la sanación, impensables dentro de la visión médica predominante, podrían seguirse a partir de un cambio de perspectiva tan paradigmático?

—Dr. Gabor Maté, *El Mito de la normalidad*[196]

Es posible que imagines, o desees, una prueba que te confirma de manera definitiva si la fatiga persistente, el dolor en las articulaciones, la erupción cutánea, la caída del cabello o la niebla mental tienen un origen autoinmunitario. Pero lo cierto es que la autoinmunidad es un misterio. Los síntomas de que el cuerpo se ataca a sí mismo son vagos, cambiantes y a menudo matizados, y, por lo tanto, el diagnóstico es vago, cambiante y rara vez blanco o negro. Aunque es poco probable que consigas una simple respuesta de sí o no sobre si padeces una enfermedad autoinmunitaria, en este capítulo exploraremos la mejor forma de comprobar si inter-

196. Maté, G.: *El mito de la normalidad: Trauma, enfermedad y sanación en una cultura tóxica.* Tendencias, Madrid, 2023.

viene la autoinmunidad o, incluso con más frecuencia, si en tus análisis de sangre, de heces y de orina puede estar merodeando la preenfermedad. No es necesario que en este capítulo descubras todos los detalles; en última instancia, dependerás de una relación con un profesional con conocimientos que trabajará contigo para revisar tus síntomas, llevar a cabo pruebas, completar un examen físico y, con suerte, llegar a un diagnóstico preciso.

Kristina, cuarenta y dos años

Ya has conocido a Kristina en el Capítulo 1. Su historia es habitual en mi consulta, y la comparto de nuevo con más detalle porque demuestra el modo en que la medicina convencional aborda el diagnóstico, y a veces no ve las sutilezas ni tiene en cuenta las causas profundas.

Como quizá recordarás, Kristina vino a mi consulta a los cuarenta y dos años cuando tuvo que hacer frente a un gran engaño sentimental. Ella creía que su matrimonio era feliz, pero su marido la estaba engañando con su amiga y socia, y se lo ocultó. Kristina descubrió su infidelidad en el móvil de su marido.

A pesar de que Kristina tenía un buen apoyo gracias a una dinámica práctica espiritual, el trauma asestó un duro golpe a su sistema PINE; se sentía mal y buscaba respuestas. Describió una fatiga extrema y un bajón de energía por las tardes. Los cambios de humor se convirtieron en su norma y se sentía abrumada muy a menudo. Notaba falta de concentración y de motivación, y le dolían los codos, las rodillas y los tobillos más que nunca. Tenía menos apetito. Su ciclo menstrual, antes regular, era más frecuente, cada veintitrés o veinticinco días.

No hay una prueba única que pueda diagnosticar los cien tipos de enfermedades autoinmunitarias,[197] pero la enfermera de atención primaria de Kristina empezó con unos cuantos análisis de sangre. La sangre de Kristina mostraba niveles elevados de inflamación: no del tipo beneficioso que cura nuestras heridas, sino del tipo no resuelto y mal regulado. Su hemograma (índice neutrófilos/linfocitos) era de casi 3 y había llegado a

---

197. Wang, L., *et al.:* «Human Autoimmune Diseases: A Comprehensive Update», *Journal of Internal Medicine*, vol. 278, n.º 4, pp. 369-395 (octubre de 2015), doi.org/10.1111/joim.12395.

5,7 en los últimos años (lo normal es por debajo de 1). Su velocidad de sedimentación globular o eritrosedimentación (una medida de la velocidad a la que los glóbulos rojos de la sangre anticoagulada precipitan en un tubo estandarizado durante una hora) era elevada: su nivel era de 33 y lo normal es de entre 0 y 20.

A continuación, la enfermera le pidió un análisis de proteína C reactiva (otro análisis de sangre para detectar la inflamación) y de factor reumatoide, una proteína que las células inmunitarias fabrican contra los tejidos, lo que provoca un ataque autoinmunitario del revestimiento de las articulaciones y, por lo general, artritis, como en la rodilla o el codo. Ambas pruebas dieron resultados elevados, muy por encima de los niveles normales. Cuando se combina con síntomas de artritis reumatoide y una exploración física que muestra daños en las articulaciones, un factor reumatoide elevado puede confirmar el diagnóstico. Sin embargo, lo que dificulta el diagnóstico es que el factor reumatoide también puede ser positivo cuando no se tiene artritis reumatoide: puede ser positivo en otras enfermedades autoinmunitarias, infecciones víricas, infecciones bacterianas, infecciones parasitarias, cáncer… y la lista continúa.

Entonces su enfermera la derivó a un especialista en reumatología para que le hiciera un diagnóstico, pero pasaron casi seis meses hasta que Kristina pudo ser visitada. Finalmente, acudió a un reumatólogo de Stanford que la martilleó a preguntas a través de una videoconferencia. ¿Qué articulaciones le dolían exactamente? ¿Cuánto tiempo, y si le dolían por la mañana o a última hora del día? Le dijo que estaba seguro de que tenía artritis reumatoide y le pidió una ecografía para documentar la destrucción articular. Le recomendó un medicamento para suprimir su sistema inmunitario.

No estaba convencida. Kristina, a quien conocí en sus retiros de yoga, acudió a mí con la esperanza de volver a sentirse mejor, de curarse y de utilizar las pruebas para guiarnos. Me dijo: «Estoy preparada para volver a sentirme animada y llena de salud, y comprometerme con un plan de sanación. Estos dos últimos años han afectado mucho a mi salud y necesito respuestas y soluciones para seguir avanzando.»

Como ves, aparte de la larga espera por la visita de un especialista, la medicina convencional tiene dificultades con la incertidumbre y puede depender en exceso de la medicación, como hemos descubierto en el Capítulo 5. A menudo te dicen que ajustes tu estilo de vida para *vivir con la enfermedad*, en lugar de colaborar en un enfoque diferente: ajustar el estilo de vida con un enfoque particular sobre cómo resolver o revertir la enfermedad. En última instancia, ajustar el estilo de vida y abordar el trauma puede ahorrarte tiempo, dinero y años perdidos por culpa de la discapacidad.

Aunque el caso de Kristina y el diagnóstico de artritis reumatoide la diferencian, en este capítulo exploraremos el espectro de las pruebas diagnósticas y la certeza, qué pueden decirte y qué no, y cómo pueden variar dependiendo de en qué punto te encuentres en tu transición de la salud a la preenfermedad (como yo, con un anticuerpo positivo para mis núcleos en las células) y a la enfermedad (como Kristina). Nuestro objetivo es ayudarte a determinar en qué punto del espectro te encuentras personalmente.

Lista de síntomas

La autoinmunidad puede afectar a un amplio abanico de sistemas orgánicos. Los síntomas dependen de qué parte del cuerpo esté siendo atacada, pero hay algunos signos reveladores de autoinmunidad, tanto de las enfermedades autoinmunitarias clásicas y comunes (diabetes tipo 1, esclerosis múltiple, celiaquía, psoriasis, tiroiditis de Hashimoto, etc.) como de las afecciones que más recientemente se consideran parte del continuo autoinmunitario (síndrome del intestino irritable, cardiopatía coronaria, migraña, endometriosis, etc.). Lo que ves, sientes y notas en tu cuerpo –tu *fenotipo*– depende de tu exposición a los desencadenantes en los órganos, tejidos y sistemas implicados; de tu vulnerabilidad genética y de cómo ésta interactúa con tu entorno, y de en qué punto te encuentras en tu gradiente fisiológico o fisiopatológico.

Ten en cuenta que hay distintos factores genéticos y ambientales que se deben considerar, pero también mecanismos compartidos entre distintas enfermedades autoinmunitarias. En los años previos a la enfermedad autoinmunitaria, el organismo reacciona contra los tejidos normales. Lo primero que notan las personas es que el sistema inmunitario está activado; el resultado puede ser una inflamación de grado bajo,[198] que puede

198. Furman, D., *et al.*: «Chronic Inflammation in the Etiology of Disease Across the Life Span», *Nature Medicine,* vol. 25, n.º 12, pp. 1822-1832 (5 de diciembre de 2019), doi.org/10.1038/s41591-019-0675-0.

manifestarse simplemente como una sensación ambigua de malestar, cansancio, lentitud mental o física, o confusión. Es la fase inicial del proceso autoinmunitario y pueden pasar años hasta que la enfermedad se manifieste por completo.

Marca cualquiera de los síntomas siguientes que estés experimentando o que hayas observado en los últimos seis meses.

- ☐ **DOLOR MUSCULAR Y/O ARTICULAR.** Como Kristina, es posible que experimentes dolor articular: articulaciones doloridas, hinchadas, rígidas y tensas, incluso con una actividad ligera. Hacer ejercicio resulta más difícil, ya que el organismo fabrica proteínas que atacan los músculos y las articulaciones, limitando su función.
- ☐ **DEBILIDAD MUSCULAR.** Puedes notar debilidad en los músculos esqueléticos, que empeora con la actividad y mejora con el reposo. Puede afectar a músculos grandes, como brazos y piernas, o pequeños, como los que intervienen en la respiración o el control de los esfínteres. En este caso, el sistema inmunitario ataca al músculo sano, lo que provoca inflamación, hinchazón, dolor y, en última instancia, pérdida de función y debilidad. También se conoce como miositis o miopatía.
- ☐ **FATIGA.** Sueles levantarte cansado y notas que tienes que esforzarte al máximo durante el día. Puede que te automediques con cafeína, pero no ayuda, y a largo plazo puede afectar al sueño reparador y agotarte micronutrientes necesarios como el magnesio y las vitaminas del grupo B. Puede progresar a una fatiga aplastante y crónica.
- ☐ **INFLAMACIÓN.** A veces la inflamación es evidente, como una rodilla enrojecida, hinchada, caliente y sensible, o una erupción roja y escamosa. Otras veces la inflamación puede ser más sutil, provocando retención de líquidos, distensión abdominal o hinchazón. La mayoría de los médicos realizan análisis de sangre específicos para detectar la inflamación, como se describe más adelante en este capítulo.
- ☐ **NIEBLA MENTAL.** Las personas describen la niebla mental de maneras diferentes: algunas dicen que es una sensación de ralentización del cerebro; otras la describen como dificultad para concentrarse en alguna cosa. También puedes notar cambios en la memoria, confusión o un deterioro de la función cerebral normal.
- ☐ **CEFALEA.** A veces considerada otra manifestación neurológica de la enfermedad autoinmunitaria, la cefalea puede considerarse un reflejo

de la inflamación en el cerebro, que conduce a la destrucción del tejido y a la disminución del flujo sanguíneo.

- □ **MAREO O ATURDIMIENTO.** Las personas pueden experimentar mareos o aturdimiento cuando su sistema inmunitario ataca el oído interno y provoca vértigos. La inflamación provocada por otras enfermedades autoinmunitarias, como el lupus, también puede causar mareos. Algunas personas tienen anemia o un recuento sanguíneo bajo relacionado con la enfermedad autoinmunitaria, lo que puede hacer que se mareen por culpa de un suministro deficiente de sangre oxigenada a sus tejidos.
- □ **SENSIBILIDAD A LA TEMPERATURA.** Refleja dificultades en la respuesta fisiológica o conductual a los cambios de temperatura. Puedes sentir más frío o más calor que otras personas y tener dificultades para regular la temperatura. Es frecuente en la esclerosis múltiple y en las enfermedades tiroideas autoinmunes, como la tiroiditis de Hashimoto y la enfermedad de Graves.
- □ **FEBRÍCULA O SUDORES NOCTURNOS.** Cuando vemos que nuestra temperatura corporal es más alta de lo normal (normalmente 37 ºC), consideramos la posibilidad de infecciones, estrés y algunos medicamentos, así como enfermedades autoinmunitarias. Por lo general, el intervalo es de 37,1 a 38 ºC. Los sudores nocturnos son un síntoma frecuente de enfermedad autoinmunitaria y, a veces, de infección oculta.
- □ **NEUROPATÍA.** Ocasionalmente vemos ataques autoinmunitarios de nervios de la periferia, como las piernas o los brazos, o del intestino, que provocan náuseas, anorexia, dificultad para tragar, estreñimiento o diarrea. Algunos ejemplos son el síndrome de Guillain-Barré, el síndrome de Sjögren, el lupus y la artritis reumatoide.
- □ **PÉRDIDA DE APETITO.** A veces este síntoma está relacionado con un ataque autoinmunitario al intestino, pero otras veces es consecuencia de una inflamación en otra parte, como en la experiencia de Kristina con la artritis reumatoide.
- □ **PROBLEMAS INTESTINALES.** Se pueden manifestar como reflujo ácido, náuseas, distensión abdominal, calambres u otros tipos de dolor, heces blandas o diarrea, heces sanguinolentas y estreñimiento. Los síntomas varían según la parte del intestino afectada: el estómago, el intestino delgado o el intestino grueso.
- □ **REACCIONES EPIDÉRMICAS.** Puede incluir un amplio abanico de síntomas, como sequedad ocular, sequedad bucal, caída del cabello, piel seca o erupciones cutáneas.

- ☐ **ADENOPATÍA.** Cuando tu sistema inmunitario está desequilibrado, puedes notar hinchazón de los ganglios linfáticos, en diversas partes del cuerpo, como en el cuello, las axilas, la ingle, debajo de la mandíbula y detrás de las orejas. En las enfermedades autoinmunitarias, la inflamación suele manifestarse en varias partes del cuerpo.
- ☐ **ANSIEDAD Y DEPRESIÓN.** Aunque no existe una única causa de ansiedad o de depresión en la enfermedad autoinmunitaria, algunos creen que puede estar relacionada con el aumento de la inflamación o ser consecuencia del estrés o de un trauma. No siempre está claro qué ha sido primero, pero la enfermedad autoinmunitaria puede afectar negativamente a la salud mental.
- ☐ **ALTERACIONES VISUALES.** A veces, la enfermedad autoinmunitaria puede provocar miodesopsias (moscas volantes en el ojo), inflamación que puede desencadenar visión borrosa o hinchazón, sequedad ocular o visión doble. También puedes tener dificultades con la visión nocturna o para ver los colores.
- ☐ **PÉRDIDA O GANANCIA DE PESO.** Algunas personas con enfermedades autoinmunitarias aumentan de peso debido a la reducción de la actividad física y la inflamación, o como efecto secundario de la medicación. Otras personas pueden notar una pérdida de peso inesperada, como cuando se les diagnostica diabetes tipo 1; orinarán en exceso debido a la falta de insulina y a la dificultad para utilizar las calorías.
- ☐ **TAQUICARDIAS O ARRITMIAS.** Determinadas enfermedades autoinmunitarias, como el lupus o la sarcoidosis, pueden afectar a la frecuencia cardíaca.

INTERPRETACIÓN. Dada la gran variedad de síntomas que pueden agruparse en las más de cien enfermedades autoinmunitarias conocidas, es difícil interpretar los síntomas sin la opinión experta de un médico. El diagnóstico depende de la parte del cuerpo atacada por el sistema inmunitario. Si tienes tres o más síntomas, te recomiendo que empieces acudiendo a tu médico de cabecera. Si tienes síntomas adicionales, es probable que debas consultar a un especialista, como un reumatólogo, un endocrinólogo o un gastroenterólogo para obtener un diagnóstico más detallado. Pueden ayudarte a analizar tu riesgo genético y los factores ambientales, y trazar un plan para tu salud personal.

Además de comprobar estos síntomas, querrás evaluar la gravedad de los síntomas que tienes, cuánto tiempo hace que los tienes, si los síntomas están afectando a tu calidad de vida, qué parece desencadenar los síntomas, qué papel pueden desempeñar los fármacos o los suplementos en la aparición o el alivio de los síntomas, qué otras cosas empeoran los síntomas y si hay algún trastorno autoinmunitario en tu familia. Además, querrás comentar con tu médico las consecuencias de la enfermedad autoinmunitaria, como el mayor riesgo de cardiopatía coronaria, que conlleva problemas en los vasos sanguíneos, la tensión arterial, los niveles de colesterol y las arterias coronarias.

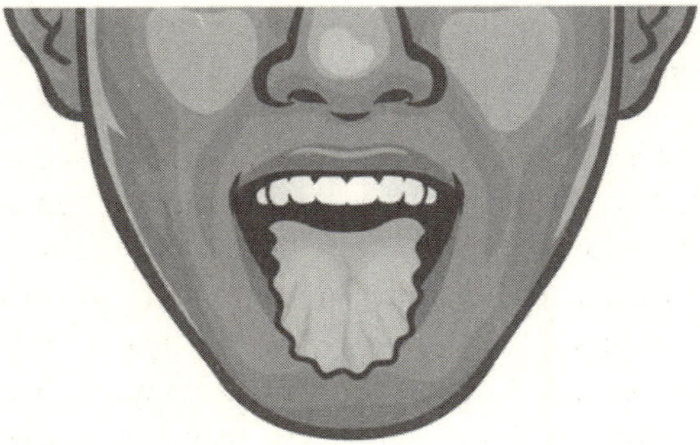

Examen físico

Al examinar a un paciente que puede padecer una enfermedad autoinmunitaria, los médicos buscan cualquier anomalía en la piel, las articulaciones, los pulmones y la respiración, el corazón, el sistema nervioso y el sistema endocrino. Esto nos ayuda a evaluar y a confirmar los síntomas antes de hacer un estudio de los biomarcadores.

En la exploración física que yo llevo a cabo, empiezo por echar un vistazo general al paciente: su contacto visual y la calidad de sus ojos. Luego paso a la boca, porque la cavidad bucal suele ser el primer lugar en el que se manifiesta la enfermedad autoinmunitaria.[199] Éstos son algunos de los signos que busco en un paciente:

---

199. Saccucci, M., *et al.*: «Autoimmune Diseases and Their Manifestations on Oral Cavity: Diagnosis and Clinical Management», *Journal of Immunology Research* (27 de mayo de 2018), doi.org/10.1155/2018/6061825.

- Lengua fisurada, que aparece por hinchazón o inflamación de la lengua. También puede ser un indicador de falta de nutrientes, como vitaminas del grupo B y hierro, o de tabaquismo.
- Fisura en la línea media, que es un surco profundo en el centro de la lengua (en la superficie superior) y es indicador de un sistema inmunitario desequilibrado. Refleja la activación del tejido linfoide asociado con el intestino (GALT por sus siglas en inglés: *gut-associated lymphoid tissue)* y es un indicio de que el sistema inmunitario (del que entre el 70 y el 80 % se aloja en el intestino) está reaccionando de forma exagerada. La lengua puede ser una ventana a lo que ocurre en el GALT. Algunas personas describen un aumento de la sensibilidad de la lengua e incomodidad.

No soy internista ni reumatóloga, por lo que remito el examen completo al médico de atención primaria del paciente. Aun así, llevo a cabo un examen neurológico básico en busca de signos de neuroinflamación, como movimientos oculares dolorosos, cambios en la visión, espasticidad y cambios en el estado mental. Compruebo el aparato musculoesquelético, buscando simetría, la funcionalidad y cualquier área de debilidad. Compruebo la piel, en busca de urticaria, erupciones, placas u otros indicadores de autoinmunidad. Si una paciente tiene implantes mamarios o una reconstrucción tras un cáncer de mama, compruebo si hay signos de enfermedad por implantes mamarios, como niebla mental, dolor articular, sequedad ocular, caída del cabello, erupciones cutáneas y otros problemas.[200]

---

200. Wee, C. E., *et al.:* «Understanding Breast Implant Illness, Before and After Explantation: A Patient-Reported Outcomes Study», *Annals of Plastic Surgery,* vol. 85, (suppl. 1), pp. S82-S86 (julio de 2020), doi.org/10.1097/SAP.0000000000002446; Yang, S., *et al.:* «Understanding Breast Implant Illness: Etiology Is the Key», *Aesthetic Surgery Journal,* vol. 42, n.º 4, pp. 370-377 (15 de marzo de 2022), doi.org/10.1093/asj/sjab197; de Vries, C. E. E. *et al.:* «Understanding Breast Implant-Associated Illness: A Delphi Survey Defining Most Frequently Associated Symptoms», *Plastic and Reconstructive Surgery,* vol. 149, n.º 6, pp. 1056e-1061e (1 de junio de 2022), doi.org/10.1097/PRS.0000000000009088.

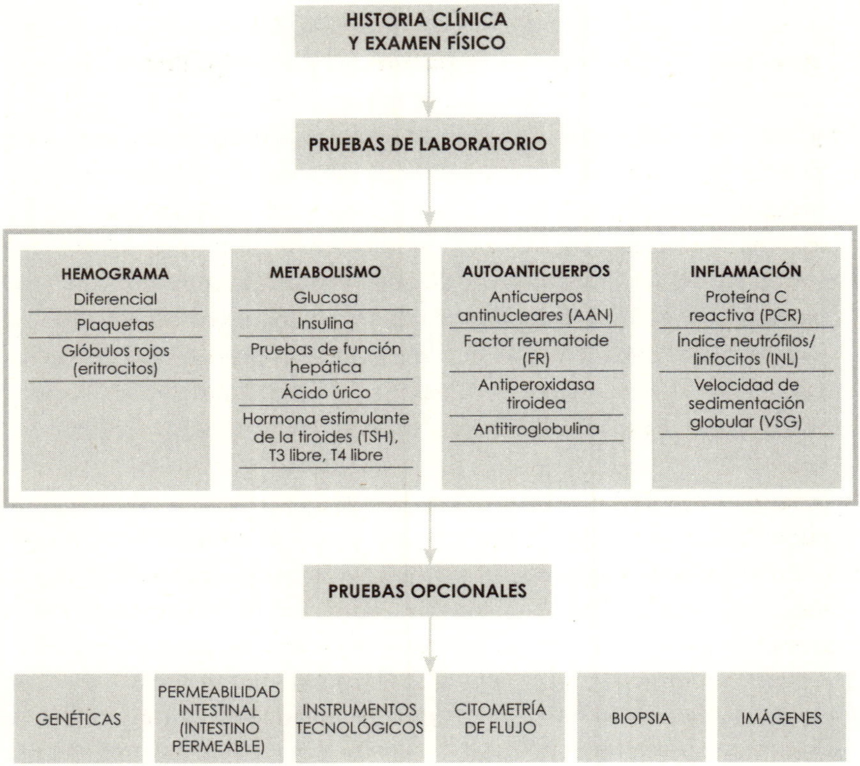

Análisis de sangre

Cuando sospechamos una enfermedad autoinmunitaria, comenzamos con un análisis de sangre básico que incluye las siguientes pruebas:

- **HEMOGRAMA** con diferencial (es decir, qué tipo de glóbulos blancos tienes y cuántos, y el tamaño de los glóbulos rojos y su forma).
- **METABOLISMO**, que incluye función hepática y glucosa.
- **AUTOANTICUERPOS**, como la prueba no específica de anticuerpos antinucleares (AAN) y/o factor reumatoide. En la enfermedad de Hashimoto, puede incluir antiperoxidasa tiroidea y antitiroglobulina.
- **INFLAMACIÓN**, como mínimo, proteína C reactiva de alta sensibilidad, a veces velocidad de sedimentación globular (como se ha descrito anteriormente en la historia de Kristina).

LOS ANTICUERPOS ANTINUCLEARES SUBIERON Y LUEGO BAJARON

Mi dentista, la cirujana dental Mary Ellen Chalmers, es una líder visionaria en odontología funcional. En las primeras visitas, me preguntó por las enfermedades autoinmunitarias y le expliqué que tenía una prueba de AAN elevada. Me preguntó si de niña había llevado empastes metálicos. Tenía cuatro. Asintió con la cabeza. Luego me miró la lengua. Bordes fisurados. Surco en la línea media.

Cuando vi por primera vez mi prueba de AAN elevada, pensé que mi sistema inmunitario/intestinal era un desastre y necesitaba rehabilitación. No era nuevo para mí dados mis otros problemas hormonales que he documentado en libros anteriores. No me asusté porque ahora sé que las pruebas son guías y pistas, no una sentencia de prisión determinista.

Por lo general, los AAN son un umbral, una línea que quienes padecemos autoinmunidad podemos cruzar. Un AAN positivo puede asociarse a múltiples enfermedades autoinmunitarias, como el lupus eritematoso sistémico, el síndrome de Sjögren, la esclerodermia, la polimiositis y la enfermedad mixta del tejido conjuntivo, entre otras.

La buena noticia es que, aunque mi nivel de AAN era elevado cuando lo medí por primera vez en 2017, ahora es negativo. He estado buscando la manera más estimulante de sanar mi sistema PINE con alimentos saludables y regulando el estilo de vida, y ha funcionado. Compartiré varios de estos métodos en los próximos capítulos.

ANÁLISIS DE SANGRE BÁSICO PARA LA AUTOINMUNIDAD

Éstas son las pruebas estándar que llevo a cabo para las enfermedades autoinmunitarias:

- Hemograma completo con diferencial.
- Metabolismo: pruebas de la función hepática y de la glucosa en ayunas.

- Autoanticuerpos: anticuerpos antinucleares (AAN) y factor reumatoide. En algunos casos compruebo si hay anticuerpos contra el péptido cíclico citrulinado (PCC) (otro tipo de proteína del sistema inmunitario denominada autoanticuerpo).
- Inflamación: proteína C reactiva de alta sensibilidad y velocidad de sedimentación globular (VSG).

ANÁLISIS DE SANGRE AVANZADOS PARA HACER UNA CRIBA DE ENFERMEDAD AUTOINMUNITARIA

- TSH, T3 libre.
- Anticuerpos contra la peroxidasa tiroidea.
- Anticuerpos antitiroglobulina.
- Factor reumatoide.
- Antipéptido cíclico citrulinado (anti-PPC).
- Pruebas de celiaquía: anticuerpos antitransglutaminasa tisular IgA (tTG-IgA), etc.
- Prueba de detección de anticuerpos anti-ADN de doble cadena (anti-ADNdc).
- Antirribonucleoproteína nuclear (anti-RNP).
- Anti-Smith (anti-Sm).
- Anti SSA y SSB del síndrome de Sjögren.
- Antiesclerodermia (anti-Scl-70).
- Anticardiolipina.
- Citoquinas tales como interleucinas (IL-1b, IL-6, IL-8) y factor de necrosis tumoral (FNT), alteradas en sujetos con artritis reumatoide preclínica.
- Lymphocyte MAP, una prueba innovadora basada en la citometría de flujo.
- Wearables, como la monitorización continua de la glucosa y las pruebas de variabilidad de la frecuencia cardíaca.
- Biopsia.
- Imágenes.

Si tu sangre contiene varios de estos anticuerpos o medimos cantidades elevadas, es más probable que se trate de una enfermedad autoinmunitaria.

FACTORES FUNCIONALES QUE REDUCEN EL UMBRAL DE DESEQUILIBRIO INMUNITARIO

- HHS anormal: patrones disfuncionales del eje hipotalámico-hipofisario-suprarrenal (HHS), como una baja respuesta del cortisol al despertar, un patrón diurno plano (es decir, no sube por la mañana y baja por la tarde).
- Niveles elevados de metales pesados.
- Infecciones.
- Virus.
- Desequilibrios bacterianos, como el predominio en la flora intestinal de un tipo de bacteria asociada a la autoinmunidad.
- Parásitos.
- Enfermedad de Lyme (infección bacteriana transmitida por la picadura de una garrapata infectada).
- Toxicidad por moho/biotoxinas.
- Intestino permeable (aumento de la permeabilidad intestinal).
- Intolerancias alimentarias.
- Vías de ácidos grasos omega-3 desequilibradas, que conducen a una mala resolución de la inflamación.
- Las citoquinas asociadas al ácido 5-hidroxieicosatetraenoico (5-HETE), como las interleucinas IL-1b, la IL-6, la IL-8 y el factor de necrosis tumoral (FNT), también están alteradas en individuos con artritis reumatoide preclínica.
- Genética.
- Mala digestión, mala absorción y diversidad de la flora intestinal.

COVID y autoinmunidad: ¿un estudio de caso de autosabotaje?

En la primavera de 2020 el fenómeno COVID experimentó otra vuelta de tuerca, cuando se hizo evidente que algunas personas no se recuperaban rápida o fácilmente de la infección aguda. Apenas llevábamos unos meses de pandemia y, como es emblemático de nuestro tiempo, los pacientes con síntomas persistentes contactaron a través de las redes sociales y los términos «COVID persistente» y «COVID prolongado» cobraron fuerza a medida que más y más personas se veían afectadas y no encontraban respuestas.

¿Qué está pasando? La enfermedad por coronavirus 2019 (COVID-19), causada por el coronavirus de tipo 2 causante del síndrome respiratorio agudo severo (SARS-CoV-2), presenta un considerable solapamiento con la enfermedad autoinmunitaria: dolor articular, dolor muscular, fatiga, sequedad de boca, erupciones cutáneas, etc. Cuando se estudia más a fondo, se detecta coagulación sanguínea, inflamación muscular (miositis), inflamación del músculo cardíaco (miocarditis), inflamación articular (artritis), inflamación de los vasos sanguíneos (vasculitis) e inflamación del cerebro (encefalitis). Cuando se combina este cuadro con el volumen de pacientes que aparentemente se han recuperado de la COVID, pero presentan síntomas persistentes, no es difícil imaginar que la inflamación crónica de la COVID prolongada puede considerarse autoinmunitaria, con consecuencias potenciales a largo plazo. En la actualidad, los Centros para el Control y la Prevención de Enfermedades han publicado que el 40 % de los adultos de los Estados Unidos han declarado una infección por COVID, y casi uno de cada cinco de ellos sigue experimentando síntomas de COVID prolongada.[201] En total, uno de cada trece adultos estadounidenses (es decir, el 7,5 %) padece COVID prolongada, definida como síntomas que persisten tres o más meses después de contraer el virus (suponiendo que los síntomas no existían antes de la infección por COVID).

Curiosamente, a los dieciocho meses de la pandemia, las investigaciones empezaron a documentar que aproximadamente la mitad de las per-

201. Centros para el Control y la Prevención de Enfermedades: «Nearly One in Five American Adults Who Have Had COVID-19 Still Have "Long COVID"» (consultado el 19 de diciembre de 2022), www.cdc.gov/nchs/pressroom/nchs_press_releases/2022/20220622.htm.

sonas hospitalizadas por COVID-19 tenían anticuerpos en la sangre que podían provocar una reacción cruzada con las proteínas y los tejidos de su propio cuerpo: ¿tal vez nuestra sangre atacaba por error a nuestros propios tejidos tras infectarnos con el virus?

El equipo de investigación, dirigido por médicos de Stanford, la Universidad de Pensilvania y la Universidad Philipps de Marburgo (Alemania), publicó sus resultados en *Nature Communications.*[202] Cuando compararon los autoanticuerpos de los pacientes ingresados con COVID con los de los controles, sólo el 15 % de los controles los presentaba.

¿Qué autoanticuerpos? En este capítulo se describen varios. En primer lugar, midieron los anticuerpos antinucleares y, al ver tasas tan sorprendentemente altas de niveles positivos, midieron a continuación los anticuerpos contra el ADN de doble cadena (ADNdc), la mieloperoxidasa (MPO) y la proteinasa 3 (PR3). Los resultados confirmaron lo que ya había descubierto uno de los autores del estudio cuando se examinaron los autoanticuerpos y los anticuerpos antifosfolípidos en sujetos con serología positiva (un análisis de sangre) para el SARS-CoV-2.[203] Por último, el equipo realizó una serie masiva de 33 autoanticuerpos diferentes para diversas enfermedades (esclerodermia, miositis, lupus, síndrome de Sjögren, enfermedades mixtas del tejido conjuntivo, enfermedades autoinmunitarias intestinales y endocrinas, etc.).

De ello se deduce que los pacientes con COVID prolongada tendrían más probabilidades de presentar síntomas autoinmunitarios y autoanticuerpos positivos, y así es. En un estudio con 106 personas diagnosticadas de COVID y sometidas a análisis de sangre a los tres, seis y doce meses del diagnóstico, el 41 % presentaba autoanticuerpos positivos, en comparación con las bajas tasas que presentaban los controles.[204] Aproximadamente entre el 20 y el 30 % del grupo de COVID presentaba análisis de sangre que indicaban inflamación crónica además de autoanticuerpos, y

---

202. Chang, S. E., *et al.:* «New-onset IgG Autoantibodies in Hospitalized Patients with COVID-19», *Nature Communications,* vol. 12, n.º 1, pp. 1-15 (septiembre de 2021), doi.org/10.1038/s41467-021-25509-3.

203. J. A. James en un workshop sobre secuelas postagudas de COVID-19 (4 de diciembre de 2020); tracs.unc.edu/index.php/calendar/83-other-sponsor/1766-niaid-workshop-on-covid-19.

204. Son, K., *et al.:* «Circulating Anti-nuclear Autoantibodies in COVID-19 Survivors Predict Long-COVID Symptoms», *European Respiratory Journal,* vol. 61, n.º 1 (12 de enero de 2023), doi.org/10.1183/13993003.00970-2022.

éstos eran los pacientes que más luchaban contra la fatiga crónica y la dificultad respiratoria. Otros estudios han confirmado que los autoanticuerpos se asocian a una mayor duración de los síntomas tras la infección por COVID.[205] La COVID es frecuente, y el posible componente autoinmunitario está añadiendo un gran volumen al número de personas que pueden verse afectadas por una enfermedad autoinmunitaria.

GRADIENTE DE RESILIENCIA

Al igual que existe un gradiente entre la salud y la autoinmunidad, existe un gradiente de baja a alta resiliencia que afecta al sistema PINE. Algunos de mis clientes tienen una resiliencia elevada, en particular los atletas profesionales y los ejecutivos. Pruebo la variabilidad de la frecuencia cardíaca (VFC, una medida de la resistencia al estrés) de un jugador de la NBA y no puedo creer sus valores, que estos exquisitos estados del ser sean posibles, con VFC del orden de los tres dígitos de forma regular. Tienen sus retos, como dormir poco los días de partido fuera de casa, el aumento de la permeabilidad intestinal y el desequilibrio de la flora intestinal debido al entrenamiento y los partidos de alta intensidad, las enormes expectativas y las cámaras de televisión que documentan cada uno de sus movimientos (incluidos los fallos), y el trauma de los cuerpos golpeándose entre sí, pero se encuentran entre el 0,01% por ciento más alto del rendimiento humano.

Luego estamos los demás, gente como yo, que volamos de San Francisco a Nueva York, nos tomamos una copa de vino y la VFC baja tanto que apenas parece detectable. Me pregunto si estoy viva y cómo puedo funcionar. La VFC baja persiste durante diez días, hasta que vuelvo a mi entorno protegido en casa, a la práctica espiritual diaria, a la comida ecológica, a la gente que adoro y a no beber alcohol. Aparte de mi resiliencia al estrés, los AAN elevados y los anticuerpos contra el gluten, no realizo muchas pruebas

---

205. Yapeng, S., *et al.:* «Multiple Early Factors Anticipate Post-acute COVID-19 Sequelae», *Cell,* vol. 185, n.º 5, pp. 881-895 (3 de marzo de 2022), doi.org/10.1016/j.cell.2022.01.014.

inmunológicas porque sé soy consciente de que mi sistema PINE está en progreso, y prefiero pensar en él como una historia en desarrollo y no tanto como un estado potencialmente fijo de baja resiliencia.

No obstante, a la hora de buscar respuestas y de poner etiquetas, puede ser útil reconocer que algunos de nosotros tenemos una baja resiliencia centrada en un aspecto del sistema PINE (salud mental, inmunidad, sistema nervioso, hormonas) y otros tenemos una baja resiliencia en más de uno de estos aspectos. O bien se nace con tendencia a la baja resiliencia, como en los descendientes de los supervivientes del Holocausto, o bien se desarrolla con el tiempo, o ambas cosas. Entonces, esta posición de resiliencia se vuelve relevante cuando te enfrentas a una prueba de estrés, como un parto prematuro, la muerte de un ser querido, la ruptura de un matrimonio, un engaño sentimental, el traslado de los padres a una residencia de la tercera edad, cambios hormonales importantes (embarazo, posparto, perimenopausia, menopausia), mononucleosis, infección por COVID o incluso una vacuna contra el SARS-CoV-2. Según mi experiencia, cuando nos enfrentamos a factores estresantes, los que tenemos menos capacidad de recuperación somos más propensos a tener efectos residuales en múltiples sistemas orgánicos.

En mi opinión, la resiliencia es fluida. Puede mejorar o empeorar con el tiempo. Es probable que Kristina, tras el engaño de su marido, cayera por debajo de un umbral de resiliencia y eso desencadenó su dolor articular, su fatiga y sus cambios de humor mientras era guiada por su dolor, su desconexión, su pena y su tristeza. Ahora, transcurridos unos años, rebosa salud. Unos seis meses más tarde de aquella espantosa visita de Kristina al reumatólogo de Stanford, que estaba tan seguro de que sufría artritis reumatoide, un médico le pidió una ecografía de las articulaciones. Tras ver los resultados, le dijo: «¡No creo que tengas artritis reumatoide! Sólo veo signos de sobrecarga de los tendones, no de destrucción de las articulaciones. Eres una profesora de yoga que lleva años dando dos o tres clases diarias. Ve a visitar a un fisioterapeuta, no a un reumatólogo».

Una vez más, aún estamos en pañales por lo que respecta a nuestros conocimientos sobre la teoría autoinmunitaria del COVID. Si la ciencia sigue respaldando esta teoría, el SARS-CoV-2 se sumaría a una lista de muchos otros desencadenantes infecciosos de la autoinmunidad, como el virus de Epstein-Barr (VEB), desencadenante del lupus y la enfermedad de Sjögren para algunos,[206] y la gripe, que puede estar asociada a un mayor riesgo de diabetes tipo 1,[207] aunque el tema sigue siendo objeto de debate.[208]

Factores genéticos de riesgo de autoinmunidad

Se puede heredar un mayor riesgo de padecer una enfermedad autoinmunitaria, si bien los genes sólo constituyen una parte de la ecuación. Hay que repetir que las enfermedades autoinmunitarias son el resultado de una tormenta perfecta de genes, medio ambiente y sistema inmunitario:

---

206. James, J. A., *et al.:* «Epstein-Barr Virus and Systemic Lupus Erythematosus», *Current Opinion in Rheumatology,* vol. 18, n.º 5, pp. 462-467 (septiembre de 2006), doi.org/10.1097/01.bor.0000240355.37927.94; Kaul, A., *et al.:* «Systemic Lupus Erythematosus», *Nature Reviews Disease Primers,* vol. 2 (16 de junio de 2016), doi.org/10.1038/nrdp.2016.39; Illescas-Montes, R., *et al.:* «Infectious Processes and Systemic Lupus Erythematosus», *Immunology,* vol. 158, n.º 3, pp. 153-160 (agosto de 2019), doi.org/10.1111/imm.13103; Houen, G., *et al.:* «Epstein-Barr Virus and Systemic Autoimmune Diseases», *Frontiers in Immunology,* vol. 7, n.º 11 (7 de enero de 2021), doi.org/10.3389/fimmu.2020.587380; Jog, N. R., *et al.:* «Epstein Barr Virus and Autoimmune Responses in Systemic Lupus Erythematosus», *Frontiers in Immunology,* vol. 11 (3 de febrero de 2021), doi.org/10.3389/fimmu.2020.623944 623944.
207. Piccini, B., *et al.:* «Type 1 Diabetes Onset and Pandemic Influenza A (H1N1)», *International Journal of Immunopathology and Pharmacology,* vol. 25, n.º 2, pp. 547-549 (abril-junio de 2012), doi.org/10.1177/039463201202500228; Nenna, R., *et al.:* «Detection of Respiratory Viruses in the 2009 Winter Season in Rome: 2009 Influenza A (H1N1) Complications in Children and Concomitant Type 1 Diabetes Onset», *International Journal of Immunopathology and Pharmacology,* vol. 24, n.º 3, pp. 651-659 (julio-septiembre de 2011), doi.org/10.1177/039463201102400311; Smatti, M. K., *et al.:* «Viruses and Autoimmunity: A Review on the Potential Interaction and Molecular Mechanisms», *Viruses,* vol. 11, n.º 8 (19 de agosto de 2019), doi.org/10.3390/v11080762; Nishioka, Y., *et al.:* «Association Between Influenza and the Incidence Rate of New-Onset Type 1 Diabetes in Japan», *Journal of Diabetes Investigation,* vol. 12, n.º 10, pp. 1797-1804 (octubre de 2021), doi.org/10.1111/jdi.13540.
208. Ruiz, P. L. D., *et al.:* «Pandemic Influenza and Subsequent Risk of Type 1 Diabetes: A Nationwide Cohort Study», *Diabetologia,* vol. 61, n.º 9, pp. 1996-2004 (septiembre de 2018), doi.org/10.1007/s00125-018-4662-7.

la predisposición genética se desencadena por el medio ambiente y el resultado es un sistema inmunitario que empieza a atacar a las células y tejidos normales. Aunque existen distintos factores de riesgo genéticos y ambientales que desencadenan vías autoinmunitarias, preenfermedad y enfermedad, aún nos encontramos en las primeras etapas de la comprensión de cómo influye el ADN sobre el riesgo de autoinmunidad. Los expertos estiman que sólo hemos identificado alrededor del 15 % de los factores genéticos implicados y cómo afectan a las vías de inflamación.[209] Aun así, enfermedades autoinmunitarias específicas como la diabetes tipo 1 muestran una fuerte asociación genética en estudios de gemelos idénticos, mientras que otras, como la artritis reumatoide y la esclerodermia, muestran una asociación genética débil.[210]

La mayoría de las enfermedades autoinmunitarias son poligénicas, lo que significa que el riesgo genético procede de la interacción de diversos genes. Es raro que una enfermedad autoinmunitaria sea monogénica, es decir, provocada por una mutación en un único gen.[211]

La parte del genoma denominada región del antígeno leucocitario humano (HLA) fue el primer lugar donde se buscó el modelo autoinmunitario, y de eso hace casi cincuenta años. El HLA es la parte del ADN que

---

209. Ceccarelli, F., *et al.:* «Genetic Factors of Autoimmune Diseases», *Journal of Immunology Research* (26 de enero de 2016), doi.org/10.1155/2016/3476023.

210. Bogdanos, D. P, *et al.:* «Twin Studies in Autoimmune Disease: Genetics, Gender and Environment», *Journal of Autoimmunity,* vol. 38, n.º 2-3, pp. J156-169 (mayo de 2012), doi:10.1016/j.jaut.2011.11.003.

211. Un ejemplo de enfermedad autoinmunitaria monogénica es una afección rara es el denominado síndrome de inmunodesregulación-poliendocrinopatía-enteropatía ligada al cromosoma X (IPEX). Afecta principalmente a varones y se caracteriza por inmunodeficiencia y autoinmunidad multiorgánica. Wildin, R. S., *et al.:* «Clinical and Molecular Features of the Immunodysregulation, Polyendocrinopathy, Enteropathy, X linked (IPEX) Syndrome», *Journal of Medical Genetics,* vol. 39, n.º 8, pp. 537-545 (agosto de 2002), doi.org/10.1136/jmg.39.8.537; Barzaghi, F., *et al.:* «Immune Dysregulation, Polyendocrinopathy, Enteropathy, X-linked Syndrome: A Paradigm of Immunodeficiency with Autoimmunity», *Frontiers in Immunology,* vol. 3, n.º 211 (31 de julio de 2012), doi.org/10.3389/fimmu.2012.00211; Jamee, M., *et al.:* «Clinical, Immunological, and Genetic Features in Patients with Immune Dysregulation, Polyendocrinopathy, Enteropathy, X-linked (IPEX) and IPEX-like Syndrome», *Journal of Allergy and Clinical Immunology: In Practice,* vol. 8, n.º 8, pp. 2747-2760 (septiembre de 2020), doi.org/10.1016/j.jaip.2020.04.070; Duztas, D. T., *et al.:* «New Findings of Immunodysregulation, Polyendocrinopathy, and Enteropathy X-Linked Syndrome (IPEX); Granulomas in Lung and Duodenum», *Pediatric and Developmental Pathology,* vol. 24, n.º 3, pp. 252-257 (mayo-junio de 2021), doi.org/10.1177/1093526621998868.

fabrica una molécula que se encuentra en la superficie de la mayoría de las células del cuerpo, denominada antígeno. Los antígenos leucocitarios humanos de diversas células interactúan con el sistema inmunitario para que éste pueda identificar qué células pertenecen a su cuerpo y cuáles no. El problema es que el HLA puede estropearse, dando lugar a casos de confusión de identidad y ataques del sistema inmunitario a células sanas y normales.

Las enfermedades autoinmunitarias con mayor componente genético son la artritis reumatoide, el lupus eritematoso sistémico (LES), la esclerosis múltiple y la diabetes tipo 1. Como consecuencia de ello, se observan grupos de estas enfermedades crónicas en las familias y un mayor riesgo en los familiares de primer grado.[212]

Además, varias de estas enfermedades de carácter genético pueden agruparse en función del HLA, como la artritis reumatoide con el lupus, y la esclerosis múltiple con la diabetes tipo 1. El riesgo es marcado en determinados genes de la clase HLA. Si se hereda una vulnerabilidad específica en la clase HLA, puede predisponer a un riesgo hasta seis veces mayor de padecer artritis reumatoide. En el caso del lupus, un tipo de vulnerabilidad en HLA-DRB1 se asocia a un riesgo entre dos y tres veces mayor de padecer la enfermedad en personas blancas, pero no de forma consistente en personas negras. En cuanto a las enfermedades autoinmunitarias de la glándula tiroides, un gen HLA específico se asocia a la enfermedad de Graves, pero no a la tiroiditis autoinmunitaria de Hashimoto.[213]

También intervienen otros genes que pueden mediar en la interacción entre los genes, el entorno y el sistema inmunitario. Aunque la lista es larga, entre los factores genéticos no HLA se incluyen los polimorfismos de nucleótido único (SNP, pronunciado «snip», del inglés *Single Nucleotide Polymorphism)* en genes inmunitarios, que regulan las células inmunitarias o los productos que fabrican, lo que conduce a una predisposición potencial a la autoinmunidad. Sin embargo, tu código genético no te dice si vas a desarrollar una enfermedad autoinmunitaria, sino que puede informar

---

212. Frazzei, G., *et al.:* «Prevention of Rheumatoid Arthritis: A Systematic Literature Review of Preventive Strategies in At-Risk Individuals», *Autoimmunity Reviews,* vol. 22, n.º 1 (enero de 2023), doi.org/10.1016/j.autrev.2022.103217.
213. Du, P., *et al.:* «HLA-DRA Gene Polymorphisms Are Associated with Graves' Disease as an Autoimmune Thyroid Disease», *BioMed Research International* 2022 (12 de septiembre de 2022), doi.org/10.1155/2022/6839634.

sobre tus posibles ventajas y desventajas para que podamos trabajar en torno a ellas actuando sobre tu estilo de vida, por ejemplo, la forma en que comes, haces ejercicio, piensas, duermes y gestionas el estrés tóxico.

El patrón autoinmune en la microbiota y el microbioma

Se supone que los médicos no tenemos pacientes favoritos, pero el Dr. Larry Smarr es singularmente divertido, sabio y adorable. Su notable carrera como astrofísico culminó en la Universidad de California en San Diego como uno de los líderes más famosos del mundo en ingeniería informática aplicada. Dispone de datos sobre más de cien biomarcadores sanguíneos y fecales para hacer un seguimiento de su salud durante las últimas décadas en una de las series temporales más largas y completas de cualquier persona que yo haya conocido. Aprovecha su conocimiento para optimizar la salud, dirigió una cirugía que necesitaba en su intestino en 2016, y consiguió que su enfermedad autoinmunitaria remitiera, ganándose el apodo de «Larry el transparente». Me ha enseñado mucho sobre el cuerpo humano y a replantearme la forma en que la medicina aborda la salud y la enfermedad.[214]

Podría pensarse que un diagnóstico autoinmunitario como la artritis reumatoide, la esclerosis múltiple, el lupus o la diabetes tipo 1 no tiene nada que ver con el intestino, pero eso no es cierto. Aunque el sistema inmunitario ataca tejidos ajenos al intestino en estas enfermedades, todas ellas muestran patrones distintos de la microbiota intestinal en comparación con los controles sanos. Estos patrones, o componentes, de la microbiota intestinal influyen sobre la respuesta autoinmunitaria y el resultado de la enfermedad.[215] Los cambios en la microbiota a veces modifican la función del sistema inmunitario, y quizás incluso el sistema psico-inmuno- neuro-endocrino en general.

---

214. Smarr, L.: «Quantifying Your Body: A How-to Guide from a Systems Biology Perspective», *Biotechnology Journal*, vol. 7, n.º 8, pp. 980-991 (agosto de 2012), doi.org/10.1002/biot.201100495.

215. Miyauchi, E., *et al.*: «The Impact of the Gut Microbiome on Extra-intestinal Autoimmune Diseases», *Nature Reviews Immunology*, vol. 23, n.º 1, pp. 9-23 (enero de 2023), doi.org/10.1038/s41577-022-00727-y.

El profesor Smarr se autodiagnosticó una afección autoinmunitaria conocida como enfermedad de Crohn, mucho antes de tener síntomas definitivos. La enfermedad de Crohn se caracteriza por un ataque autoinmunitario de los tejidos del tubo digestivo, que puede provocar dolor de barriga, diarrea, fatiga, pérdida de peso y desnutrición. Cuando le diagnosticaron la enfermedad de Crohn, Larry se lanzó a experimentar con sus entradas y salidas, haciendo un seguimiento de lo que comía y bebía y de las cualidades de su sangre, sus heces, su orina y su saliva.

Después de que le extirparan un segmento de nueve centímetros de colon debido a una estenosis grave que detectó en una resonancia magnética tridimensional que él mismo se hizo, su vida dio un giro asombroso. Empezó a tomar un batido diario de más de cuarenta frutas y verduras diferentes, basándose en los beneficios para el microbioma descubiertos por su colega el Dr. Rob Knight y su equipo del Human Gut Project[216] (Proyecto Intestino Humano). En cuestión de meses, y ahora de años, se convirtió en un Larry diferente con un microbioma único y no ha tenido síntomas de la enfermedad de Crohn en los últimos años. Sus resultados están bien documentados en la literatura científica.[217]

---

216. McDonald, D., *et al.:* «American Gut: An Open Platform for Citizen Science Microbiome Research», *mSystems,* vol. 3, n.º 3 (15 de mayo de 2018), doi.org/10.1128/mSystems.00031-18 e00031-18.

217. Smarr, L., *et al.:* «Tracking Human Gut Microbiome Changes Resulting from a Colonoscopy», *Methods of Information in Medicine,* vol. 56, n.º 6, pp. 442-447 (2017), doi.org/10.3414/ME17-01-0036; Fang, X., *et al.:* «Metagenomics-Based, Strain- Level Analysis of *Escherichia coli* from a Time-Series of Microbiome Samples from a Crohn's Disease Patient», *Frontiers in Microbiology,* vol. 9 (30 de octubre de 2018), doi.org/10.3389/fmicb.2018.02559; Allaband, C., *et al.:* «Microbiome 101: Studying, Analyzing, and Interpreting Gut Microbiome Data for Clinicians», *Clinical Gastroenterology and Hepatology,* vol. 17, n.º 2, pp. 218-230 (enero de 2019), doi.org/10.1016/j.cgh.2018.09.017; Tripathi, A., *et al.:* «Are Microbiome Studies Ready for Hypothesis-driven Research?», *Current Opinion in Microbiology,* vol. 44, pp. 61-69 (agosto de 2018), doi.org/10.1016/j.mib.2018.07.002; Fang, X., *et al.:* «Escherichia coli B2 Strains Prevalent in Inflammatory Bowel Disease Patients Have Distinct Metabolic Capabilities that Enable Colonization of Intestinal Mucosa», *BMC Systems Biology,* vol. 12, n.º 66 (11 de junio de 2018), doi.org/10.1186/s12918-018-0587-5; Mills, R. H., *et al.:* «Evaluating Metagenomic Prediction of the Metaproteome in a 4.5-Year Study of a Patient with Crohn's Disease», *mSystems,* vol. 4, n.º 1 (12 de febrero de 2019), doi.org/10.1128/mSystems.00337-18; Zhu, Q., *et al.:* «Phylogenomics of 10,575 Genomes Reveals Evolutionary Proximity Between Domains Bacteria and Archaea», *Nature Communications,* vol. 10, n.º 1 (2 de diciembre de 2019), doi.org/10.1038/s41467-019-13443-4; Fang, X., *et al.:* «Gastrointestinal Surgery for Inflammatory Bowel Disease

Larry fundó el Instituto de Telecomunicaciones y Tecnología de la Información de California, o Calit2, una asociación entre la UC San Diego y la UC Irvine. En los avanzados laboratorios de visualización de Calit2 se pueden ver las gráficas de Larry de todos los cambios que se producen en su cuerpo, desde su microbioma hasta su trabajo de laboratorio, pasando por las imágenes tridimensionales de su ecosistema interior.

Hace más de una década que sabemos que los microbios de nuestro cuerpo y su ADN (lo que se conoce como microbioma) tienen una relación simbiótica con nuestra humanidad, incluido el riesgo de padecer enfermedades autoinmunitarias. Los microbios tienen la capacidad de afectar a muchos aspectos de la función, incluyendo el comportamiento, la inmunidad y el metabolismo.[218] En el caso de la enfermedad tiroidea autoinmunitaria, se observa un patrón de aumento de la riqueza de la microflora en la tiroiditis de Hashimoto y una disminución de la riqueza en la enfermedad de Graves.[219] (Observa que la riqueza y la uniformidad son dos componentes de la diversidad.[220] En general, las personas con una riqueza bacteriana baja tienden a tener más grasa corporal, resistencia a la insulina, perfiles lipídicos anormales e inflamación en comparación con las personas con una riqueza bacteriana alta). Ambos grupos presentaban una disminución de bacterias beneficiosas, como *Bifidobacterium* y *Lac-*

Persistently Lowers Microbiome and Metabolome Diversity», *Inflammatory Bowel Diseases,* vol. 27, n.º 5, pp. 603-616 (mayo de 2021), doi.org/10.1093/ibd/izaa262.

218. De Luca, F., *et al.:* «The Microbiome in Autoimmune Diseases», *Clinical and Experimental Immunology,* vol. 195, n.º 1, pp. 74-85 (enero de 2019), doi.org/10.1111/cei.13158.

219. El índice de riqueza microflora utilizado en este estudio de *n* =196 pacientes con enfermedad tiroidea autoinmunitaria se denominó Chao1. «Chao1, el índice de la riqueza de la microflora, estaba aumentado en el grupo de pacientes con tiroiditis de Hashimoto en comparación con los controles (DME, 0,68; IC 95%: 0,16 a 1,20), mientras que estaba disminuido en el grupo de pacientes con enfermedad de Graves (DME, -0,87; IC 95%: -1,46 a -0,28). Además, hemos encontrado que algunas bacterias beneficiosas tales como *Bifidobacterium* y *Lactobacillus* estaban disminuidas en el grupo con enfermedad tiroidea autoinmunitaria y la microbiota nociva como *Bacteroides fragilis* estaba significativamente aumentada en comparación con los controles.» Gong, B., *et al.:* «Association Between Gut Microbiota and Autoimmune Thyroid Disease: A Systematic Review and Meta-Analysis», Frontiers in Endocrinology, vol. 12 (17 de noviembre de 2021), doi.org/10.3389/fendo.2021.774362.

220. Young, V. B., *et al.:* «Overview of the Gastrointestinal Microbiota», *Advances in Experimental Medicine and Biology,* vol. 635, pp. 29-40 (2008), doi.org/10.1007/978-0-387-09550-9_3.

tobacillus, y un aumento de los niveles de microbiota nociva, como *Bacteroides fragilis*. En el caso de los pacientes con lupus, el cambio en la proporción de dos bacterias, *Firmicutes* y *Bacteroidetes,* puede estar relacionado con el desarrollo de la enfermedad, aunque todavía estamos muy lejos de poder describir un patrón específico con la enfermedad autoinmunitaria en general. Aun así, destacan algunos patrones, como la pérdida de diversidad y su posible relación con la desregulación del sistema inmunitario, en parte mediada por la población microbiana.[221]

Así pues, ¿podemos tomar a una persona con enfermedad autoinmunitaria y mejorar su flora y su función intestinal con alimentos más sanos, prebióticos, probióticos, ejercicio, vitamina D, y tal vez incluso trasplante fecal? No lo sabemos, pero el tema se está investigando a fondo para intentar responder a estas preguntas y ofrecer a las personas con enfermedades autoinmunitarias una mayor esperanza de remisión, y quizá incluso de sanación algún día. La alimentación puede ser la palanca más importante, como hemos descubierto en el caso del profesor Smarr. En mi práctica médica, utilizamos recomendaciones y suplementos basados en los alimentos, primero para optimizar la flora intestinal y la conversación inmunológica, y la investigación limitada apoya este enfoque.[222]

Áreas de incertidumbre: del rhupus a los antecedentes familiares

Por mucho que a mis pacientes les guste escuchar verdades universales sobre su experiencia corporal, la autoinmunidad ofrece muy pocas. Aunque hay muchas vías comunes en el desarrollo gradual de la enfermedad autoinmunitaria, al pasar de la salud a la preenfermedad y a la enfermedad es de esperar que las personas tengan grupos específicos de enfermedades.

---

221. De Luca, F., *et al.:* «The Microbiome in Autoimmune Diseases», *Clinical and Experimental Immunology,* vol. 195, n.º 1, pp. 74-85 (enero de 2019), doi.org/10.1111/cei.13158.
222. Yamamoto, E. A., *et al.:* «Between Vitamin D, Gut Microbiome, and Systemic Autoimmunity», *Frontiers in Immunology,* vol. 10 (21 de enero de 2020), doi.org/10.3389/fimmu.2019.03141; Wolter, M., *et al.:* «Leveraging Diet to Engineer the Gut Microbiome», *Nature Reviews Gastroenterology & Hepatology,* vol. 18, n.º 12, pp. 885-902 (diciembre de 2021), doi.org/10.1038/s41575-021-00512-7.

En un capítulo anterior hemos tratado la creciente prevalencia de AAN en la sangre. Las personas con artritis reumatoide también pueden mostrar AAN positivos, mientras que los pacientes con lupus y diabetes tipo 1 pueden mostrar un factor reumatoide positivo o anticuerpos antiproteína citrulinada.[223]

La artritis reumatoide y el lupus pueden darse en la misma persona, lo que se conoce como «rhupus», pero es raro.[224] Tengo un paciente con celiaquía, tiroiditis de Hashimoto y esclerosis múltiple, pero es uno de un denominador de unos treinta mil pacientes que he visitado a lo largo de mi carrera.

Si en tu familia hay casos de enfermedad autoinmunitaria, puedes tener un mayor riesgo, ¡pero no siempre para la misma enfermedad autoinmunitaria! La vulnerabilidad genética puede tener efectos opuestos, como en el caso de la esclerosis múltiple y la diabetes tipo 1,[225] o efectos compartidos, como en el caso de la diabetes tipo 1 y la artritis reumatoide.[226]

El solapamiento emergente de la infección por COVID y la autoinmunidad genera aún más incertidumbre. Necesitamos más investigaciones revisadas por pares y más atención para desvelar el misterio que rodea a esta compleja enfermedad crónica.

---

223. James, J. A., *et al.:* «Latent Autoimmunity Across Disease-Specific Boundaries in At-Risk First-Degree Relatives of SLE and RA Patients», *eBioMedicine,* vol. 42, pp. 76-85 (abril de 2019), doi.org/10.1016/j.ebiom.2019.03.063.

224. Tani, C., *et al.:* «Rhupus Syndrome: Assessment of Its Prevalence and Its Clinical and Instrumental Characteristics in a Prospective Cohort of 103 SLE Patients», *Autoimmunity Reviews,* vol. 12, n.º 4, pp. 537-541 (febrero de 2013), doi.org/10.1016/j.autrev.2012.09.004.

225. Handel, A. E., *et al.:* «Type 1 Diabetes Mellitus and Multiple Sclerosis: Common Etiological Features», *Nature Reviews Endocrinology,* vol. 5, n.º 12, pp. 655-664 (diciembre de 2009), doi.org/10.1038/nrendo.2009.216; Tettey, P., *et al.:* «The Co-Occurrence of Multiple Sclerosis and Type 1 Diabetes: Shared Aetiologic Features and Clinical Implication for MS Aetiology», *Journal of the Neurological Sciences,* vol. 348, n.º 1-2, pp. 126-131 (15 de enero de 2015), doi.org/10.1016/j.jns.2014.11.019.

226. Kronzer, V. L., *et al.:* «Comorbidities as Risk Factors for Rheumatoid Arthritis (RA) and Their Accrual After Diagnosis», *Mayo Clinic Proceedings,* vol. 94, n.º 12, pp. 2488-2498 (diciembre de 2019), doi.org/10.1016/j.mayocp.2019.08.010.

Resumen

Beth tiene cuarenta y cinco años, es madre de tres hijos y vive en Boulder, Colorado. Tiene síntomas intermitentes de fatiga, dolor muscular y sudores nocturnos. Su AAN es positivo y, aunque ha visitado a muchos especialistas, incluidos un reumatólogo, un gastroenterólogo y un endocrinólogo, no está claro cuál podría ser su diagnóstico. Su médico de atención primaria detectó múltiples puntos sensibles en músculos, articulaciones y tendones que le provocaban un dolor punzante, y le dijo que tenía fibromialgia. Su reumatólogo se refiere a su enfermedad como un «trastorno mixto del tejido conectivo, no especificado». La falta de claridad en el diagnóstico dificulta el tratamiento de los síntomas. No sabe a qué se enfrenta. Hay días en los que está completamente agotada y no puede levantarse de la cama, y otros en los que se siente con más energía y es capaz de ver a sus clientes de *coaching,* pero el gran espacio entre esas experiencias crea imprevisibilidad y dificultad para continuar con su carrera profesional o incluso para estar por su marido y sus hijos de forma constante.

A veces, el esfuerzo por someterte a las pruebas y el diagnóstico, o incluso la incertidumbre de vivir con una enfermedad autoinmunitaria, pueden dejarte traumatizado. Quiero recordarte con delicadeza que ya eres un todo. Resulta que tienes algunos síntomas que tal vez queramos investigar más a fondo y tratar juntos.

No te conformes con el mensaje rutinario de que te tomes una pastilla y sigas haciendo tu vida como si nada. Como me recuerda mi amigo y colega el neurólogo David Perlmutter, la inflamación, piedra angular de la autoinmunidad, puede amenazar la toma de decisiones, y yo añadiría que quizá incluso tu sentido de la soberanía. Si te sientes inseguro con respecto a todas las pruebas que hemos tratado en este capítulo, consulta a un médico de confianza sobre cómo encontrar el buen camino en tu caso. Ten en cuenta que el sistema puede ser despreciativo y, a veces, ridiculizar tu experiencia. Si crees que «pasar de ti» es una expresión demasiado radical, en una encuesta que en 2022 hice a cinco mil pacientes, descubrí que el 84 % consideraban que un médico había pasado de ellos con respecto a sus síntomas.

Vivir con autoinmunidad es complicado. Un diagnóstico claro puede ayudar a tener certezas, pero conlleva su propia serie de preguntas profundas y complejas sobre el curso de la enfermedad y cómo llevar la propia vida. Aunque la enfermedad autoinmunitaria no tiene cura, existen muchos tratamientos prometedores, como veremos en los próximos capítulos, entre los que se incluyen formas específicas de evitar los desencadenantes alimentarios, resolver el estrés tóxico y proporcionar al organismo un sueño más reparador.

CAPÍTULO 8

Protocolo de nutrición

Los científicos han descubierto que la dieta desencadena un proceso de vida y muerte de las células que parece fundamental para la reparación del organismo.

—Dr. Valter Longo[227]

Si padeces autoinmunidad, probablemente habrás oído decir a algún médico o nutricionista que puedes recuperar la salud a través de la alimentación. Pero ¿es cierto? ¿Entonces una persona con una enfermedad autoinmunitaria puede mejorar su salud con la alimentación? La experiencia de Larry sugiere que la alimentación puede ser la palanca más importante.

En mi práctica médica, utilizamos recomendaciones y suplementos basados en los alimentos, primero para optimizar la flora intestinal y la conversación inmunológica, e investigaciones limitadas apoyan este enfoque.[228] Podemos curar la autoinmunidad reduciendo o eliminando los

227. Longo, V.: «Autoimmune Diseases» (consultado el 30 de mayo de 2023), www.valter-longo.com/autoimmune-diseases.

228. Yamamoto, E. A., *et al.:* «Relationships Between Vitamin D, Gut Microbiome, and Systemic Autoimmunity», *Frontiers in Immunology*, vol. 10 (21 de enero de 2020), doi.

desencadenantes y sellando las brechas en el intestino. Puedes conseguir ambas cosas a través de la alimentación.

Sin embargo, puedo asegurarte que a la respuesta a una pregunta tan sencilla como qué alimento es mejor para curar la autoinmunidad, es complicada.

¿Qué forma de comer es la mejor para ti?

Respuesta corta: No lo sabemos. Depende.

Los científicos han estudiado enfermedades autoinmunitarias individuales de forma aislada; por ejemplo, las dietas que mejor contribuyen a mejorar la función en la artritis reumatoide son las dietas de eliminación, la mediterránea y la basada en plantas.[229] En el caso de la esclerosis múltiple, ningún patrón dietético ha demostrado ser eficaz en grandes ensayos aleatorizados para reducir el número de recaídas o mejorar las lesiones,

---

org/10.3389/fimmu.2019.03141; Wolter, M., *et al.:* «Leveraging Diet to Engineer the Gut Microbiome», *Nature Reviews Gastroenterology & Hepatology,* vol. 18, n.º 12, pp. 885-902 (diciembre de 2021), doi.org/10.1038/s41575-021-00512-7.

229. Hagen, K. B., *et al.:* «Dietary Interventions for Rheumatoid Arthritis», *Cochrane Database of Systematic Reviews,* n.º 1 (21 de enero de 2009), doi.org/10.1002/14651858.CD006400.pub2; Tedeschi, S. K., *et al.:* «Is There a Role for Diet in the Therapy of Rheumatoid Arthritis?», *Current Rheumatology Reports,* vol. 18 (mayo de 2016), doi.org/10.1007/s11926-016-0575-y; Petersson, S., *et al.:* «The Mediterranean Diet, Fish Oil Supplements and Rheumatoid Arthritis Outcomes: Evidence from Clinical Trials», *Autoimmunity Reviews,* vol. 17, n.º 11, pp. 1105-1114 (noviembre de 2018), doi.org/10.1016/j.autrev.2018.06.007; Nelson, J., *et al.:* «Do Interventions with Diet or Dietary Supplements Reduce the Disease Activity Score in Rheumatoid Arthritis? A Systematic Review of Randomized Controlled Trials», *Nutrients,* vol. 12, n.º 10 (29 de septiembre de 2020), doi.org/10.3390/nu12102991; Philippou, E., *et al.:* «Rheumatoid Arthritis and Dietary Interventions: Systematic Review of Clinical Trials», *Nutrition Reviews,* vol. 79, n.º 4, pp. 410-428 (9 de marzo de 2021), doi.org/10.1093/nutrit/nuaa033; Matsumoto, Y., *et al.:* «Change in Dietary Inflammatory Index Score Is Associated with Control of Long-Term Rheumatoid Arthritis Disease Activity in a Japanese Cohort: The TOMORROW Study», *Arthritis Research & Therapy,* vol. 23, n.º 1 (8 de abril de 2021), doi.org/10.1186/s13075-021-02478-y; Lanspa, M., *et al.:* «A Systematic Review of Nutritional Interventions on Key Cytokine Pathways in Rheumatoid Arthritis and Its Implications for Comorbid Depression: Is a More Comprehensive Approach Required?», *Cureus,* vol. 14, n.º 8 (15 de agosto de 2022), doi.org/10.7759/cureus.28031; Xiang, S., *et al.:* «The Association Between Dietary Inflammation Index and the Risk of Rheumatoid Arthritis in Americans», *Clinical Rheumatology,* vol. 41, n.º 9, pp. 2647-2658 (septiembre de 2022), doi.org/10.1007/s10067-022-06217-9.

aunque estudios piloto llevados a cabo con diversas dietas –como la dieta paleolítica modificada (protocolo Wahls), la dieta sin gluten, la mediterránea, la baja en grasas saturadas (Swank), la vegana baja en grasas (McDougall), el ayuno intermitente y la restricción intermitente de calorías (dieta que imita el ayuno)– han dado buenos resultados a la hora de reducir la fatiga y mejorar el estado de ánimo y la calidad de vida.[230] En mi práctica profesional, he comprobado que pueden ser correctas varias respuestas, y a menudo lo que funciona para un paciente no funciona para otro. Y lo que funciona para la mayoría de la gente puede no funcionar en tu caso.

Incluso aunque tengas una idea general del tipo de dieta que es más saludable para ti, puede que no lo tengas tan claro cuando se trata de comer trigo, azúcar o patatas, o que estés confundido sobre qué nutrientes pueden ayudar a mejorar el sistema inmunitario, como las vitaminas A, B6, B9, B12 y D, los prebióticos, los probióticos, el té verde, el ácido lipoico, a veces el selenio como en la enfermedad de Hashimoto, y los ácidos grasos omega-3. Existen varios estudios publicados sobre cómo estos nutrientes inducen unas células concretas del sistema inmunitario denominadas células T reguladoras, que promueven la tolerancia y suprimen la inflamación, la autoinmunidad y la alergia.[231]

A veces sabes que necesitas un cambio de alimentación porque tienes síntomas intestinales, como ardor de estómago, gases, hinchazón o dolor. Tal vez sufras diarrea o estreñimiento, o una combinación de ambos. Sin

---

230. Wahls, T. L.: «Dietary Approaches to Treating Multiple Sclerosis-Related Symptoms», *Physical Medicine and Rehabilitation Clinics,* vol. 33, n.º 3, pp. 605-620 (agosto de 2022), doi.org/10.1016/j.pmr.2022.04.004.

231. Las células T reguladoras, también conocidas como Treg, pueden ser inducidas para ayudar al sistema inmunitario a alcanzar un estado de equilibrio. Prietl, B., *et al.:* «Vitamin D and Immune Function», *Nutrients,* vol. 5, n.º 7, pp. 2502-2521 (julio de 2013), doi.org/10.3390/nu5072502; Cantorna, M. T., et al., «Vitamin D and 1,25(OH)2D Regulation of T Cells», *Nutrients,* vol. 7, n.º 4, pp. 3011-3021 (abril de 2015), doi.org/10.3390/nu7043011; Alwarawrah, Y., *et al.:* «Changes in Nutritional Status Impact Immune Cell Metabolism and Function», *Frontiers in Immunology,* vol. 9 (16 de mayo de 2018), doi.org/10.3389/fimmu.2018.01055; Sassi, F., *et al.:* «Vitamin D: Nutrient, Hormone, and Immunomodulator», *Nutrients,* vol. 10, n.º 11 (3 de noviembre de 2018), doi.org/10.3390/nu10111656: 1656; Hu, Y., *et al.:* «Effect of Selenium on Thyroid Autoimmunity and Regulatory T Cells in Patients with Hashimoto's Thyroiditis: A Prospective Randomized-Controlled Trial», *Clinical and Translational Science,* vol. 14, n.º 4, pp. 1390-1402 (julio de 2021), doi.org/10.1111/cts.12993; Mölzer, C., *et al.:* «A Role for Folate in Microbiome-Linked Control of Autoimmunity», *Journal of Immunology Research* (19 de mayo de 2021), doi.org/10.1155/2021/9998200.

embargo, muchos de mis pacientes no consideran que tengan ningún síntoma intestinal, pero cuando estudiamos detalladamente su análisis de heces, encontramos que hay serios problemas en el intestino que pueden o no estar relacionados con su enfermedad autoinmunitaria.

Tanto si tienes síntomas intestinales como si no, si padeces autoinmunidad, las investigaciones demuestran que una dieta antiinflamatoria contribuye decisivamente sobre la salud general. Para reducir la inflamación provocada por la dieta, muchos médicos de medicina funcional recomiendan una dieta de eliminación estricta.

La dieta de eliminación

En este apartado voy a cubrir la dieta de eliminación básica que sigo yo misma y explico a mis pacientes para que puedas ver si estás reaccionando ante cualquiera de estos alimentos desencadenantes o ante cualquier otro que pueda irritar tu sistema inmunitario.

Es posible que hayas oído hablar del Protocolo Autoinmunitario, popularizado por la Dra. Sarah Ballantyne y el Dr. Terry Wahls, y probado en enfermedades intestinales inflamatorias, como la colitis ulcerosa y la enfermedad de Crohn, y la tiroiditis de Hashimoto.[232] Se trata de una dieta de eliminación.

El principio básico de este tipo de dieta es que cuando se eliminan los desencadenantes alimentarios que pueden estar contribuyendo a la enfermedad autoinmunitaria, es probable que experimentes importantes mejoras en los síntomas. Muchos de mis pacientes incluso experimentan la remisión de su enfermedad autoinmunitaria.

---

232. Konijeti, G. G., et al. «Efficacy of the Autoimmune Protocol Diet for Inflammatory Bowel Disease», *Inflammatory Bowel Diseases,* vol. 23, n.º 11, pp. 2054-2060 (23 de noviembre de 2017), doi.org/10.1097/MIB.0000000000001221; Chandrasekaran, A., *et al.:* «The Autoimmune Protocol Diet Modifies Intestinal RNA Expression in Inflammatory Bowel Disease», *Crohn's & Colitis 360,* vol. 1, n.º 3 (octubre de 2019), doi.org/10.1093/crocol/otz016; Chandrasekaran, A., *et al.:* «An Autoimmune Protocol Diet Improves Patient-Reported Quality of Life in Inflammatory Bowel Disease», *Crohn's & Colitis 360,* vol. 1, n.º 3 (2019), doi.org/10.1093/crocol/otz019; Abbott, R. D., *et al.:* «Efficacy of the Autoimmune Protocol Diet as Part of a Multi-disciplinary, Supported Lifestyle Intervention for Hashimoto's Thyroiditis», *Cureus,* vol. 11, n.º 4 (27 de abril de 2019), doi.org/10.7759/cureus.4556.

Lauren es una abogada, con una puntuación EAI de tres, que se despertó a los veintidós años con los puños fuertemente cerrados. Acababa de terminar su primer año de Derecho. Cada vez más alarmada, se dio cuenta de que tenía las manos agarrotadas. Al abrir los dedos, el dolor la dejó sin aliento. Un reumatólogo le inyectó esteroides entre los dedos para ayudarla.

Hoy en día, Lauren padece tres enfermedades autoinmunitarias, lo que se conoce en los círculos médicos como «síndrome autoinmune múltiple», que se da aproximadamente en el 25 % de los pacientes. Es negativa para el factor reumatoide y su reumatólogo le ha diagnosticado artritis inflamatoria, sabañones (una enfermedad autoinmunitaria conocida como lupus eritematoso cutáneo, que afecta a los lechos capilares de la piel, normalmente de las manos o de los pies, y provoca enrojecimiento, picor, inflamación y posibles ampollas) y tiroiditis de Hashimoto. Toma hidroxicloroquina para la artritis y una combinación de levotiroxina (T4) y liotironina para la tiroides.

Lauren se ha pasado la mayor parte de su vida luchando contra síntomas intestinales de reflujo, indigestión, gases y dolor. Un médico integrativo local ordenó una prueba de sensibilidad a los alimentos y mostró que tenía intestino permeable y estaba desarrollando una respuesta inmunitaria contra varios alimentos, incluyendo productos lácteos, gluten y huevo. Eliminó estos alimentos durante varios meses como parte de un programa de rehabilitación intestinal y sus síntomas autoinmunitarios mejoraron enormemente.

Al igual que Lauren, antes de que me diera cuenta, comía trigo, azúcar, lácteos, alimentos procesados, legumbres y alimentos modificados genéticamente. Casi todas las noches bebía alcohol. Me daba atracones de estrés, probablemente relacionado con mi historial de traumas y un nivel elevado de cortisol. Sospecho que todo ello estaba provocando un aumento de la permeabilidad intestinal. Mi sistema inmunitario reaccionaba a estos alimentos porque mi intestino permeable dejaba que los alimentos reactivos atravesaran las estrechas uniones entre mis células intestinales y activaran el sistema inmunitario situado inmediatamente por debajo de la superficie. Cuando eliminé estos alimentos, muchos de mis síntomas, como los cambios de humor, el dolor articular, la fatiga y la inflamación crónica, desaparecieron en pocos días.

Determinados alimentos, como los que desencadenaban las reacciones inmunitarias de Lauren, y sospecho que las mías propias, incrementan la inflamación y pueden agravar la enfermedad autoinmunitaria, por lo que puede ser necesario evitarlos o reducirlos al mínimo.

Tomemos como ejemplo el gluten. El gluten es una proteína presente en el trigo, la cebada, el kamut y la espelta. (La parte proteínica del gluten se denomina gliadina). Las concentraciones de gluten han aumentado en nuestra alimentación, lo que ha provocado mayores índices de reacciones alimentarias en las últimas décadas. El gluten es difícil de digerir, y cuando la gliadina traspasa la barrera del intestino y llega al torrente sanguíneo, activa una alarma en el sistema inmunitario.

Supón que cien personas comen una rebanada de pan que contiene gluten. Aproximadamente siete de las cien personas pueden sufrir una reacción, como dolor abdominal, hinchazón, ardor de estómago, reflujo y diarrea. De esas siete personas, una puede ser celíaca y las demás probablemente tengan intolerancia al gluten, también conocida como sensibilidad al gluten no celíaca (SGNC). La celiaquía es más grave, ya que expone a las personas al riesgo de padecer anemia, fatiga, dolores de cabeza, dolores articulares, trastornos psiquiátricos y niveles bajos de vitamina D y B12, y puede conducir a la desnutrición. Los celíacos deben evitar por completo el gluten durante el resto de su vida. En cambio, las personas con NCGS, como Lauren y yo, pueden limitar o eliminar el gluten para reducir los síntomas.

La celiaquía es un ataque autoinmunitario del intestino delgado que se desencadena cuando personas genéticamente susceptibles consumen gluten y tienen una mayor permeabilidad intestinal.[233] Afecta a entre el 0,5 y el 2 % de la población. El ataque autoinmunitario depende de una complicada respuesta inmunitaria, que da lugar a anticuerpos que atacan el intestino delgado.

Cuando los anticuerpos de la sangre atacan al gluten, también pueden reaccionar contra tejidos normales, como la glándula tiroides, en lo que se conoce como mimetismo molecular. El resultado neto es que si padeces una enfermedad tiroidea autoinmunitaria, como la tiroiditis de Hashimoto o la enfermedad de Graves, y comes un plato de pasta con gluten, tu sistema inmunitario puede atacar a tu tiroides en un caso de identidad equivocada. En general, existe una fuerte asociación entre la enfermedad

---

233. Catassi, C., *et al.:* «Coeliac Disease», Lancet, vol. 399, n.º 10344, pp. 2413-1426 (25 de junio de 2022), doi.org/10.1016/S0140-6736(22)00794-2.

tiroidea autoinmunitaria y la intolerancia al gluten,[234] y todas las personas con enfermedad tiroidea autoinmunitaria deberían someterse a pruebas de detección de intolerancia al gluten (y si tienes intolerancia al gluten, ¡comprueba si tienes problemas de tiroides!).[235]

---

234. Sategna-Guidetti, C., *et al.:* «Autoimmune Thyroid Diseases and Coeliac Disease», *European Journal of Gastroenterology & Hepatology,* vol. 10, n.º 11, pp. 927-931 (noviembre de 1998), doi.org/10.1097/00042737-199811000-00005; Kowalska, E., *et al.:* «Estimation of Antithyroid Antibodies Occurrence in Children with Coeliac Disease», *Medical Science Monitor: International Medical Journal of Experimental and Clinical Research,* vol. 6, n.º 4, pp. 719-721 (julio-agosto de 2000); Larizza, D., *et al.:* «Celiac Disease in Children with Autoimmune Thyroid Disease», *Journal of Pediatrics,* vol. 139, n.º 5, pp. 738-740 (noviembre de 2001), doi.org/10.1067/mpd.2001.118189; Hakanen, M., *et al.:* «Clinical and Subclinical Autoimmune Thyroid Disease in Adult Celiac Disease», *Digestive Diseases and Sciences,* vol. 46, n.º 12, pp. 2631-2635 (diciembre de 2001), doi.org/10.1023/a:1012754824553; Akçay, M. N.: «The Presence of the Antigliadin Antibodies in Autoimmune Thyroid Diseases», *Hepatogastroenterology,* vol. 50, n.º 2, pp. cclxxix-cclxxx (diciembre de 2003); Strieder, T. G., *et al.:* «Risk Factors for and Prevalence of Thyroid Disorders in a Cross-Sectional Study Among Healthy Female Relatives of Patients with Autoimmune Thyroid Disease», *Clinical Endocrinology,* vol. 59, n.º 3, pp. 396-401 (septiembre de 2003), doi.org/10.1046/j.1365-2265.2003.01862.x; Ch'ng, C. L., *et al.:* «Prospective Screening for Coeliac Disease in Patients with Graves' Hyperthyroidism Using Anti-gliadin and Tissue Transglutaminase Antibodies», *Clinical Endocrinology,* vol. 62, n.º 3, pp. 303-306 (marzo de 2005), doi.org/10.1111/j.1365-2265.2005.02214.x; Naiyer, A. J., *et al.:* «Tissue Transglutaminase Antibodies in Individuals with Celiac Disease Bind to Thyroid Follicles and Extracellular Matrix and May Contribute to Thyroid Dysfunction», *Thyroid,* vol. 18, n.º 11, pp. 1171-1178 (noviembre de 2008), doi.org/10.1089/thy.2008.0110; Marwaha, R. K., *et al.:* «Glutamic Acid Decarboxylase (anti-GAD) & Tissue Transglutaminase (anti-TTG) Antibodies in Patients with Thyroid Autoimmunity», *Indian Journal of Medical Research,* vol. 137, n.º 1, pp. 82-86 (enero de 2013); Sange, I., *et al.:* «Celiac Disease and the Autoimmune Web of Endocrinopathies», *Cureus,* vol. 12, n.º 12 (diciembre de 2020), doi.org/10.7759/cureus.12383; van der Pals, M., *et al.:* «Prevalence of Thyroid Autoimmunity in Children with Celiac Disease Compared to Healthy 12-Year-Olds», *Autoimmune Diseases,* vol. 2014 (2014), doi.org/10.1155/2014/417356; Meloni, A., *et al.:* «Prevalence of Autoimmune Thyroiditis in Children with Celiac Disease and Effect of Gluten Withdrawal», *Journal of Pediatrics,* vol. 155, n.º 1, pp. 51-55 (julio de 2009), doi.org/10.1016/j.jpeds.2009.01.013; Ashok, T., *et al.:* «Celiac Disease and Autoimmune Thyroid Disease: The Two Peas in a Pod», *Cureus,* vol. 14, n.º 6 (23 de junio de 2022), doi.org/10.7759/cureus.26243.
235. Sategna-Guidetti, C., *et al.:* «Autoimmune Thyroid Diseases and Coeliac Disease», *European Journal of Gastroenterology & Hepatology,* vol. 10, n.º 11, pp. 927-931 (noviembre de 1998), doi.org/10.1097/00042737-199811000-00005; Marwaha, R. K., *et al.:* «Glutamic Acid Decarboxylase (anti-GAD) & Tissue Transglutaminase (anti-TTG) Antibodies in Patients with Thyroid Autoimmunity», *Indian Journal of Medical Research,* vol. 137, n.º 1, pp. 82-86 (enero de 2013); Salarian, L., *et al.:* «Extra-intestinal

Otra forma en que los alimentos pueden desencadenar la inflamación y la autoinmunidad es mediante la formación de inmunocomplejos. Piensa en ellos como un par de combatientes luchando por el poder; el gluten (gliadina) y los anticuerpos que se unen al gluten crean un complejo que viaja por el torrente sanguíneo. El inmunocomplejo guerrero, la gliadina y su anticuerpo, recorre el cuerpo con destrucción a su paso, mientras el resto del organismo observa sin saber cómo actuar.[236] Normalmente, el sistema inmunitario puede eliminar los inmunocomplejos de la sangre, pero cuando la concentración es demasiado elevada, es incapaz de gestionar la situación. Los inmunocomplejos llegan a varios órganos, provocando más inflamación y daños, y, en última instancia, consecuencias autoinmunitarias, como dolor en las articulaciones. Sin embargo, evitar el gluten elimina los inmunocomplejos.

Aunque el gluten no es la causa principal de todas las enfermedades autoinmunitarias, contribuye a la autoinmunidad en muchas afecciones. Además del gluten, otros factores importantes que contribuyen a la autoinmunidad, tanto positiva como negativamente, son la fibra, las grasas y los nutrientes.

Si una dieta adecuada puede aliviar los síntomas y ayudar a curar una enfermedad autoinmunitaria, ¿cómo funciona?

Varios estudios han analizado la dieta de eliminación en la artritis reumatoide. En general, si se tienen en cuenta los ensayos aleatorizados, de doble ciego y controlados con placebo, aproximadamente entre el 30 y el 40 % de los pacientes con artritis reumatoide mejoran con una dieta de eliminación.[237] Las personas con artritis reumatoide que son superrespondedoras pueden dejar de tomar fármacos, y las investigaciones demuestran que algunas de ellas pueden estar en remisión durante más de una década. Si se padece artritis reumatoide y se inicia una dieta de eliminación, la respuesta se produce en un plazo de tres a cinco días, y la mayoría

---

Manifestations of Celiac Disease in Children: Their Prevalence and Association with Human Leukocyte Antigens and Pathological and Laboratory Evaluations», *BMC Pediatrics,* vol. 23, n.º 1 (4 de enero de 2023), doi.org/10.1186/s12887-022-03826-w.

236. Katz, A., *et al.:* «Celiac Disease Associated with Immune Complex Glomerulonephritis», *Clinical Nephrology,* vol. 11, n.º 1, pp. 39-44 (enero de 1979).

237. Gamlin, L., *et al.:* «Food Sensitivity and Rheumatoid Arthritis», *Environmental Toxicology and Pharmacology,* vol. 4, n.º 1-2, pp. 43-49 (noviembre de 1997), doi.org/10.1016/s1382-6689(97)10040-0.

de los estudios evaluaron una duración total de entre diez y veintiún días. No es sorprendente que los beneficios desaparezcan al reanudar una dieta normal. Una dieta de eliminación parece cambiar la flora intestinal en un sentido beneficioso, lo que conduce a una mejora de la función inmunológica, aunque todavía estamos tratando de comprender el mecanismo preciso y los cambios observados en las personas que la prueban y les funciona.

Cómo seguir la dieta de eliminación

Para seguir una dieta de eliminación básica, elimina todos los posibles desencadenantes entre tres semanas y tres meses. Si tienes síntomas intestinales importantes, es posible que necesites una dieta más prolongada.

Fase 1: Eliminación. Deberás evitar todos estos ingredientes y alimentos durante un mínimo de veintiún días.

- Lácteos.
- Gluten.
- Alcohol.
- Cereales.
- Huevos.
- Azúcares (especialmente el jarabe de maíz de alta fructosa).
- Carnes rojas o procesadas.
- Alimentos procesados y ultraprocesados.
- Solanáceas (patatas, tomates, berenjenas, etc.).
- Cafeína.
- Cacahuetes (no es un fruto seco, sino una legumbre, y tiene más posibilidades de desencadenar reacciones inmunitarias).
- Frutos secos.
- Semillas.
- Otros desencadenantes comunes: aceites industriales de semillas, aditivos alimentarios, edulcorantes artificiales, emulsionantes y espesantes alimentarios.

Si bien la lista puede parecer exhaustiva, considero que algunas personas pueden empezar eliminando algunos de los alimentos más perjudiciales, como los lácteos y el gluten, y notar mejoras en los síntomas. Otras personas necesitan la dieta de eliminación completa, es decir, detectar qué ingredientes toleran mal y aliviar las alergias o las intolerancias alimentarias eliminando de su dieta todos los alimentos sospechosos de la lista anterior.

Si le resulta agobiante eliminar todos estos alimentos de golpe, elimina sólo unos pocos cada vez. De todos modos, evita cada uno de ellos al menos veintiún días, ya que el sistema inmunitario necesita un mínimo de veintiún días para volverse menos reactivo. Espera a que pasen tres semanas antes de decidir si te funciona. Una dieta de eliminación no es una elección de estilo de vida permanente, sino una prueba diagnóstica a corto plazo. Estamos probando si ayuda a tus síntomas preautoinmunitarios o autoinmunitarios. Después de eliminar el cien por cien de estos ingredientes durante un mínimo de tres semanas (o más –hasta tres meses– si te has estado enfrentando a la enfermedad autoinmunitaria durante más de un año), empezarás a reintroducir los alimentos de uno en uno y observarás durante tres días cómo respondes a nivel digestivo y a nivel de todo el sistema.

Probablemente te estarás preguntando qué te queda por comer. Céntrate en las verduras, las frutas, las grasas saludables y los pescados azules (salmón, caballa, anchoas, sardinas y arenque, los pescados más seguros y ricos en nutrientes, los menos propensos a contener mercurio y los más saludables). Conviene rotar los alimentos que se consumen, como hacían nuestros antepasados cazadores-recolectores, quienes comían frutos secos, semillas, bayas, pescados y otros animales, y lo hacían según las estaciones, por lo que variaban su dieta en función de la época del año. (Rotar los alimentos de la dieta ayuda a evitar el riesgo de una reacción inmunitaria o alérgica al alimento). Hoy, por ejemplo, he desayunado sobras de pollo desmenuzado revuelto con acelgas picadas, acompañado de una tostada de aguacate sin gluten. El almuerzo ha consistido en una ensalada Cobb, sin queso. La cena ha sido salmón con una alcachofa, y repollo morado salteado con pak choy.

TODA ENFERMEDAD EMPIEZA EN EL INTESTINO (PERMEABLE)...

Más de la mitad de mis pacientes tienen algún grado de permeabilidad intestinal incrementada, o intestino permeable, incluyendo la mayoría de mis atletas y todos mis pacientes con autoinmunidad. Desafortunadamente, a pesar de más de una década de ciencia robusta por parte de veneradas instituciones como Harvard, la Universidad de Chicago y la Clínica Mayo sobre cómo en la raíz de la autoinmunidad se encuentra el aumento de la permeabilidad,[238] las instituciones médicas tardan en aceptar que se trata de un tema importante a considerar en el tratamiento de pacientes con autoinmunidad. Nuestros médicos deben prestar atención al Dr. Alessio Fasano, que en 2006 publicó por primera vez un artículo sobre el aumento de la permeabilidad intestinal y su relación con la celiaquía y otras enfermedades autoinmunitarias. Es profesor de Pediatría en la Facultad de Medicina de Harvard, profesor de Nutrición en la Escuela de Salud Pública T. H. Chan de Harvard, catedrático de Gastroenterología y Nutrición Pediátricas en el Mass General for Children y director del Centro de Investigación de Biología e Inmunología de la Mucosa del Hospital General de Massachusetts. Uno de mis títulos favoritos es «All Disease Begins in the (Leaky) Gut: Role of Zonulin-Mediated Gut Permeability in the Pathogenesis of Some Chronic Inflammatory Diseases»[239] («Todas las enfermedades empiezan en el intestino (permeable): el papel de la permeabilidad intestinal mediada por

238. Watts, T., *et al.:* «Role of the Intestinal Tight Junction Modulator Zonulin in the Pathogenesis of Type I Diabetes in BB Diabetic-Prone Rats», *Proceedings of the National Academy of Sciences,* vol. 102, n.º 8, pp. 2916-2921 (22 de febrero de 2005), doi.org/10.1073/pnas.0500178102; Drago, S., *et al.:* «Gliadin, Zonulin and Gut Permeability: Effects on Celiac and Non-celiac Intestinal Mucosa and Intestinal Cell Lines», *Scandinavian Journal of Gastroenterology,* vol. 41, n.º 4, pp. 408-419 (abril de 2006), doi.org/10.1080/00365520500235334; Sapone, A., *et al.:* «Zonulin Upregulation Is Associated with Increased Gut Permeability in Subjects with Type 1 Diabetes and Their Relatives», *Diabetes,* vol. 55, n.º 5, pp. 1443-1449 (mayo de 2006), doi.org/10.2337/db05-1593; Odenwald, M. A., *et al.:* «Intestinal Permeability Defects: Is It Time to Treat?», *Clinical Gastroenterology and Hepatology,* vol. 11, n.º 9, pp. 1075-1083 (septiembre de 2013), doi.org/10.1016/j.cgh.2013.07.001; Khoshbin, K., *et al.:* «Effects of Dietary Components on Intestinal Permeability in Health and Disease», *American Journal of Physiology-Gastrointestinal and Liver Physiology,* vol. 319, n.º 5, pp. G589-G608 (1 de noviembre de 2020), doi.org/10.1152/ajpgi.00245.2020.
239. Fasano, A.: «All Disease Begins in the (Leaky) Gut: Role of Zonulin- Mediated Gut Permeability in the Pathogenesis of Some Chronic Inflammatory Diseases», *F1000Research,* vol. 9, n.º 69 (31 de enero de 2020), doi.org/10.12688/f1000research.20510.1.

la zonulina en la patogénesis de algunas enfermedades inflamatorias crónicas»).

¿Por qué es tan común el aumento de la permeabilidad intestinal? Se debe a nuestra dieta, al consumo de alcohol, al estrés crónico, a la exposición a toxinas como el glifosato y al desequilibrio de la microbiota intestinal. Estos factores del estilo de vida alteran las delicadas uniones estrechas del intestino y ahora sabemos que docenas de proteínas desempeñan un papel fundamental en el correcto funcionamiento de estas estrechas uniones. Cuando funcionan, permiten que los nutrientes pasen a través de la unión y entren en el torrente sanguíneo que se encuentra justo por debajo, a la vez que mantienen alejados factores no deseados como bacterias y toxinas. Si tienes intestino permeable, los síntomas pueden estar relacionados con el intestino, como úlceras gástricas, síndrome del intestino irritable, sobrecrecimiento bacteriano en el intestino delgado o diarrea, o pueden parecer no estar relacionados con el intestino, como, por ejemplo, dolor articular, artritis, alergias, infecciones respiratorias, síndrome de respuesta inmunitaria crónica, hígado graso, fatiga crónica, obesidad, trastornos tiroideos y enfermedades autoinmunitarias (celiaquía, tiroiditis de Hashimoto, enfermedades inflamatorias intestinales como la colitis de Crohn y la colitis ulcerosa, lupus, esclerosis múltiple y diabetes tipo 1).

Para ayudar a reparar la barrera intestinal, ingiere nutrientes tales como vitaminas A, B y D, zinc y grasas saludables; también puede ser necesario tomar suplementos adicionales.[240] A muchos de

---

240. Nutrientes clave que pueden contribuir a la salud intestinal y a la integridad de la barrera, y que pueden ayudar en forma de suplemento. La L-glutamina es el aminoácido con la evidencia más clara. Cuando el cuerpo está estresado es consumida en mayor proporción. La L-glutamina es una fuente clave de energía para el revestimiento intestinal, incluidos los enterocitos y las células inmunitarias. Todos los aminoácidos deben consumirse con el estómago vacío.

Vitamina A.
Vitamina D.
Curcumina *(Véase* el Capítulo 10).
Zinc.
Vitamina B9 (folato).
Ácido butírico.
Omega-3.

mis pacientes les recomiendo consumir sopas a base de caldo de huesos y polvos que contengan L-glutamina, que puede ayudar a sellar el intestino permeable.

Tal vez te estés preguntando qué alimentos son buenos para sustituir a los que no puedes tomar, aquellos que probablemente estén activando tu sistema inmunitario. Para evitar la cafeína, reduce la ingesta de café cambiando a medio descafeinado durante unos días y después a té de hierbas. Si el pan es tu apoyo emocional, cámbialo por pan sin gluten (y lee mi historia sobre la alimentación emocional en el Capítulo 11). Si el queso es tu alimento favorito, considera los nuevos quesos *(Véase* Recursos, ahora están riquísimos). Si el azúcar es tu criptonita, opta por el fruto del monje o la stevia durante la dieta de eliminación. Echa un vistazo a los libros y la comunidad Whole30 para conseguir más ideas.

No hace falta ser un genio para seguir una dieta de eliminación, pero pueden ir bien unas instrucciones claras, así que si no encuentras suficiente información en este libro, puedes consultar el Protocolo Autoinmunitario desarrollado y perfeccionado por la Dra. Sarah Ballantyne.

Fase 2: Reintroducción. Una vez transcurridas al menos tres semanas, comienza a reincorporar ingredientes de uno en uno y comprueba cómo responde el organismo, lo que se conoce como fase de «provocación».

Para conseguir el máximo beneficio de la experiencia, reintroduce alimentos de uno en uno de forma muy meditada y metódica. El hecho de que la llamemos dieta de eliminación no debe engañarte: esta fase de reintroducción y prueba es de suma importancia. En cierto modo, la reintroducción es lo contrario de la eliminación, pero también tiene un propósito más claro, ya que te indica qué alimentos pueden estar activando tu sistema inmunitario. También es donde veo los mayores errores. Veo

---

Ácido linoleico conjugado (ALC).
Aminoácidos: L-glutamina, L-arginina, L-triptófano, L-citrulina.
Péptidos del colágeno peptides.
Triphala si hay estreñimiento.
Regaliz desglicirrizado.
Berberina.
Prebióticos.
Probióticos.

pacientes que deciden «Estoy cansado de este proceso, voy a comer *pizza*» e ingieren gluten, lácteos y berenjenas todo en una sola comida y luego no saben cuál de los tres está desencadenando el dolor en las articulaciones o cualquier otro síntoma. Así que, por favor, comprométete de lleno en una reintroducción intencionada, ya que hará que las tres semanas anteriores hayan valido la pena.

Si observas que tus síntomas han mejorado al final de las primeras tres semanas, es probable que tengas una reacción inmunitaria a uno de los alimentos que estás probando. Ahora hay que determinar qué alimento o qué ingredientes son el desencadenante. Puede que tengan que pasar hasta setenta y dos horas para ver las hipersensibilidades retardadas, por lo que debes darte un mínimo de tres días para evaluar tu respuesta a cada alimento. ¿Cómo hacerlo? Ingiere una pequeña porción del alimento o del ingrediente que estés probando. Ingiérela a la misma hora cada día, normalmente en el desayuno, durante tres días seguidos. Por ejemplo, si estás probando lácteos, puedes tomar media taza de yogur de leche de vaca con el desayuno cada mañana, junto con alimentos permitidos (bayas u otra fruta). Entonces haz un seguimiento de tus síntomas, como la energía, el estado de ánimo, la niebla mental, las picazones, las erupciones cutáneas, las molestias articulares, la hinchazón o los problemas intestinales. Si tienes una reacción, sigue eliminando ese alimento y pasa a probar el siguiente alimento o ingrediente, como el gluten.

Resolución de problemas: Algunos de mis pacientes me dicen que antes ya habían intentado una dieta de eliminación y que no les ayudó con sus síntomas, y suelo descubrir que no habían eliminado todos los ingredientes mencionados anteriormente o que volvieron a reincorporar demasiados ingredientes al mismo tiempo durante la fase de provocación, perdiendo así la oportunidad de recopilar información útil sobre su biología única y sus desencadenantes. Durante la primera semana, puedes notar que notas abstinencia de ciertos alimentos, incluidos el gluten y los lácteos, debido a sus efectos opiáceos (similares a la morfina). Por lo general, los síntomas de abstinencia desaparecen durante la segunda semana y puedes notar que mejora el sueño, la energía, la concentración, el dolor y el funcionamiento general.

Modulación nutricional

Como ya se ha señalado, la dieta de eliminación es una herramienta de diagnóstico. Pero ¿qué principios debes tener en cuenta cuando piensas en comida a largo plazo? Hay cuatro áreas principales que deben abordarse mediante la modulación nutricional cuando se padece una enfermedad autoinmunitaria: lagunas nutricionales, mala digestión, acumulación de tóxicos y picos de azúcar en la sangre.

1. **LAGUNAS NUTRICIONALES.** Cuando visito a un paciente con una enfermedad autoinmunitaria, o una afección preautoinmunitaria, lo primero que busco son insuficiencias y deficiencias nutricionales, porque son comunes. Se producen por la ingesta de la típica dieta occidental, la inflamación, la celiaquía, el desequilibrio de la microbiota intestinal y la sensibilidad a los alimentos. Los micronutrientes son elementos dietéticos esenciales –vitaminas y minerales– necesarios para el funcionamiento fisiológico y una salud óptima, como las vitaminas del grupo B y el magnesio. La cantidad que necesitas varía según la etapa de la vida: necesitarás más en la adolescencia y durante el embarazo, y normalmente menos a medida que envejeces. Los micronutrientes no suelen fabricarse en el organismo y deben conseguirse a partir de la dieta (la única excepción es la vitamina D, que el cuerpo fabrica al exponerse a la luz solar natural). Los macronutrientes son los elementos de la dieta que necesitamos en mayores cantidades para obtener energía: grasas, proteínas e hidratos de carbono. Tanto los micronutrientes como los macronutrientes pueden ser inadecuados para tus necesidades.
2. **MALA DIGESTIÓN.** Cuando tu tracto digestivo no está realizando su trabajo –que es procesar los alimentos, aportar energía a tus células y eliminar los residuos–, puedes sentir síntomas como los siguientes, todos los cuales son comunes en la enfermedad autoinmunitaria.

- Fatiga.
- Hinchazón.
- Estreñimiento.
- Diarrea.
- Acidez estomacal.
- Sangrado.
- Incontinencia fecal.

- Náuseas.
- Dolor abdominal.

La digestión es complicada de descifrar, por lo que recomiendo trabajar con un médico de medicina funcional para aprender a evaluarla y abordarla.[241] La mayoría de mis pacientes necesitan pruebas funcionales adicionales, descritas en las notas de la Introducción, y suplementos que les ayuden a digerir los alimentos, como betaína hidroclorhídrica (HCl) y enzimas digestivas.

3. **ACUMULACIÓN DE TÓXICOS.** Tal vez te estés preguntando cómo se relacionan las toxinas y la autoinmunidad. Las toxinas nos afectan a diario: el maquillaje, las cremas para la piel, los muebles, las botellas de agua y los productos de limpieza del hogar, sin ir más lejos. Gran parte de las toxinas alteran el delicado equilibrio hormonal, y aunque una toxina por sí sola puede no ser suficiente para provocar síntomas, el cóctel de muchas a la vez sí puede ser suficiente para provocar problemas con las hormonas y el azúcar en la sangre, de tal manera que se desencadena un aumento de la inflamación, y en alguien que es vulnerable a la autoinmunidad, esto a veces puede ser un desencadenante para provocar la enfermedad. Observo que aproximadamente la mitad de mis pacientes tienen vías de desintoxicación lentas que han heredado y que conducen a la acumulación de toxinas en el cuerpo. Estas toxinas se almacenan en la grasa en lugar de ser excretadas correctamente a través de la orina, las heces y el sudor, por lo que una de nuestras primeras tareas juntos es mejorar la desintoxicación y al mismo tiempo reducir la carga tóxica, comenzando con la alimentación y a continuación pasando al estilo de vida. ¿Has probado los zumos como forma de desintoxicación? No suelo ser fan de los zumos más que como capricho ocasional. Consumir alimentos ecológicos, comer y beber en recipientes de vidrio, y limitar el uso de plástico puede marcar una gran diferencia, al igual que el aumento de la sudoración mediante el ejercicio y la sauna.
4. **PICOS DE AZÚCAR EN LA SANGRE.** Los problemas de azúcar en sangre pueden ser frecuentes en las enfermedades autoinmunitarias, como la diabetes tipo 1 y la tiroiditis autoinmunitaria, y probablemente tam-

241. Para más información sobre cómo trabajar con un médico especialista en medicina funcional, visita el Institute of Functional Medicine, IFM.org, y busca «Find a Practitioner» («Buscar un médico») en tu zona.

bién en otras. Cuando buscamos la causa raíz, a veces está relacionada con un aumento del estrés y quizás con un trauma subyacente que conduce a que las glándulas suprarrenales produzcan un exceso de cortisol. El cortisol elevado dispara el azúcar en sangre y también puede desencadenar una mayor respuesta inmunitaria. La respuesta típica de un pico de azúcar en sangre tras la comida se puede ver en alguien como yo, que tiene una carga de trauma y estrés importantes. Como una manzana (o algún otro alimento con una cantidad sustancial de hidratos de carbono) y esto desencadena una liberación excesiva de insulina.

Mi nivel de azúcar en sangre se eleva bruscamente por culpa de la manzana y luego se desploma por la liberación exagerada de insulina, de modo que tengo un gran pico de glucosa que sube mucho y luego baja mucho. Puedes ver este tipo de respuestas en un dispositivo como un monitor continuo de glucosa. En cuanto a lo que sientes, es posible que notes inmediatamente síntomas como fatiga, falta de energía, ansiedad, pánico y mareos, pero con el tiempo también sobrecarga las glándulas suprarrenales. Además, los picos de glucosa pueden dañar los vasos sanguíneos y aumentar el riesgo de padecer más adelante enfermedades cardiovasculares. Cuando aprendas a comer de un modo que estabilice el azúcar en sangre, te darás cuenta de que sientes más energía y calma.

FIBRA

Como héroe anónimo de la recuperación autoinmunitaria, la fibra te ayuda a desintoxicarte porque se une a las toxinas del intestino y las escolta hasta la puerta de salida: fuera del colon y hacia el inodoro. También puede ayudar a evitar su reabsorción. Cuando comes alimentos ricos en fibra dietética, como frutas y verduras, la microbiota intestinal fermenta la fibra en moléculas beneficiosas llamadas ácidos grasos de cadena corta, que tienen efectos antiinflamatorios como se muestra en el extenso estudio de la Iniciativa de Salud de la Mujer (cuyos resultados sobre la terapia de reemplazo hormonal han sido revisados y parcialmente desacreditados, pero que todavía siguen teniendo valor por otros descubrimientos).[242]

Puedes calcular cuántos gramos de fibra consumes al día manualmente o con una aplicación. Intenta consumir entre unos 30 y 40 gramos al día, pero si estás muy por debajo de esa cantidad, como la mayoría de la gente, increméntala lentamente, no más de 5 gramos al día para evitar hinchazón, calambres y estreñimiento. Nuestros antepasados cazadores-recolectores comían entre 50 y 100 gramos de fibra al día, pero nuestros intestinos pueden tener problemas con esa cantidad. Menciono en Recursos los tipos de fibra que más me gustan; son polvos a los que puedes recurrir para complementar tu ingesta de fibra a partir de los alimentos y llegar así a la dosis diaria recomendada.

QUÉ HACE EL ALCOHOL A TU INTESTINO

Cuando se investiga el intestino permeable en animales, hay una forma fácil de provocarlo casi con total certeza: dar alcohol a los animales. El consumo crónico de alcohol daña las delicadas células intestinales aumentando la permeabilidad de los intestinos, lo que provoca fugas intestinales. Cuando el intestino está sano, las células están dispuestas unas junto a las otras como una línea defensiva, creando una barrera que protege el sistema inmunitario que se encuentra por debajo de la superficie. La barrera tiene por objeto regular lo que pasa a través de la superficie y lo que sigue avanzando por el tubo y, en última instancia, se vacía en forma de heces. Susan Blum, doctora en Medicina, describe la barrera como una pared de ladrillos, en la que las células intestinales son los ladrillos y el mortero entre los ladrillos se denomina uniones estrechas. Además, hay un revestimiento de moco por encima de las células intestinales que proporciona protección adicional. Sin embargo,

---

242. Ma, Y., *et al.*: «Association Between Dietary Fiber and Markers of Systemic Inflammation in the Women's Health Initiative Observational Study», *Nutrition,* vol. 24, n.º 10, pp. 941-949 (octubre de 2008), doi.org/10.1016/j.nut.2008.04.005.

cuando se pierde la barrera al sufrir intestino permeable, es más probable que aparezcan enfermedades autoinmunitarias. El intestino permeable puede tener diversos orígenes, como un desequilibrio de los microbios, estrés tóxico, determinados medicamentos, ejercicio demasiado intenso especialmente en el caso de los atletas, quimioterapia o una infección viral, pero una de las causas más comunes es el consumo de alcohol. Cuando se tienen fugas intestinales, se pueden tener síntomas de estreñimiento, gases, hinchazón o incluso niebla mental, o no tener ningún síntoma.

Estudios llevados a cabo tanto con animales como con seres humanos demuestran que la mayor parte de los daños, como erosiones y hemorragias, se producen en el intestino delgado, así como en el estómago y el hígado. Algunas personas creen que sus deposiciones después de uno o dos vasos de vino son una buena señal de lubricación, de un efecto positivo del alcohol sobre su tendencia al estreñimiento, pero no es cierto. El alcohol está provocando daños. Sin embargo, una menor cantidad de alcohol, idealmente menos de tres copas a la semana, puede ser menos perjudicial, pero realmente no lo sabemos. La verdad es que lo que más disfruto son los primeros sorbos de vino, y es poco probable que eso provoque fugas intestinales. La buena noticia es que, si eres como yo y disfrutas bebiendo sorbitos de vino, el revestimiento intestinal se renueva cada tres o cinco días, ¡además de que toda la capa mucosa se sustituye cada una o dos horas! Así que el sistema tiene cierta permisividad siempre que no lo ataques a diario con alcohol.

Resumen

Me asombra que lo que comes y bebes pueda ser la causa potencial de la autoinmunidad, o la influencia más revitalizadora en términos de ayudar a prevenir o revertir la autoinmunidad. El brillante sistema gastrointestinal determina si tu alimentación te está aportando valor o por el contrario te está perjudicando. Es emocionante que hasta cincuenta mil millones de células se desprendan cada día del intestino.

Dejando a un lado el asombro, soy consciente de que una dieta de eliminación estricta es una tarea complicada. Aunque es difícil ponerla en práctica y mantenerla durante más de veintiún días, lo que puede parecer todo un sacrificio, un proceso de eliminación y provocación bien desarrollado dará sus frutos durante décadas. Tómate el tiempo necesario y hazlo bien.

Aunque estoy de acuerdo en que el intestino se encuentra en la raíz de las enfermedades autoinmunitarias y en que la mejor forma de mejorar el intestino es con la alimentación, todavía nos encontramos muy lejos de saber exactamente qué es lo que funciona mejor. Los alimentos no son la única herramienta, ya que hay muchos otros factores ambientales, sociales y de estilo de vida que ahora sabemos que pueden promover la inflamación crónica, lo que puede conducir a enfermedades cardiovasculares, cáncer, diabetes, enfermedad renal crónica, trastornos neurodegenerativos y autoinmunidad.[243]

Sin embargo, la investigación de la última década sobre la interrelación del intestino, el sistema inmunitario y el microbioma ha aumentado enormemente nuestro conocimiento de la inmunomodulación nutricional. La mayoría de mis pacientes que logran la remisión de su enfermedad autoinmunitaria están plenamente comprometidos con una dieta variada en la que consumen los colores del arcoíris y se exponen regularmente a la luz solar para una función inmunitaria saludable. Ahí es donde empezamos a cambiar las tornas y a sentar unas bases más sólidas que les ayuden a recuperar la salud.

---

243. Furman, D., *et al.:* «Chronic Inflammation in the Etiology of Disease Across the Life Span», *Nature Medicine,* vol. 25, n.º 12, pp. 1822-1832 (diciembre de 2019), doi.org/10.1038/s41591-019-0675-0.

CAPÍTULO 9

Protocolo de estrés y sueño

Cada uno de vosotros es perfecto tal y como es...
y puede mejorar un poco.

—Shunryu Suzuki Roshi

Dormir es lo más parecido a una panacea para la salud. Todos nos hemos dado cuenta de los terribles efectos de dormir mal y de una pésima gestión del estrés, pero la ciencia demuestra que no sólo está en juego la tristeza a corto plazo. Si padeces una enfermedad autoinmunitaria, la falta de sueño y el estrés percibido pueden intensificar la inflamación sistémica y la sensibilidad al dolor, haciendo que un sistema inmunitario ya de por sí sobrecargado funcione acelerado y empeorando potencialmente la enfermedad. El sueño y el estrés también tienen un gran impacto sobre la salud mental. El cortisol desregulado, la principal hormona del estrés, es un factor de riesgo de suicidio, junto con las alteraciones del sueño y otros factores, como los traumas infantiles, el deterioro de la función ejecutiva, la impulsividad, la historia familiar y las experiencias epigenéticas y perinatales.[244]

244. O'Connor, D. B., *et al.*: «Stress, Cortisol and Suicide Risk», *International Review of Neurobiology*, vol. 152, pp. 101-130 (2020), doi.org/10.1016/bs.irn.2019.11.006.

Joanna es una doctora de cuarenta y tres años con varios diagnósticos, entre ellos el síndrome de Ehlers-Danlos y probablemente el síndrome de Sjögren.[245] Tenía un largo historial de hipermovilidad articular, disfunción autonómica (sufre desmayos frecuentes desde la infancia) y dismotilidad gastrointestinal como consecuencia de ello. Hace cinco años también desarrolló bruxismo, el hábito involuntario de apretar o rechinar los dientes durante el sueño.

Hace unos años, los padres de Joanna murieron de manera repentina y violenta en un accidente de tránsito, y la trágica y traumática pérdida marcó a Joanna en muchos niveles. Su bruxismo empeoró y desarrolló una inestabilidad en el lado izquierdo de la mandíbula que le provocaba chasquidos y le dificultaba masticar por ese lado. Las inyecciones de bótox no ayudaron mucho. ¿Estaba el trauma relacionado con el desarrollo de la autoinmunidad y el bruxismo? No lo sabemos con certeza, pero el *timing* es sugerente. Como describiremos más adelante en este capítulo, empezó a abordar su trauma de una forma novedosa con la medicina psicodélica, que tuvo un poderoso impacto sobre el sueño y, más adelante, sobre la resolución de su bruxismo y la mejora de su funcionamiento general.

El bruxismo puede ser un signo de mal sueño y de exceso de estrés. En la mayoría de mis pacientes con autoinmunidad, el sueño y el estrés tienen una gran influencia, tanto positiva como negativa. Un sueño profundo y un estrés bien controlado iluminan la red del sistema nervioso. La benevolencia biológica del sueño se extiende desde allí a los sistemas inmunológico y endocrino.

El sueño y el estrés están profundamente codificados, a menudo desde la infancia, y pueden requerir muchas intenciones y mucha compasión para cambiarlos. Mejorar cualquiera de ellos no es una campaña de una vez y ya está, como tampoco lo fue el enfoque terapéutico de Joanna. Cualquier trauma o neurosis que provoque tendencias autoinmunitarias no desaparecerá de la noche a la mañana, pero puedes empezar a obser-

245. El síndrome de Ehlers-Danlos es un conjunto de trastornos genéticos del tejido conjuntivo que incluyen hiperelasticidad de la piel, hipermovilidad de las articulaciones, cicatrices atróficas y vasos sanguíneos frágiles. Algunas personas consideran que el síndrome tiene un componente autoinmunitario. El síndrome de Sjögren, por su parte, es un trastorno autoinmunitario caracterizado por sequedad ocular y bucal. Suele presentarse junto con otras afecciones autoinmunitarias, como la artritis reumatoide y el lupus.

varlos con curiosidad, viviéndolos de un modo que ofrezca más opciones para una posible mejora. Por ejemplo, podrías cavilar a la hora de acostarte, diciéndote a ti mismo (de manera compasiva): «Oh, ahí voy otra vez. Una vez más eso que hago...». ¿Aplazas el paseo del perro hasta el mediodía, perdiéndote el sol de primera hora de la mañana? ¿Ves un episodio extra de un programa de televisión que te mantiene pegado a la pantalla una hora más de lo previsto? Presta atención a estos comportamientos.

Ya he escrito antes sobre el sueño y el estrés y las formas de mitigar el daño cuando uno de ellos o ambos se encuentran en niveles inadecuados. En este capítulo me he centrado en los últimos datos y tendencias, y si eres un lector curtido, encontrarás nuevas técnicas con las que he estado trabajando estos últimos años, soluciones que realmente funcionan con mis pacientes y conmigo misma. Aunque estés hastiado y pienses que ya lo sabes todo acerca de tu propio sueño y el estrés por el que estás pasando, sigue leyendo. Como veterana escéptica de las guerras del sueño y el estrés, me recuerdo a mí misma que los ojos y los oídos frescos son a veces el mejor enfoque para conseguir volver a poner de tu lado estos aspectos de la sanación.

El sueño importa

Mientras que la medicina convencional tiende a ignorar la deuda de sueño, yo no lo hago. Las alteraciones del sueño afectan a la mayoría de mis pacientes, desde jugadores de la NBA que están de viaje durante la temporada y los *playoffs* hasta mujeres perimenopáusicas que se preguntan cuándo podrán volver a dormir toda la noche. Un tercio de los estadounidenses tiene somnolencia excesiva durante el día. Los estadounidenses duermen una media de 6,9 horas, cuando se necesitan entre 7 y 8,5 horas cada noche.

Dormir bien es esencial para tener un sistema PINE sano. El sueño es el momento crítico en el que el cuerpo repara sus células y reduce la inflamación. Sabemos que el sueño y la autoinmunidad tienen efectos bidireccionales: el sueño se ve alterado por la enfermedad autoinmunitaria y dormir mal puede empeorar la enfermedad autoinmunitaria.

Dormir es la forma de preparar el cuerpo para la sanación. Mientras duermes, el cerebro elimina residuos y se limpia, el intestino se repara y el sistema inmunitario se fortalece. Pone en funcionamiento el ritmo circadiano, el proceso interno natural que regula no sólo la glándula pineal en el cerebro, encargada de fabricar melatonina, sino casi todas las células del cuerpo. Es por eso por lo que el sueño tiene un efecto tan grande y extenso sobre la salud, y es fundamental para la sanación de la preautoinmunidad y la autoinmunidad.

Sin embargo, a la mitad de las personas con artritis les cuesta conciliar el sueño. Más de la mitad califica la calidad de su sueño de mala o de no reparadora. En un estudio nacional llevado a cabo con 4.200 personas con artritis reumatoide, casi dos tercios padecían al menos un trastorno del sueño, como el síndrome del sueño corto (menos de siete horas de sueño nocturno), el síndrome de las piernas inquietas o la apnea obstructiva del sueño, según investigadores de la Universidad de California en San Francisco.[246] Cuanto peor es el dolor y la actividad de la enfermedad, mayor es la asociación con los criterios de un patrón de sueño anormal. Es lógico que el dolor y la incapacidad de la artritis reumatoide y de otras enfermedades autoinmunitarias hagan que el sueño sea más difícil y alterado.

Si ya tienes problemas de sueño pero no una enfermedad autoinmunitaria, presta atención. Los problemas de sueño aumentan el riesgo de desarrollar un nuevo caso de enfermedad autoinmunitaria. Se observó en un estudio con 84.996 taiwaneses que sufrían un trastorno del sueño sin apnea, en comparación con un grupo control de 84.996 adultos urbanos.[247] En este amplio estudio llevado a cabo durante tres años, los que dormían mal tenían un 47 % más de riesgo de desarrollar una nueva enfermedad autoinmunitaria, en particular lupus, artritis reumatoide, espondilitis anquilosante y síndrome de Sjögren.

---

246. Colvonen, P. J., *et al.:* «Obstructive Sleep Apnea and Posttraumatic Stress Disorder Among OEF/OIF/OND Veterans», *Journal of Clinical Sleep Medicine,* vol. 11, n.º 5, pp. 513-518 (15 de abril de 2015), doi.org/10.5664/jcsm.4692; Katz, P., *et al.:* «Sleep Disorders Among Individuals with Rheumatoid Arthritis», *Arthritis Care and Research,* vol. 75, n.º 6, pp. 1250-1260 (junio de 2023), doi.org/10.1002/acr.24999.
247. Hsiao, Y. H, *et al.:* «Sleep Disorders and Increased Risk of Autoimmune Diseases in Individuals Without Sleep Apnea», *Sleep,* vol. 38, n.º 4, pp. 581-586 (1 de abril de 2015), doi.org/10.5665/sleep.4574.

Sueño y trauma

Los acontecimientos traumáticos de la vida pueden alterar el ciclo sueño-vigilia.[248] El trauma se ha relacionado durante mucho tiempo con un tipo particular de sueño alterado que incluye pesadillas e hiperactivación en casos de TEPT, aunque también veo estos dos problemas en personas con TEPT parcial. No es sorprendente que los traumas infantiles puedan provocar problemas de sueño en la edad adulta.[249] Conocidos como parasomnia, los traumas y las causas relacionadas, como la ansiedad y la depresión, pueden provocar patrones de sueño anormales que pueden abarcar desde terrores nocturnos hasta sonambulismo, trastornos alimentarios relacionados con el sueño y parálisis del sueño.

Los traumas, sean grandes o pequeños, pueden dificultar tanto el sueño agudo (a corto plazo) como el crónico (a largo plazo). Los expertos coinciden en que, de los distintos ciclos y etapas del sueño, la parte del sueño más afectada por los traumas es el sueño REM. La fase REM es fundamental para la salud y el bienestar, ya que en ella se procesan las emociones y se almacenan los recuerdos. En mi opinión, a menudo reflejan el inconsciente con más precisión que los sueños en otras fases del sueño.

Más recientemente, los clínicos y los investigadores están utilizando un nuevo término conocido como «trastornos del sueño asociados al trauma» (TSD, por sus siglas en inglés, *trauma-associated sleep disorders),*

---

248. Babson, K. A., *et al.:* «Temporal Relations Between Sleep Problems and Both Traumatic Event Exposure and PTSD: A Critical Review of the Empirical Literature», *Journal of Anxiety Disorders,* vol. 24, n.º 1, pp. 1-15 (enero de 2010), doi.org/10.1016/j.janxdis.2009.08.002; Kleim, B., *et al.:* «Effects of Sleep after Experimental Trauma on Intrusive Emotional Memories», *Sleep,* vol. 39, n.º 12, pp. 2125-2132 (1 de diciembre de 2016), doi.org/10.5665/sleep.6310; Mollayeva, T., *et al.:* «Post-Traumatic Sleep-Wake Disorders», *Current Neurology and Neuroscience Reports,* vol. 17 (25 de marzo de 2017), doi.org/10.1007/s11910-017-0744-z 1-23.
249. Chapman, D. P., *et al.:* «Adverse Childhood Experiences and Sleep Disturbances in Adults», *Sleep Medicine,* vol. 12, n.º 8, pp. 773-779 (septiembre de 2011), doi.org/10.1016/j.sleep.2011.03.013; Brindle, R. C., *et al.:* «The Relationship Between Childhood Trauma and Poor Sleep Health in Adulthood», *Psychosomatic Medicine,* vol. 80, n.º 2, pp. 200-207 (febrero-marzo de 2018), doi.org/10.1097/PSY.00000000 00000542; Sullivan, K., *et al.:* «Adverse Childhood Experiences Affect Sleep Duration for Up to 50 Years Later», *Sleep,* vol. 42, n.º 7 (8 de julio de 2019), doi.org/10.1093/sleep/zsz087.

aunque todavía se cuestiona en qué se diferencian los TSD de otros trastornos que se sobreponen, como el TEPT y el trastorno del comportamiento del sueño por movimientos oculares rápidos (RSB, por sus siglas en inglés, *rapid eye movement sleep behavior disorder).*[250]

Las personas con niveles más elevados de estrés postraumático tienden a presentar trastornos del sueño más graves y persistentes.

Dado que experimentar un trauma puede afectar negativamente al sueño, la combinación puede erosionar tu salud mental y física, exponiéndote a un mayor riesgo de autoinmunidad o de empeoramiento de una enfermedad autoinmunitaria ya existente. Es posible que tengas más problemas para conciliar el sueño, que te despiertes más durante la noche y que te cueste volver a dormirte. Mi patrón habitual es que me despierto a las cuatro de la mañana, completamente despierta y en estado de hiperalerta, preparada para el día, aunque mi cuerpo necesite más descanso. Aunque no creas que tu historial de traumas o estrés tóxico sea importante, muchos de nosotros tenemos arraigado el hábito de cavilar durante la noche. ¡Abórdalo! La buena noticia es que se ha demostrado que un esfuerzo adicional por normalizar el sueño después de un trauma reduce los recuerdos asociados al trauma y los hace menos angustiosos.[251] Puede que tanto los consejos sobre el sueño de este capítulo como los consejos sobre el estrés y el *mindfulness* del Capítulo 11 te ayuden a regular el sueño y a curarte.

Cómo medir el sueño

La manera más precisa de medir tu sueño es mediante un estudio clínico del sueño, conocido como polisomnografía. Esta prueba consiste en dormir toda la noche en un laboratorio, donde los médicos comprobarán tu actividad cerebral e identificarán en qué fase del sueño te encuentras y cuánto tiempo dura. Por supuesto, dormir en un laboratorio no es el me-

---

250. Mysliwiec, V., *et al.:* «Trauma Associated Sleep Disorder: A Parasomnia Induced by Trauma», *Sleep Medicine Reviews,* vol. 37, pp. 94-104 (febrero de 2018), doi.org/10.1016/j.smrv.2017.01.004.

251. Kleim, B., *et al.:* «Effects of Sleep after Experimental Trauma on Intrusive Emotional Memories», *Sleep,* vol. 39, n.º 12, pp. 2125-2132 (1 de diciembre de 2016), doi.org/10.5665/sleep.6310.

jor lugar para una buena noche de sueño. Los dispositivos de consumo intentan captar datos similares, pero no son tan precisos. ¿Son lo bastante precisos? La respuesta es «probablemente».

Los rastreadores del sueño son razonablemente precisos en la medición del tiempo total de sueño y en el seguimiento tanto del sueño ligero como del sueño REM. Puedes utilizar esta información para mejorar tu sueño y comentarlo con tu médico. A mí me gusta utilizarlos para ofrecer una orientación: por ejemplo, si tu sueño REM es corto, suele significar que tienes que ir a dormir antes, y si tu sueño profundo no dura lo suficiente, puede que necesites trabajar la salud intestinal.

Utilizo rastreadores del sueño con casi todos mis pacientes y clientes. Los utilizamos para realizar experimentos *n* de 1 y ver qué funciona mejor en cada caso. En un estudio sobre seis dispositivos *wearables,* varios de ellos ocuparon los primeros puestos, y los investigadores confirmaron lo que yo he visto en mi consulta médica: que el Oura Ring suele ser el que mejores resultados ofrece, junto con el dispositivo para la frente Somfit y la pulsera WHOOP (para más información, consulta el apartado Recursos).[252] La mayor parte de mi experiencia es con instrumentos de la marca Oura, que ha sido sometida a un riguroso examen en términos de precisión.[253] Todos ellos hacen una estimación razonable de las fases del sueño sin los datos de la actividad cerebral, por lo que, a menos que te sometas a una polisomnografía, sé escéptico sobre la precisión, pero sé consciente de la dirección en la que puede estar apuntando tu dispositivo rastreador del sueño. Revisa tus descubrimientos con tu médico de confianza y considera la posibilidad de probar los cambios de estilo de vida que te indico a continuación para comprobar si mejora algún aspecto del sueño. Si no estás decidido a invertir en un rastreador del sueño, escuchar a tu cuerpo te dará las pistas que necesitas para descifrar tu calidad de tu sueño. Por la mañana, anota si te sientes descansado y qué rutinas te han ayudado a generar esa sensación de descanso.

---

252. Miller, D. J., *et al.:* «A Validation of Six Wearable Devices for Estimating Sleep, Heart Rate and Heart Rate Variability in Healthy Adults», *Sensors,* vol. 22, n.º 16 (22 de agosto de 2022), doi.org/10.3390/s22166317.
253. Altini, M., *et al.:* «The Promise of Sleep: A Multi-Sensor Approach for Accurate Sleep Stage Detection Using the Oura Ring», *Sensors,* vol. 22, n.º 13 (23 de junio de 2021), doi.org/10.3390/s21134302; Ghorbani, S., *et al.:* «Multi-Night At-Home Evaluation of Improved Sleep Detection and Classification with a Memory-Enhanced Consumer Sleep Tracker», *Nature and Science of Sleep,* vol. 14, pp. 645-660 (14 de abril de 2022).

Cuando me despierto por la mañana, preparo una tetera y medito. A continuación, reviso mis datos sobre el sueño y me planteo nuevas preguntas. Me pregunto si puedo ser más coherente a la hora de acostarme con el objetivo de estar en la cama preparada para dormir a las diez de la noche. Miro al exterior y me pregunto de qué manera puedo disfrutar de la luz de primera hora de la mañana, incluso aunque esté nublado, y saco mi cojín de meditación. Miro la agenda del día y me pregunto si hay cambios en el calendario que pudieran hacer que el sueño fuera una prioridad, para favorecer la higiene del sueño. Me pregunto: «¿Cuáles son en este momento los principales factores estresantes de mi vida que pueden estar perturbando mi sueño?». Anoto mi tiempo total de sueño, con el objetivo de dormir entre 7 y 8,5 horas, que es el tiempo que se asocia con la mayor duración de la salud,[254] es decir, el período de tiempo que uno está libre de enfermedades crónicas. Si no duermo siete horas, planifico una siesta para ese día. Cuando empecé a controlar mi sueño hace unos cinco años, mi principal problema era la falta de sueño profundo, normalmente de una hora como máximo. Una vez que rehabilité mi intestino siguiendo la dieta de eliminación que explico en el último capítulo y los principios del sueño de este capítulo, mi sueño profundo es de una a dos horas de duración: he descubierto que la salud intestinal se encuentra en la raíz de un mejor sueño profundo en mi caso y en el de muchas otras personas. El sueño REM también ha mejorado gracias a una higiene del sueño constante... ¡ése es nuestro objetivo!

Arquitectura del sueño

El sueño normal se organiza como se ilustra en la gráfica que se muestra más abajo. En su forma más sencilla, el sueño se divide en dos categorías, el sueño sin movimientos oculares rápidos (NREM) y el sueño con movimientos oculares rápidos (REM). El sueño NREM se divide a su vez en sueño N1, N2 y N3 (antes estadios 1, 2 y 3). El estadio N1 es cuando cierras los ojos y te quedas dormido; el estadio N2 es cuando el cuerpo se

---

254. Sambou, M. L., *et al.:* «Investigation of the Relationships Between Sleep Behaviors and Risk of Healthspan Termination: A Prospective Cohort Study Based on 323,373 UK-Biobank Participants», *Sleep Breath,* vol. 26, n.º 1, pp. 205-213 (marzo de 2022), doi.org/10.1007/s11325-021-02394-0.

relaja aún más; finalmente, el estadio N3 se corresponde con el sueño profundo, también conocido como sueño de ondas lentas o sueño delta. Algunos especialistas lo consideran el más importante porque es la fase más profunda del sueño: restaura y cura el cuerpo, y permite que la mente descanse. La última fase del sueño es la fase REM. El Dr. Matthew Walker, experto en sueño, denomina «alquimia informativa» al sueño REM, porque en esta fase establecemos conexiones y revisamos la red mental de asociaciones, además de cortar sinapsis para fomentar el aprendizaje. La fase REM también puede reducir la actividad de la amígdala, que es la parte del cerebro implicada en el miedo, la ansiedad y el estrés, y hacer que nos sintamos emocionalmente más regulados.

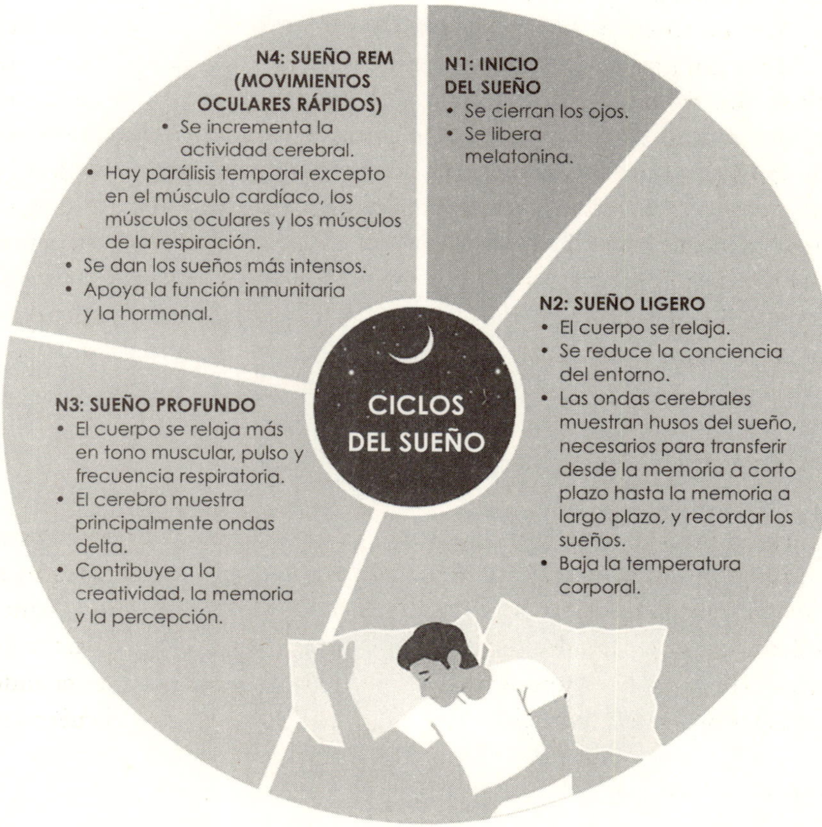

Se pasa por cada etapa en incrementos de aproximadamente noventa minutos. El primer ciclo suele ser el más corto, de entre 70 y 100 minutos. Los ciclos posteriores duran entre 90 y 120 minutos. A primera hora de la noche se suele tener un sueño más profundo, mientras que los ciclos posteriores tienen más REM. Un rastreador del sueño puede ayudar a determinar qué parte del ciclo del sueño se está quedando corta y a ajustar la hora de ir a dormir para satisfacer mejor las propias necesidades de sueño. Dormir entre siete y ocho horas completas te ayuda a pasar por cada estadio para relajar el cuerpo, recargar la mente, restablecer los sistemas inmunitario y endocrino, almacenar y consolidar los recuerdos, y regular las emociones.

OCHO PASOS PARA DORMIR MEJOR

Paso 1. Mide tu nivel basal.

Paso 2. Restablece cueste lo que cueste tu ritmo circadiano y refuérzalo. Toma el sol a primera hora de la mañana. Come y bebe a las horas adecuadas, limitando el consumo de alcohol (y mejor aún si lo evitas, ya que perfora el intestino y aumenta las probabilidades de sufrir brotes autoinmunitarios). Suelo aconsejar a mis pacientes que coman tres horas antes de acostarse, pero si se sufre una enfermedad autoinmunitaria es primordial hacer la digestión antes de ir a dormir, por lo que recomiendo comer una comida ligera al menos cuatro horas antes de acostarse.

Paso 3. Haz ejercicio antes del mediodía.

Paso 4. Saca la televisión, el teléfono móvil y cualquier otro dispositivo de tu dormitorio. Así limitarás la luz azul y te resultará más fácil irte a dormir a la hora prevista.

Paso 5. Evita la luz artificial después de la puesta de sol.

Paso 6. Toma nutrientes para dormir, como glicinato de magnesio, fosfatidilserina o una ayuda a base de hierbas que contenga valeriana, pasiflora, manzanilla y melisa.

Paso 7. Acuéstate como lo harías con un niño pequeño. Yo me doy un baño caliente casi todas las noches e incorporo varios elementos al baño, como aceites esenciales y sal de Epsom.

Paso 8. Si sigues sin dormir entre 7 y 8,5 horas cada noche, piensa en un *wearable* como Oura o WHOOP.

Sueño y estrés

La sanación de la autoinmunidad requiere cultivar la resiliencia no sólo mejorando el sueño, sino también reduciendo el estrés. Cuanto más reduzcas el impacto del estrés tóxico y traumático, menos probabilidades tendrás de sufrir trastornos del sueño.

«Estrés» puede ser un término vago, y eso hace que resulte difícil de neutralizar. Tal vez estés pensando que ya lo sabes todo sobre el estrés. Estoy de acuerdo. Considero que los enfoques convencionales del estrés son una pérdida de tiempo y de dinero. Para reducir el estrés, me gusta cuantificar el nivel basal de estrés para saber a qué nos estamos enfrentando y hacerlo de una manera que sea sostenible y a la vez eficaz, pero muy eficiente. Puedes echar un vistazo por una ventana para ver cómo está funcionando tu sistema nervioso y cuál es tu respuesta ante el estrés de una de estas dos formas: con una prueba de autoinforme o con medición fisiológica. Mi prueba de autoinforme favorita es la Escala de estrés percibido, que puedes buscar en Google y seguir a lo largo del tiempo.[255]

Para la medición fisiológica del estrés, me gusta medir el cortisol y la variabilidad de la frecuencia cardíaca (VFC). Hago un seguimiento diario de mi VFC con un Oura porque es la mejor forma que he encontrado de hacer un seguimiento de mi sistema nervioso y mi capacidad para entrenar y rendir. La VFC puede ser la forma más sencilla de evaluar tu psicofisiología. Mide la cantidad de tiempo que fluctúa entre los latidos de tu corazón y, quizás de manera sorprendente, puede presagiar problemas de salud como enfermedades cardiovasculares, depresión y ansiedad. Puede que hayas oído que la VFC es una medida del equilibrio entre el sistema nervioso simpático (el botón de encendido del sistema de respuesta al estrés) y el sistema nervioso parasimpático (el botón de apagado). Cuando estás sometido a un estrés importante, el patrón más común es que tengas una actividad simpática alta y una actividad parasimpática baja.[256] La VFC también puede reflejar tu capacidad, el resultado de tu rendi-

---

255. Puedes encontrar una versión en español de la Escala de estrés percibido en la página web www.habitossaludables.lineaprevencion.com/acciones-saludables/salud-mental/cuestionario-de-estres-percibido. *(N. del T).*

256. Kim, H. G., *et al.*: «Stress and Heart Rate Variability: A Meta-Analysis and Review of the Literature», *Psychiatry Investigation,* vol. 15, n.º 3, pp. 235-245 (marzo de 2018), doi.org/10.30773/pi.2017.08.17.

miento y tu recuperación. Consulta los Recursos para conocer mis formas favoritas de medir el estrés, incluidos el Oura Ring® y WHOOP®.

Estrés tóxico: qué hacer

Cuando el sistema médico fracasó en ayudarme con los problemas persistentes de cortisol, encontré otras formas que funcionaban en mi caso para gestionar mi estrés y luego descubrí que la mayoría (si no todas) de las soluciones funcionan con los demás. ¿Sabes qué fue lo que más me ayudó? Una nueva visión de mis límites con los demás y de en qué puntos hay que reforzarlos, pasar más tiempo con amigos, familiares y colegas que me animan, y la medicina psicodélica administrada en un entorno seguro por un profesional de la salud bien informado. Muchos de mis clientes, pacientes y casos han conseguido resultados similares.

He escrito durante los últimos diez años sobre todo lo que he hecho. He aprendido de otros a combatir el estrés y he utilizado ese aprendizaje para desarrollar un marco que te ayude a descubrir lo que puede funcionar en tu caso.

PASO 1. Mide tu punto de partida. Comprueba tu nivel de estrés con la Escala de estrés percibido antes mencionada o invierte en un *wearable* que controle la variabilidad de tu frecuencia cardíaca o unos parámetros similares. Si utilizas un *wearable,* obtén un punto de partida sólido haciendo la medición varios días seguidos y registra el valor medio de la VFC o la métrica compuesta, por ejemplo, la puntuación «Readiness» de Oura o «Body Battery» de Garmin.

PASO 2. Elige una de las técnicas de resiliencia al estrés que se mencionan a continuación y pruébala durante las próximas cuatro semanas:

- **MEDITACIÓN.** Aunque lo ideal pueden ser unos veinte minutos al día, la mayoría de nosotros podemos beneficiarnos y relajar nuestro sistema nervioso empezando con sólo cinco minutos al día. Ajusta la frecuencia diaria primero con la dosis mínima eficaz y, una vez estimada, aumenta lentamente la duración de la meditación.
- ***MINDFULNESS.*** En su forma más simple, el *mindfulness* (o atención plena) es la práctica de prestar atención a la experiencia del momento presente sin hacer ningún juicio. Es una aceptación de lo

que pasa. Puedes probar con una clase local, ver un vídeo en YouTube o consultar el curso gratuito *online* citado en Recursos.

- **NATURALEZA.** Toma una dosis diaria durante al menos veinte minutos para activar el sistema nervioso parasimpático de «descanso y digestión».
- **YOGA.** El control de la respiración, la concentración y las posturas físicas del yoga ayudan a crear resiliencia. Puedes empezar con una o dos posturas sencillas.
- **LECTURA.** Lee un libro o un texto antiguo inspirador.
- **SUSPIRO.** Más concretamente, el suspiro fisiológico de *Huberman Lab,* del que ya hemos hablado en el pódcast de Andrew Huberman.[257] Consiste en hacer una inhalación máxima por la nariz seguida de otra inhalación más corta por la nariz y después una exhalación por la boca para vaciar completamente los pulmones. Se repite el proceso durante unos cinco minutos. En un ensayo clínico que el Dr. Huberman llevó a cabo en Stanford, se comparó el suspiro fisiológico con la respiración cuadrada[258] y la hiperventilación.[259] Todas estas técnicas resultaron beneficiosas, pero el suspiro mostró más beneficios durante las veinticuatro horas posteriores a la práctica.
- **PASEAR UN PERRO O TENER UN MASCOTA.**
- **PASAR EL TIEMPO JUNTO A FAMILIARES, AMIGOS Y OTRAS PERSONAS DE TU AGRADO.** Da igual si es en persona o de manera virtual.

PASO 3. Durante estas cuatro semanas, realiza una vez al día la técnica que has elegido y observa qué pasa con la medición que has tomado en tu punto de partida en el Paso 1. ¿Mejora la medición? ¿Cuánto tarda en mejorar? Si no mejora transcurridas las cuatro semanas, ¿hay alguna otra técnica que quieras probar?

---

257. «Dr.Sara Gottfried: Female Hormone Optimization», *Huberman Lab* (30 de enero de 2023), www.hubermanlab.com/dr-sara-gottfried-how-to-optimize-female-hormone-health-for-vitality-and-longevity.

258. La respiración cuadrada (o *box breathing)* es una sencilla técnica de respiración utilizada en la marina estadunidense. Consiste en inspirar durante cuatro segundos, retener la respiración otros cuatro segundos, expirar de durante cuatro segundos más y aguantar la respiración otros cuatro segundos con los pulmones vacíos. *(N. del T).*

259. Balban, M. Y., *et al.:* «Brief Structured Respiration Practices Enhance Mood and Reduce Physiological Arousal», *Cell Reports Medicine,* vol. 4, n.º 1 (17 de enero de 2023), doi.org/10.1016/j.xcrm.2022.100895.

El plan de acción de Joanna

Mientras Joanna buscaba ayuda de expertos para su disautonomía y sus enfermedades autoinmunitarias y del tejido conjuntivo, también reconoció que su trauma y el TEPT actual estaban desempeñando un papel importante en los síntomas que estaba experimentando. Buscó tratamiento en forma de psicoterapia asistida con ketamina. Tras sólo una sesión de terapia aumentada con ketamina intramuscular, empezó a volver a dormir y su bruxismo se había reducido considerablemente. Era como si la ira y los traumas que había estado arrastrando estuvieran almacenados en su mandíbula y se hubieran liberado gracias a la ketamina. El resultado fue un alivio increíble.

Por desgracia, Joanna descubrió que el alivio requería tratamientos continuados cada dos o cuatro semanas, lo que no era compatible con su ajetreada vida. Sin embargo, había quedado claro que la medicina psicodélica tenía un enorme poder para aliviar los síntomas físicos que había estado experimentando al facilitar el procesamiento de su trauma. Me dijo que sentía «como si la ketamina estuviera reseteando [su] sistema nervioso». Tal vez el tratamiento con ketamina ayudó a frenar la progresión hacia una enfermedad autoinmunitaria completa.

Más tarde, dado el éxito -aunque temporal- de la terapia con ketamina para su TEPT, Joanna acudió a una ceremonia con ayahuasca con la esperanza de que esta medicina pudiera proporcionarle una resolución más permanente. Y en efecto, esta experiencia ofreció a Joanna una profunda sanación: «Sentí que la medicina arrancaba las últimas puntadas del TEPT cosidas a mi alma. Y a medida que abandonaba mi cuerpo, mi mandíbula se iba relajando».

Más de setenta años de evidencias demuestran que los factores psicológicos y sociales son clave en la cadena de acontecimientos que conectan lo psicosocial con las alteraciones inmuno-neurológico-endocrinas. Y, sin embargo, el estrés y los traumas suelen tratarse como una excusa para evitar profundizar en los motivos por los que alguien padece una enfermedad como la autoinmunidad. A pesar de que el sueño y el estrés desencadenan una serie de procesos bioquímicos conocidos que intervienen en la cascada autoinmunitaria, es como si la medicina convencional no quisiera ocuparse de ellos, o tal vez no supiera cómo hacerlo.

Yo sé cómo, porque me he enfrentado al estrés, la falta de sueño y los traumas. Una cosa que sé con certeza es que cuando observes los sentimientos que rodean los problemas de sueño y estrés, si en algún caso surge la vergüenza, no te enfades contigo mismo. Es lo que hace la mente egoica. No te identifiques demasiado con el pensamiento o la historia; simplemente presÉncialo. No tienes que dejarte tiranizar por ello. Mi consejo: elige un consejo para dormir entre los que te he comentado en este capítulo y ponlo en práctica de manera cotidiana.

CAPÍTULO 10

Protocolo inmunomodulador

Estamos comiendo alimentos hibridizados y genéticamente modificados cargados de antibióticos, hormonas, pesticidas y aditivos que eran desconocidos por nuestro sistema inmunitario hace tan sólo una o dos generaciones. ¿El resultado? Nuestro sistema inmunitario se vuelve incapaz de reconocer al amigo o al enemigo: para distinguir entre invasores moleculares extraños, realmente necesitamos protegernos de los alimentos que comemos o, en algunos casos, de nuestras propias células. En los países del Tercer Mundo, donde la higiene es deficiente y las infecciones son frecuentes, la alergia y la autoinmunidad son raras.

—Dr. Mark Hyman, Médico de familia y autor de numerosos libros superventas según el *The New York Times*

John era un abogado de empresa de cuarenta y dos años en la cima de su carrera. Trabajaba desde las cinco y media de la mañana hasta las diez de la noche, interactuando con los principales clientes de su empresa en un puesto muy exigente. Un día, durante un momento de especial tensión en el trabajo, sintió un «chasquido» en el cráneo y se mareó. Se quedó tumbado en el suelo, incapaz de sentarse o de levantarse. La piel de alrededor de los labios se le entumeció. Llamó a su médico, que estaba preocupado por si se trataba de un derrame cerebral y le dijo que acudiera inmediatamente al hospital. Un amigo lo acompañó en taxi. Una resonancia magnética indicó esclerosis múltiple. Estuvo hospitalizado cuatro días y se le administró metilprednisolona (Solu-Medrol®), un tipo de esteroides que suele administrarse en enfermedades autoinmunitarias para aliviar la inflamación. Le dieron el alta médica con una pauta de esteroides orales y Avonex® y una inyección de interferón beta-1a, un inmunomodulador muy potente que se administra a pacientes con esclerosis múltiple. Los inmunomoduladores suelen ser una forma a corto plazo de alterar el sistema inmunitario en beneficio propio. John recibía una inyección semanal de interferón beta-1a cada jueves y, durante las treinta y seis horas siguientes, experimentaba síntomas parecidos a los de su sistema inmunitario luchando contra una infección, con dolores musculares, fiebre, escalofríos y fatiga.

El caso de John revela la fuerte asociación que vemos a menudo en las enfermedades autoinmunitarias entre la vulnerabilidad genética, el intestino permeable y un desencadenante ambiental, como el estrés tóxico que sufrió en el trabajo. No podemos cambiar el código genético. En cambio, sí podemos tratar el intestino permeable, como hemos visto en el Capítulo 8, y el estrés tóxico, como hemos visto en el Capítulo 9, pero cuando no son suficientes, podemos recurrir a la inmunomodulación. La buena noticia es que hay muchos inmunomoduladores naturales que puedes tener en cuenta sin necesidad de prescripción biológica.

Tu sistema inmunitario puede detectar y provocar problemas

Como has visto en la Parte 1, la inmunidad innata es la primera línea de la respuesta inmunitaria que reacciona ante los estresores de las células, las señales de peligro y los invasores extraños («no propios»), como virus y bacterias. Cuando el sistema inmunitario innato está sano, funciona a la vez como detective y como primera respuesta que defiende al organismo de los ataques y promueve la reparación. El sistema inmunitario innato es sofisticado, pero cuando funciona en tu contra, como ocurre en la autoinmunidad, las soluciones no tienen por qué ser tan sofisticadas como los inmunomoduladores biológicos que le recetaron a John.

La dieta y la medicina del estilo de vida pueden crear una salud más comprometida y regulada del sistema inmunitario innato. La microbiota intestinal, alojada en el intestino y sus proximidades, es responsable de mantener el equilibrio entre la defensa del huésped y la «tolerancia» del sistema inmunitario. Se trata de una vía de doble sentido: la microbiota intestinal ayuda a mantener la inmunidad innata sana y equilibrada, y el sistema inmunitario innato (tejido linfoide asociado al intestino, células linfoides innatas y fagocitos, las aspiradoras del sistema inmunitario) también puede afectar a la microbiota intestinal, y ambos pueden verse influidos por los alimentos y los suplementos. La alteración microbiana, como la que se desencadena al tomar antibióticos o incluso al exponerse al glifosato de los cultivos tratados con el herbicida Roundup® y otros herbicidas a base de glifosato (ten presente que el glifosato es el ingrediente activo del Roundup®), puede alterar la delicada respuesta inmunitaria innata y potencialmente incrementar el riesgo de enfermedades como el cáncer[260] y otras enfermedades crónicas,[261] aunque los datos son contradictorios y el relato sigue evolucionando.[262] Algunas enfermedades auto-

---

260. Samsel, A., *et al.:* «Glyphosate, Pathways to Modern DiseasesII: Celiac Sprue and Gluten Intolerance», *Interdisciplinary Toxicology,* vol. 6, n.º 4, pp. 159-184 (diciembre de 2013), doi.org/10.2478/intox-2013-0026; Zhang, L., *et al.:* «Exposure to Glyphosate-Based Herbicides and Risk for Non-Hodgkin Lymphoma: A Meta-Analysis and Supporting Evidence», *Mutation Research/Reviews in Mutation Research,* vol. 781, pp. 186-206 (julio-septiembre de 2019), doi.org/10.1016/j.mrrev.2019.02.001; Pahwa, M., *et al.:* «Glyphosate Use and Associations with Non-Hodgkin Lymphoma Major Histological Sub-Types: Findings from the North American Pooled Project», *Scandinavian Journal of Work, Environment & Health,* vol. 45, n.º 6, pp. 600-609 (1 de noviembre de 2019), doi.org/10.5271/sjweh.3830; Weisenburger, D. D.: «A Review and Update with Perspective of Evidence that the Herbicide Glyphosate (Roundup) Is a Cause of Non-Hodgkin Lymphoma», *Clinical Lymphoma Myeloma and Leukemia,* vol. 21, n.º 9, pp. 621-30 (2021), doi.org/10.1016/j.clml.2021.04.009; Kabat, G. C., *et al.:* «On Recent Meta-Analyses of Exposure to Glyphosate and Risk of Non-Hodgkin's Lymphoma in Humans», *Cancer Causes & Control,* vol. 32, n.º 4, pp. 409-414 (abril de 2021), doi.org/10.1007/s10552-020-01387-w; Meloni, F., *et al.:* «Occupational Exposure to Glyphosate and Risk of Lymphoma: Results of an Italian Multicenter Case-Control Study», *Environmental Health,* vol. 20, n.º 49 (28 de abril de 2021), doi.org/10.1186/s12940-021-00729-8.
261. Mesnage, R., *et al.:* «Impacts of Dietary Exposure to Pesticides on Faecal Microbiome Metabolism in Adult Twins», *Environmental Health,* vol. 21, n.º 1 (3 de mayo de 2022), doi.org/10.1186/s12940-022-00860-0.
262. «En general, nuestra revisión no ha encontrado apoyo en la literatura epidemiológica para una asociación causal entre el glifosato y el linfoma no Hodgkin o el mieloma múltiple.» Acquavella, J., *et al.:* «Glyphosate Epidemiology Expert Panel Review: A Weight of Evidence Systematic Review of the Relationship Between Glyphosate Exposure and Non- Hodgkin's Lymphoma or Multiple Myeloma», *Critical Reviews in Toxicology,*

inmunitarias pueden estar relacionadas con alteraciones en el eje microbiota/inmunidad intestinal, en particular la artritis reumatoide y el lupus, y, en menor medida, la esclerosis sistémica, el síndrome de Sjögren y el síndrome antifosfolípido.[263]

Llevo muchos años interesada en el papel de la nutrición, como el empleo de polifenoles y antioxidantes, en la creación de salud inmunitaria. Ayudo a un equipo de la NBA a utilizar los nutrientes como ventaja competitiva frente a otros equipos; los nutrientes alteran la expresión génica y la tendencia a la inflamación, y ayudan a regular el sistema inmunitario.[264]

---

vol. 46, supl. 1, pp. 28-43 (septiembre de 2016), doi.org/10.1080/10408444.2016.1214681.

«En este amplio estudio prospectivo de cohortes, no se ha observado ninguna asociación entre el glifosato y ningún tumor sólido o neoplasia linfoide en general, incluido el linfoma no Hodgkin y sus subtipos. Se ha observado alguna evidencia de aumento del riesgo de leucemia mieloide aguda entre el grupo más expuesto que requiere confirmación». Andreotti, G., *et al.:* «Glyphosate Use and Cancer Incidence in the Agricultural Health Study», *Journal of the National Cancer Institute,* vol. 110, n.º 5, pp. 509-516 (1 de mayo de 2018), doi.org/10.1093/jnci/djx233.

«Nuestro metaanálisis no ha aportado evidencia general de un mayor riesgo tanto de linfoma no Hodgkin como de mieloma múltiple en sujetos ocupacionalmente expuestos al glifosato. En análisis secundarios hemos detectado un pequeño aumento del riesgo para la categoría con mayor nivel de exposición, así como para el linfoma difuso de células B grandes.» Donato, F., *et al.:* «Exposure to Glyphosate and Risk of Non-Hodgkin Lymphoma and Multiple Myeloma: An Updated Meta-Analysis», *La Medicina del Lavoro,* vol. 111, n.º 1 63-73 (24 de febrero de 2020), doi.org/10.23749/mdl.v111i1.8967.

«Este meta-análisis actualizado refuerza nuestra conclusión anterior de la falta de asociación entre la exposición al glifosato y el riesgo de linfoma no Hodgkin en general, aunque no se puede descartar una asociación con linfoma difuso de células B grandes.» Bofetta, P., *et al.:* «Exposure to Glyphosate and Risk of Non-Hodgkin Lymphoma: An Updated Meta-Analysis», *La Medicina del Lavoro,* vol. 112, n.º 3, pp. 194-199 (15 de junio de 2021), doi.org/10.23749/mdl.v112i3.11123.

263. López, P., *et al.:* «Intestinal Dysbiosis in Systemic Lupus Erythematosus: Cause or Consequence?», *Current Opinion in Rheumatology,* vol. 28, n.º 5, pp. 515-522 (septiembre de 2016), doi.org/10.1097/BOR.0000000000000309; Navegantes, K. C., *et al.:* «Immune Modulation of Some Autoimmune Diseases: The Critical Role of Macrophages and Neutrophils in the Innate and Adaptive Immunity», *Journal of Translational Medicine,* vol. 15, n.º 36 (15 de febrero de 2017), doi.org/10.1186/s12967-017-1141-8; de Luca, F., *et al.:* «The Microbiome in Autoimmune Diseases», *Clinical & Experimental Immunology,* vol. 195, n.º 1, pp. 74-85 (enero de 2019), doi.org/10.1111/cei.13158.

264. Los receptores de tipo Toll (TLRs, por sus siglas en inglés) desempeñan un papel clave en la estimulación de la respuesta inmunitaria innata y la inflamación. Los TLRs se pueden clasificar en (1) TLRs extracelulares, que reconocen componentes de la membrana microbiana (TLR-1, TLR-2, TLR-4, TLR-5, TLR-6 y TLR-10) y (2) TLRs intracelula-

Entonces, ¿cómo restablecer la regulación de la inmunidad innata de un modo que pueda ayudar a evitar la evolución hacia la enfermedad autoinmunitaria? Si la autoinmunidad requiere tres componentes (predisposición genética, intestino permeable y desencadenantes ambientales), podemos trabajar con inmunomoduladores para abordar el intestino permeable y el impacto de los desencadenantes ambientales.

¿Qué es la inmunomodulación?

En la inmunomodulación utilizamos un agente o una técnica de estilo de vida para modificar el sistema inmunitario, normalmente para activar o suprimir la función inmunitaria. La inmunomodulación puede ser natural o sintética, y tienen como objetivo mejorar la autorregulación y la homeostasis en un sistema inmunitario que ha sufrido algún tipo de agresión, normalmente una enfermedad autoinmunitaria. En la industria farmacéutica,

---

res que reconocen ácidos nucleicos microbianos (TLR-3, TLR-7, TLR-8 y TLR-9). La curcumina es un polifenol dietético de la *Curcuma longa* L. que ofrece múltiples efectos biológicos. Las investigaciones demuestran que los polifenoles como la curcumina tienen un efecto amortiguador en las vías de señalización de los TLRs, especialmente en la activación de TLR-2 y TLR-4, lo que sugiere su papel en la reducción de la carga inflamatoria general, sobre todo en enfermedades autoinmunitarias y reumáticas.

Krieg, A. M., *et al.:* «Toll-Like Receptors 7, 8, and 9: Linking Innate Immunity to Autoimmunity», *Immunological Reviews,* vol. 220, n.º 1, pp. 251-269 (diciembre de 2007), doi.org/10.1111/j.1600-065X.2007.00572.x; Chen, C. Y., *et al.:* «The Cancer Prevention, Anti-Inflammatory and Anti-Oxidation of Bioactive Phytochemicals Targeting the TLR4 Signaling Pathway», *International Journal of Molecular Sciences,* vol. 19, n.º 9 (12 de septiembre de 2018), doi.org/10.3390/ijms19092729; Panaro, M. A., *et al.:* «The Emerging Role of Curcumin in the Modulation of TLR-4 Signaling Pathway: Focus on Neuroprotective and Anti-Rheumatic Properties», *International Journal of Molecular Sciences,* vol. 21, n.º 7 (abril de 2020), doi.org/10.3390/ijms21072299; Ebrahimzadeh, A., *et al.:* «Effects of Curcumin Supplementation on Inflammatory Biomarkers in Patients with Rheumatoid Arthritis and Ulcerative Colitis: A Systematic Review and Meta-Analysis», *Complementary Therapies in Medicine,* vol. 61 (septiembre de 2021), doi.org/10.1016/j.ctim.2021.102773; Coutinho-Wolino, K. S., *et al.:* «Bioactive Compounds Modulating Toll-Like 4 Receptor (TLR4)-Mediated Inflammation: Pathways Involved and Future Perspectives», *Nutrition Research,* vol. 107, pp. 96-116 (noviembre de 2022), doi.org/10.1016/j.nutres.2022.09.001; Beghelli, D., *et al.:* «Dietary Supplementation with Boswellia Serrata, Verbascum thapsus, and Curcuma longa in Show Jumping Horses: Effects on Serum Proteome, Antioxidant Status, and Anti-Inflammatory Gene Expression», *Life,* vol. 13, n.º 3 (10 de marzo de 2023), doi.10.3390/life13030750.

la prescripción de Avonex® a John se denomina modificador de la respuesta biológica (MRB) y se utiliza para tratar enfermedades autoinmunitarias.[265] Otros modificadores de la respuesta biológica incluyen agentes adicionales, como eritropoyetinas, interferones, interleucinas, factores estimulantes de colonias, factores de crecimiento de células madre, anticuerpos monoclonales, inhibidores del factor de necrosis tumoral y vacunas.

BIOMARCADORES DE LA RESPUESTA INMUNITARIA INNATA

Puedes hacer un seguimiento del funcionamiento de la respuesta inmunitaria innata con pruebas fácilmente disponibles:

- **La proteína C reactiva (PCR)** detecta la inflamación del organismo mediante una proteína fabricada por el hígado. Normalmente, los niveles de PCR son bajos, pero si hay una inflamación, el hígado libera más PCR al torrente sanguíneo.
- **La velocidad de sedimentación globular (VSG)** también detecta la inflamación del organismo. La VSG mide la rapidez con la que se separan los glóbulos rojos (o eritrocitos) de una muestra de sangre que ha sido tratada para que no se coagule. Cuando hay inflamación, los glóbulos rojos tienden a aglutinarse, lo que da lugar a una VSG elevada.

---

265. Galetta, S. L.: «The Controlled High Risk Avonex Multiple Sclerosis Trial (CHAMPS Study)», *Journal of Neuro-Ophthalmology,* vol. 21, n.º 4, pp. 292-295 (diciembre de 2001), doi.org/10.1097/00041327-200112000-00013; Genovese, M. C., *et al.:* «A Randomized, Controlled Trial of Interferon-beta-1a (Avonex(R)) in Patients with Rheumatoid Arthritis: A Pilot Study [ISRCTN03626626]», *Arthritis Research Therapies,* vol. 6, n.º 1, pp. R73-R77 (noviembre de 2003), doi.org/10.1186/ar1026; Herndon, R. M., *et al.:* «Eight-Year Immunogenicity and Safety of Interferon beta-1a-Avonex Treatment in Patients with Multiple Sclerosis», *Multiple Sclerosis Journal,* vol. 11, n.º 4, pp. 409-419 (agosto de 2005), doi.org/10.1191/1352458505ms1209oa; Comi, G., *et al.:* «Safety and Efficacy of Ozanimod Versus Interferon beta-1a in Relapsing Multiple Sclerosis (SUNBEAM): A Multicentre, Randomised, Minimum 12-month, Phase 3 Trial», *Lancet Neurology,* vol. 18, n.º 11, pp. 1009-1020 (noviembre de 2019), doi.org/10.1016/S1474-4422(19)30239-X; Cohan, S. L., *et al.:* «Interferons and Multiple Sclerosis: Lessons from 25 Years of Clinical and Real-World Experience with Intramuscular Interferon Beta-1a (Avonex)», *CNS Drugs,* vol. 35, n.º 7, pp. 743-767 (julio de 2021), doi.org/10.1007/s40263-021-00822-z.

- **El índice neutrófilos/linfocitos (INL)**: cuando se extrae sangre de una vena y se cuenta la proporción de células inmunitarias presentes como neutrófilos frente a linfocitos, se puede calcular la proporción entre los dos grupos de glóbulos blancos (o leucocitos). Los neutrófilos son un reflejo aproximado del sistema inmunitario innato, mientras que los linfocitos indican el estado del sistema inmunitario adaptativo. Normalmente, la proporción es inferior a uno. Cuando es mayor, es más probable que el paciente tenga un exceso de inflamación en el organismo.
- **La mieloperoxidasa (MPO)** es una enzima producida por los neutrófilos, uno de los glóbulos blancos.[266]
- **El sulfato de deshidroepiandrosterona (DHEA)**. Cuando mido los niveles de DHEA en mis pacientes, observo que las personas con una concentración baja de DHEA son más propensas a experimentar autoinmunidad. No está claro que la suplementación con DHEA ayude en estos casos porque carecemos de ensayos aleatorizados, pero parece evidente que la DHEA desempeña un importante papel inmunomodulador.[267]
- **La prueba de sensibilidad visual al contraste (VCS)** mide tu capacidad para ver el contraste, por lo que aporta una indicación de la función neurológica relacionada con la sensibilidad al contraste, que puede verse afectada por el sistema inmunitario innato cuando está desregulado por la exposición al moho en individuos sensibles.[268]

Pero hay otros agentes en el botiquín. En primer lugar, como se comenta en el Capítulo 8, una dieta sana, baja en desencadenantes inmunitarios y rica en nutrientes, es fundamental para mitigar la inflamación y

---

266. Odobasic, D., *et al.:* «Neutrophil-Mediated Regulation of Innate and Adaptive Immunity: The Role of Myeloperoxidase», *Journal of Immunology Research* (20 de enero de 2016), doi.org/10.1155/2016/2349817.
267. Buendía-González, F. O., *et al.:* «The Similarities and Differences Between the Effects of Testosterone and DHEA on the Innate and Adaptive Immune Response», *Biomolecules,* vol. 12, n.º 12 (27 de noviembre de 2022), doi.org/10.3390/biom12121768.
268. Recomiendo visitar la página web www.survivingmold.com/store/online-vcs-screening y realizar la prueba de sensibilidad al contraste visual (SCV). Cuesta unos 15 dólares.

el estrés oxidativo.[269] En segundo lugar, podemos actuar sobre el sistema inmunitario con inmunomoduladores naturales. A continuación muestro algunos inmunomoduladores que utilizo de manera habitual en mi práctica médica y que exploraremos en este capítulo para ver si son adecuados en tu caso. Algunos son viejos conocidos, como los antioxidantes (vitaminas A, C,[270] D y E),[271] el ámbar, los ácidos grasos omega-3,[272] la curcumina y la vitamina D. Otros son relativamente nuevos, como las setas (tanto psicodélicas como no psicodélicas), las hormonas, los péptidos y las dosis bajas de naltrexona. Ten en cuenta que existen áreas de solapamiento con otras moléculas no mencionadas aquí; por ejemplo, las células que recubren el intestino y varios tipos de células inmunitarias muestran receptores de vitamina A y D, y tanto la vitamina A como la D pueden alterar la expresión de las uniones estrechas que mantienen la barrera intestinal intacta y funcionando de manera adecuada.[273]

---

269. Shivappa, N., *et al.:* «Designing and Developing a Literature-Derived, Population-Based Dietary Inflammatory Index», *Public Health Nutrition,* vol. 17, n.º 8, pp. 1689-1696 (agosto de 2014), doi.org/10.1017/S1368980013002115; Gabriele, M., *et al.:* «Diet Bioactive Compounds: Implications for Oxidative Stress and Inflammation in the Vascular System», *Endocrine, Metabolic & Immune Disorders - Drug Targets,* vol. 17, n.º 4, pp. 264-275 (16 de noviembre de 2017), doi.org/10.2174/1871530317666170921142055; Furman, D., *et al.:* «Chronic Inflammation in the Etiology of Disease Across the Life Span», *Nature Medicine,* vol. 25, n.º 12, pp. 1822-1832 (diciembre de 2019), doi.org/10.1038/s41591-019-0675-0.
270. Wannamethee, S. G., *et al.:* «Associations of Vitamin C Status, Fruit and Vegetable Intakes, and Markers of Inflammation and Hemostasis», *American Journal of Clinical Nutrition,* vol. 83, n.º 3, pp. 567-574, quiz 726-727 (marzo de 2006), doi.org/10.1093/ajcn.83.3.567; Mah, E., *et al.:* «Vitamin C Status Is Related to Proinflammatory Responses and Impaired Vascular Endothelial Function in Healthy, College-Aged Lean and Obese Men», *Journal of the American Dietetic Association,* vol. 111, n.º 5, pp. 737-743 (mayo de 2011), doi.org/10.1016/j.jada.2011.02.003; Ashor, A. W., *et al.:* «Effect of Vitamin C and Vitamin E Supplementation on Endothelial Function: A Systematic Review and Meta-Analysis of Randomised Controlled Trials», *British Journal of Nutrition,* vol. 113, n.º 8, pp. 1182-1194 (28 de abril de 2015), doi.org/10.1017/S0007114515000227.
271. Ashor, A. W., *et al.:* «Effect of Vitamin C and Vitamin E Supplementation on Endothelial Function: A Systematic Review and Meta-Analysis of Randomised Controlled Trials», *British Journal of Nutrition,* vol. 113, n.º 8, pp. 1182-1194 (28 de abril de 2015), doi.org/10.1017/S0007114515000227.
272. Calder, P. C.: «Omega-3 Fatty Acids and Inflammatory Processes», *Nutrients,* vol. 2, n.º 3, pp. 355-374 (marzo de 2010), doi.org/10.3390/nu2030355.
273. Lee más sobre las vitaminas A y D y su papel en el intestino y el sistema inmunológico en estas revisiones recientes: Farré, R., *et al.:* «Intestinal Permeability, Inflammation and

- Comino negro.
- Otros polifenoles: curcumina, galato de epigalocatequina, quercetina, resveratrol.
- Vitamina D.
- Antioxidantes.
- Antiinflamatorios tales como ácidos grasos omega-3 y mediadores prorresolutivos especializados.
- Naltrexona a dosis bajas.
- Péptidos.
- Ejercicio.
- Setas, incluida la microdosificación de psicodélicos.

COMINO NEGRO *(NIGELLA SATIVA)*. El comino es una especia común en el norte de la India, Pakistán e Irán. El comino negro (o arañuela) es una variedad del comino utilizada con fines medicinales en diversos sistemas curativos, incluido el Ayurveda. En el caso de la enfermedad autoinmunitaria, el comino negro se ha estudiado en múltiples ensayos clínicos en pacientes con tiroiditis de Hashimoto.[274] Un ensayo aleatorizado y controlado con placebo llevado a cabo con cuarenta pacientes con tiroiditis de Hashimoto demostró que el tratamiento con comino negro durante ocho semanas reducía el peso corporal en unos kilos y bajaba el índice de masa corporal y la concentración de la hormona estimulante de la tiroides (TSH) y de antiperoxidasa tiroidea (TPO), al tiempo que aumentaba los niveles séricos de T3.[275] El mismo grupo descubrió que el

---

the Role of Nutrients», *Nutrients,* vol. 12, n.º 4 (23 de abril de 2020), doi.org/10.3390/nu12041185; Khoshbin, K., *et al.:* «Effects of Dietary Components on Intestinal Permeability in Health and Disease», *American Journal of Physiology-Gastrointestinal and Liver Physiology,* vol. 319, n.º 5, pp. G589-G608 (1 de noviembre de 2020), doi.org/10.1152/ajpgi.00245.2020.

274. Osowiecka, K., *et al.:* «The Influence of Nutritional Intervention in the Treatment of Hashimoto's Thyroiditis-A Systematic Review», *Nutrients,* vol. 15, n.º 4 (20 de febrero de 2023), doi.org/10.3390/nu15041041.

275. Farhangi, M. A., *et al.:* «The Effects of Nigella Sativa on Thyroid Function, Serum Vascular Endothelial Growth Factor (VEGF)-1, Nesfatin-1 and Anthropometric Features in Patients with Hashimoto's Thyroiditis: A Randomized Controlled Trial», *BMC Complementary and Alternative Medicine,* vol. 16 (16 de noviembre de 2016), doi.org/10.1186/s12906-016-1432-2; Farhangi, M. A., *et al.:* «The Effects of Powdered Black Cumin Seeds on Markers of Oxidative Stress, Intracellular Adhesion Molecule (ICAM)-1 and Vascular Cell Adhesion Molecule (VCAM)-1 in Patients with

comino negro modifica favorablemente los niveles de lípidos.[276] Se han llevado a cabo estudios limitados, incluido un ensayo aleatorizado, con comino negro en la artritis reumatoide, que muestran beneficios potenciales.[277] Otros estudios han sugerido un efecto antiinflamatorio significativo.[278] La dosis utilizada en los ensayos fue de dos gramos de comino negro al día, molido en un molinillo.

POLIFENOLES. Los polifenoles son una gran familia de agentes naturales beneficiosos que se encuentran en los alimentos, especialmente en frutas y verduras, pero también en el té, hierbas, especias, chocolate negro y vino tinto (no te emociones mucho: el alcohol es una de las formas más seguras de provocar fugas intestinales, por lo que no te lo recomiendo). Hay más de ocho mil tipos de polifenoles.[279] En general, los polifenoles

---

Hashimoto's Thyroiditis», *Clinical Nutrition ESPEN,* vol. 37, pp. 207-212 (junio de 2020), doi.org/10.1016/j.clnesp.2020.02.015; Farhangi, M. A., *et al.:* «Powdered Black Cumin Seeds Strongly Improves Serum Lipids, Atherogenic Index of Plasma and Modulates Anthropometric Features in Patients with Hashimoto's Thyroiditis», *Lipids in Health and Disease,* vol. 17, n.º 1 (27 de marzo de 2018), doi.org/10.1186/s12944-018-0704-x.

276. Farhangi, M. A., *et al.:* «Powdered Black Cumin Seeds Strongly Improves Serum Lipids, Atherogenic Index of Plasma and Modulates Anthropometric Features in Patients with Hashimoto's Thyroiditis», *Lipids in Health and Disease,* vol. 17, n.º 1 (27 de marzo de 2018), doi.org/10.1186/s12944-018-0704-x.

277. Zielinska, M., *et al.:* «The Role of Bioactive Compounds of *Nigella sativa* in Rheumatoid Arthritis Therapy-Current Reports», *Nutrients,* vol. 13, n.º 10 (octubre de 2021), doi.org/10.3390/nu13103369.

278. Majdalawieh, A. F., *et al.:* «Immunomodulatory and Anti-inflammatory Action of Nigella sativa and Thymoquinone: A Comprehensive Review», *International Immunopharmacology,* vol. 28, n.º 1, pp. 295-304 (septiembre de 2015), doi.org/10.1016/j.intimp.2015.06.023.

279. Las cuatro categorías de polifenoles son flavonoides (incluidas la quercetina, las catequinas y las antocianinas, presentes en verduras de hoja, bayas, cítricos, manzanas, cebolla, té, chocolate negro y col lombarda), ácido fenólico (incluidos los estilbenos y los lignanos, presentes en la piel de las frutas y las hojas de las verduras, y semillas como el lino y el sésamo), amidas polifenólicas (incluidos los capsaicinoides presentes en los pimientos picantes como ejemplo) y otros (resveratrol en el vino tinto y curcumina en la cúrcuma). Panche, A. N., *et al.:* «Flavonoids: An Overview», *Journal of Nutritional Science,* vol. 5 (29 de diciembre de 2016), doi.org/10.1017/jns.2016.41; Kocaadam, B., *et al.:* «Curcumin, An Active Component of Turmeric (Curcuma longa), and Its Effects on Health», *Critical Reviews in Food Science and Nutrition,* vol. 57, n.º 13, pp. 2889-2895 (2 de septiembre de 2017), doi.org/10.1080/10408398.2015.1077195; di Lorenzo, C., *et al.:* «Polyphenols and Human Health: The Role of Bioavailability», *Nutrients,* vol. 13, n.º 1 (enero de 2021), doi.org/10.3390/nu13010273.

pueden reducir el azúcar en la sangre,[280] reducir el riesgo de enfermedades cardíacas y de formación de coágulos de sangre,[281] promover la función saludable del intestino, impactar favorablemente sobre las mitocondrias,[282] cambiar la expresión génica[283] actuar como antioxidantes –lo que significa

---

280. Kim, Y., *et al.:* «Polyphenols and Glycemic Control», *Nutrients,* vol. 8, n.º 1 (enero de 2016), doi.org/10.3390/nu8010017; Shahwan, M., *et al.:* «Role of Polyphenols in Combating Type 2 Diabetes and Insulin Resistance», *International Journal of Biological Macromolecules,* vol. 206, pp. 567-579 (1 de mayo de 2022), doi.org/10.1016/j.ijbiomac.2022.03.004; Wang, S., *et al.:* «Natural Polyphenols: A Potential Prevention and Treatment Strategy for Metabolic Syndrome», *Food & Function,* vol. 13, n.º 19, pp. 9734-9753 (3 de octubre de 2022), 10.1039/d2fo01552h.
281. Jiang, D. J., *et al.:* «Pharmacological Effects of Xanthones as Cardiovascular Protective Agents», *Cardiovascular Drug Reviews,* vol. 22, n.º 2, pp. 91-102 (verano de 2004), doi.org/10.1111/j.1527-3466.2004.tb00133.x; Garg, M. L., *et al.:* «Macadamia Nut Consumption Modulates Favourably Risk Factors for Coronary Artery Disease in Hypercholesterolemic Subjects», *Lipids,* vol. 42, n.º 6, pp. 583-587 (junio de 2007), doi.org/10.1007/s11745-007-3042-8; Santhakumar, A. B., *et al.:* «A Review of the Mechanisms and Effectiveness of Dietary Polyphenols in Reducing Oxidative Stress and Thrombotic Risk», *Journal of Human Nutrition and Dietetics,* vol. 27, n.º 1, pp. 1-21 (febrero de 2014), doi.org/10.1111/jhn.12177; Tamer, F., *et al.:* «Nutrition Phytochemicals Affecting Platelet Signaling and Responsiveness: Implications for Thrombosis and Hemostasis», *Thrombosis and Haemostasis,* vol. 122, n.º 6, pp. 879-894 (junio de 2022), doi.org/10.1055/a-1683-5599.
282. Sandoval-Acuña, C., *et al.:* «Polyphenols and Mitochondria: An Update on Their Increasingly Emerging ROS-Scavenging Independent Actions», *Archives of Biochemistry and Biophysics,* vol. 559, pp. 75-90 (1 de octubre de 2014), doi.org/10.1016/j.abb.2014.05.017; Jardim, F. R., *et al.:* «Resveratrol and Brain Mitochondria: A Review», *Molecular Neurobiology,* vol. 55, n.º 3 2085-101 (marzo de 2018), doi.org/10.1007/s12035-017-0448-z; Teixeira, J., *et al.:* «Dietary Polyphenols and Mitochondrial Function: Role in Health and Disease», *Current Medicinal Chemistry,* vol. 26, n.º 19, pp. 3376-3406 (2019), doi.org/10.2174/0929867324666170529101810; Naoi, M., *et al.:* «Mitochondria in Neuroprotection by Phytochemicals: Bioactive Polyphenols Modulate Mitochondrial Apoptosis System, Function and Structure», *International Journal of Molecular Sciences,* vol. 20, n.º 10 (17 de mayo de 2019), doi.org/10.3390/ijms20102451; Bhagani, H., *et al.:* «The Mitochondria: A Target of Polyphenols in the Treatment of Diabetic Cardiomyopathy», *International Journal of Molecular Sciences,* vol. 21, n.º 14 (julio de 2020), doi.org/10.3390/ijms21144962; Ashkar, F., *et al.:* «The Effect of Polyphenols on Kidney Disease: Targeting Mitochondria», *Nutrients,* vol. 14, n.º 15 (agosto de 2022), doi.org/10.3390/nu14153115.
283. Nicholson, S. K., *et al.:* «Effects of Dietary Polyphenols on Gene Expression in Human Vascular Endothelial Cells», *Proceedings of the Nutrition Society,* vol. 67, n.º 1, pp. 42-47 (febrero de 2008), doi.org/10.1017/S0029665108006009; Joven, J., et al: «Bioactive Food Components Platform. Polyphenols and the Modulation of Gene Expression Pathways: Can We Eat Our Way out of the Danger of Chronic Disease?», *Critical Reviews in Food Science and Nutrition,* vol. 54, n.º 8, pp. 985-1001 (2014), doi.org/10.10

que eliminan las moléculas conocidas como radicales libres que pueden dañar las células y el ADN-[284] y pueden reducir el riesgo de sufrir enfermedades autoinmunitarias.[285] Destacaré algunos de los polifenoles más probados que prescribo para apoyar la inmunomodulación: curcumina, galato de epigalocatequina, quercetina y resveratrol.

CURCUMINA. A la hora de curar la autoinmunidad, mi filosofía es que la comida es lo primero, y el alimento que contiene curcumina es la raíz de cúrcuma. La corto y la añado a sopas y salteados, lo que se puede con-

---

80/10408398.2011.621772; Qu, G., *et al.:* «The Beneficial and Deleterious Role of Dietary Polyphenols on Chronic Degenerative Diseases by Regulating Gene Expression», *Bioscience Trends,* vol. 12, n.º 6, pp. 526-536 (22 de enero de 2019), doi.org/10.5582/bst.2018.01172; Kang, G. G., *et al.:* «Dietary Polyphenols and Gene Expression in Molecular Pathways Associated with Type 2 Diabetes Mellitus: A Review», *International Journal of Molecular Sciences,* vol. 21, n.º 1 (24 de diciembre de 2019), doi.org/10.3390/ijms21010140; Cione, E., *et al.:* «Quercetin, Epigallocatechin Gallate, Curcumin, and Resveratrol: From Dietary Sources to Human MicroRNA Modulation», *Molecules,* vol. 25, n.º 1 (23 de diciembre de 2019), doi.org/10.3390/molecules25010063; Nani, A., *et al.:* «Antioxidant and Anti-Inflammatory Potential of Polyphenols Contained in Mediterranean Diet in Obesity: Molecular Mechanisms», *Molecules,* vol. 26, n.º 4 (12 de febrero de 2021), doi.org/10.3390/molecules26040985; Bhattacharya, T., *et al.:* «Role of Phytonutrients in Nutrigenetics and Nutrigenomics Perspective in Curing Breast Cancer», *Biomolecules,* vol. 11, n.º 8 (agosto de 2021), doi.org/10.3390/biom11081176.

284. Nani, A., *et al.:* «Antioxidant and Anti-Inflammatory Potential of Polyphenols Contained in Mediterranean Diet in Obesity: Molecular Mechanisms», *Molecules,* vol. 26, n.º 4 (12 de febrero de 2021), doi.org/10.3390/molecules26040985; Cianciosi, D., *et al.:* «The Reciprocal Interaction Between Polyphenols and Other Dietary Compounds: Impact on Bioavailability, Antioxidant Capacity and Other Physico-chemical and Nutritional Parameters», *Food Chemistry,* vol. 375 (1 de mayo de 2022), doi.org/10.1016/j.foodchem.2021.131904; Rana, A., *et al.:* «Health Benefits of Polyphenols: A Concise Review», *Journal of Food Biochemistry,* vol. 46, n.º 10 (octubre de 2022),doi.org/10.1111/jfbc.14264.

285. Bright, J. J.: «Curcumin and Autoimmune Disease», *Advances in Experimental Medicine and Biology,* vol. 595, pp. 425-451 (2007), doi.org/10.1007/978-0-387-46401-5_19; Diaz- Gerevini, G. T., *et al.:* «Beneficial Action of Resveratrol: How and Why?», *Nutrition,* vol. 32, n.º 2, pp. 174-178 (febrero de 2016), doi.org/10.1016/j.nut.2015.08.017; Khan, H., *et al.:* «Polyphenols in the Treatment of Autoimmune Diseases», *Autoimmunity Reviews,* vol. 18, n.º 7, pp. 647-657 (julio de 2019), doi.org/10.1016/j.autrev.2019.05.001; Wang, S., *et al.:* «Immunomodulatory Effects of Green Tea Polyphenols», *Molecules,* vol. 26, n.º 12 (20 de junio de 2021), doi.org/10.3390/molecules 26123755; Shakoor, H., *et al.:* «Immunomodulatory Effects of Dietary Polyphenols», *Nutrients,* vol. 13, n.º 3 (marzo de 2021), doi.org/10.3390/nu13030728.

siderar como el revuelto moderno.[286] No todo el mundo tiene acceso o tiempo para utilizar la raíz de cúrcuma (o la forma en que mancha las manos y la tabla de cortar), por lo que a veces puede ser útil la suplementación. ¿Por qué tomar curcumina? Porque la curcumina reduce la inflamación en personas con enfermedades autoinmunitarias (tal y como se comprueba con los análisis de sangre de la proteína C reactiva y la velocidad de sedimentación globular, descritos en el Capítulo 7 sobre pruebas),[287] y se ha demostrado que reduce la permeabilidad intestinal.[288] Este último estudio es fascinante porque una dosis baja funciona muy rápido: en un pequeño estudio llevado a cabo con ocho personas que sufrían un aumento de la permeabilidad intestinal, se demostró que la curcumina (500 miligramos al día durante tres días) normalizaba la función de la barrera

---

286. Recomiendo esta receta de kitchari a mis pacientes autoinmunes. ¡Yo misma la como muy a menudo!:
- dos cucharadas de ghee (mantequilla clarificada de la cocina india y paquistaní);
- raíz de cúrcuma, pelada y picada al gusto (yo empleo unas 2 cucharadas);
- dos cucharaditas de semillas de mostaza negra, dos de semillas de comino y dos pimienta negra;
- dos hojas de laurel;
- una cucharadita de cilantro en polvo, una de comino en polvo, una de semillas de hinojo y una de semillas de fenogreco;
- dos tazas de judías mungo, enjuagadas hasta que el agua salga clara;
- entre seis y ocho tazas de agua o de caldo de huesos;
- entre cuatro y seis tazas de verduras de temporada picadas, como raíz de bardana, col, zanahorias o calabaza (evitar las solanáceas, como tomates, patatas y chiles);
- una taza de cilantro fresco picado.

Calentar el ghee en una cacerola grande. Añadir las semillas y cocinar hasta que los granos de mostaza estallen. Añadir las hojas de laurel y las especias en polvo. Incorporar las judías mungo y el agua o el caldo. Llevar a ebullición y bajar a fuego lento. Cocer hasta que las judías estén al punto deseado: yo suelo cocerlas unos treinta minutos hasta que adquieren consistencia de gachas y a continuación incorporo las verduras. A mí me gusta que las verduras estén un poco crujientes, así que las cocino otros diez o quince minutos solamente. Servir con cilantro como guarnición.

287. La curcumina reduce la inflamación medida por la PCR y la VSG en pacientes con artritis reumatoide y colitis ulcerosa. Ebrahimzadeh, A., *et al.:* «Effects of Curcumin Supplementation on Inflammatory Biomarkers in Patients with Rheumatoid Arthritis and Ulcerative Colitis: A Systematic Review and Meta-Analysis», *Complementary Therapies in Medicine,* vol. 61 (septiembre de 2021), doi.org/10.1016/j.ctim.2021.102773.

288. Szymanski, M. C., *et al.:* «Short-Term Dietary Curcumin Supplementation Reduces Gastrointestinal Barrier Damage and Physiological Strain Responses During Exertional Heat Stress», *Journal of Applied Physiology,* vol. 124, n.º 2, pp. 330-340 (1 de febrero de 2018), doi.org/10.1152/japplphysiol.00515.2017.

intestinal. ¡Sólo tres días! En general, recomiendo una dosis de curcumina de entre 500 y 1.000 miligramos al día.

GALATO DE EPIGALOCATEQUINA. El galato de epigalocatequina es uno de los componentes activos del té verde. Tiene muchas propiedades beneficiosas para la salud, como reducir la inflamación, actuar como antioxidante y modular el sistema metabólico. Es un conocido inmunomodulador que ha demostrado reducir la actividad autoinmunitaria en pacientes con enfermedades autoinmunitarias.[289]

QUERCETINA. Presente en muchos alimentos y plantas, como el té verde, las manzanas, las bayas, las alcaparras, la col rizada, las cebollas rojas y el vino tinto, la quercetina es un pigmento vegetal (flavonoide) que aporta color. Investigaciones recientes sugieren que la quercetina puede reducir la inflamación y la actividad autoinmunitaria en la enfermedad intestinal inflamatoria, la esclerosis múltiple, la artritis reumatoide y el lupus eritematoso sistémico en humanos o animales, así como en las afecciones alérgicas.[290]

---

289. Lee, S. Y., *et al.:* «Epigallocatechin-3-Gallate Ameliorates Autoimmune Arthritis by Reciprocal Regulation of T Helper-17 Regulatory T Cells and Inhibition of Osteoclastogenesis by Inhibiting STAT3 Signaling», *Journal of Leucocyte Biology,* vol. 100, n.º 3, pp. 559-568 (septiembre de 2016), doi.org/10.1189/jlb.3A0514-261RR; Aparicio-Soto, M., *et al.:* «An Update on Diet and Nutritional Factors in Systemic Lupus Erythematosus Management», *Nutrition Research Reviews,* vol. 30, n.º 1, pp. 118-137 (junio de 2017), doi.org/10.1017/S0954422417000026; Wang, S., *et al.:* «Immunomodulatory Effects of Green Tea Polyphenols», *Molecules,* vol. 26, n.º 12 (20 de junio de 2021), doi.org/10.3390/molecules26123755; Cai, F., *et al.:* «Epigallocatechin-3 Gallate Regulates Macrophage Subtypes and Immunometabolism to Ameliorate Experimental Autoimmune Encephalomyelitis», *Cellular Immunology,* vol. 368 (octubre de 2021), doi.org/10.1016/j.cellimm.2021.104421; Behl, T., *et al.:* «Exploring the Role of Polyphenols in Rheumatoid Arthritis», *Critical Reviews in Food Science and Nutrition,* vol. 62, n.º 19, pp. 5372-5393 (2022), doi.org/10.1080/10408398.2021.1924613.
290. Li, Y., *et al.:* «Quercetin, Inflammation and Immunity», *Nutrients,* vol. 8, n.º 3 (marzo de 2016), doi.org/10.3390/nu8030167; Lyu, Y. L., *et al.,* «Biological Activities Underlying the Therapeutic Effect of Quercetin on Inflammatory Bowel Disease», *Mediators of Inflammation* (julio de 2022), doi.org/10.1155/2022/5665778; Yuan, K., *et al.:* «Quercetin Alleviates Rheumatoid Arthritis by Inhibiting Neutrophil Inflammatory Activities», *Journal of Nutritional Biochemistry,* vol. 84 (octubre de 2020), doi.org/10.1016/j.jnutbio.2020.108454; Sun, H. T., *et al.:* «Quercetin Suppresses Inflammatory Cytokine Production in Rheumatoid Arthritis Fibroblast-Like Synoviocytes», *Experimental and Therapeutic Medicine,* vol. 22, n.º 5 (noviembre de 2021), doi.org/10.3892/etm.2021.10695; Shen, P., *et al.:* «Potential Implications of Quercetin in Autoimmune Diseases», *Frontiers in Immunology,* vol. 12 (junio de 2021), doi.org/10.3389/fimmu.2021.689044; Guan, F., *et al.:* «Anti-Rheumatic Effect of Querce-

RESVERATROL. Derivado de las bayas, las uvas, el chocolate y otras plantas, el resveratrol tiene actividad en muchas vías, desde la reducción de la inflamación hasta ayudar a orientar el metabolismo de los estrógenos en la dirección correcta, lo que también puede influir en la autoinmunidad. Aislado por primera vez en 1939, ha sido objeto de más de veinte mil trabajos de investigación, lo que lo convierte en el polifenol más estudiado. Por desgracia, el conjunto de datos demuestra resultados variables y existe una gran controversia sobre si puede afectar al metabolismo y prolongar la esperanza de vida.[291] En cuanto a la autoinmunidad, el resveratrol reduce la inflamación y la progresión de la enfermedad autoinmunitaria en estudios con animales y humanos sobre la enfermedad intestinal inflamatoria, la psoriasis, la artritis reumatoide, el lupus eritematoso sistémico y la diabetes tipo 1.[292] La dosis recomendada es de 500 miligramos al día durante al menos seis semanas.[293]

---

tin and Recent Developments in Nano Formulation», *RSC Advances,* vol. 11, n.º 13, pp. 7280-7293 (10 de febrero de 2021), 10.1039/d0ra08817j.

291. Bitterman, J. L., *et al.:* «Metabolic Effects of Resveratrol: Addressing the Controversies», *Cellular and Molecular Life Sciences,* vol. 72, n.º 8, pp. 1473-1488 (abril de 2015), doi.org/10.1007/s00018-014-1808-8; Dias, G. P., *et al.:* «Resveratrol: A Potential Hippocampal Plasticity Enhancer», *Oxidative Medicine and Cellular Longevity* (mayo de 2016), doi.org/10.1155/2016/9651236; Weiskirchen, S., *et al.:* «Resveratrol: How Much Wine Do You Have to Drink to Stay Healthy?», *Advances in Nutrition,* vol. 7, n.º 4, pp. 706-718 (julio de 2016), doi.org/10.3945/an.115.011627; Lee, S. H., *et al.:* «Sirtuin Signaling in Cellular Senescence and Aging», *BMB Reports,* vol. 52, n.º 1, pp. 24-34 (enero de 2019), doi.org/10.5483/BMBRep.2019.52.1.290; Pezzuto, J. M.: «Resveratrol: Twenty Years of Growth, Development and Controversy», *Biomolecules & Therapeutics,* vol. 27, n.º 1, pp. 1-14 (enero de 2019) doi.org/10.4062/biomolther.2018.176; Shaito, A., *et al.:* «Potential Adverse Effects of Resveratrol: A Literature Review», *International Journal of Molecular Sciences,* vol. 21, n.º 6 (marzo de 2020), doi.org/10.3390/ijms21062084.
292. Oliveira, A. L. B., *et al.:* «Resveratrol Role in Autoimmune Disease-A Mini-Review», *Nutrients,* vol. 9, n.º 12 (diciembre de 2017), doi.org/10.3390/nu9121306; Malaguarnera, L.: «Influence of Resveratrol on the Immune Response», *Nutrients,* vol. 11, n.º 5 (mayo de 2019), doi.org/10.3390/nu11050946; Sheng, S., *et al.:* «The Role of Resveratrol on Rheumatoid Arthritis: From Bench to Bedside», *Frontiers in Pharmacology,* vol. 13 (22 de agosto de 2022), doi.org/10.3389/fphar.2022.829677.
293. Oliveira, A. L. B., *et al.:* «Resveratrol Role in Autoimmune Disease-A Mini-Review», *Nutrients,* vol. 9, n.º 12 (diciembre de 2017), doi.org/10.3390/nu9121306; Institute for Functional Medicine: «The Functional Medicine Approach to COVID-19: Additional Research on Nutraceuticals and Botanicals», www.ifm.org/news-insights/functional-medicine-approach-covid-19-additional-research-nutraceuticals-botanicals.

VITAMINA D. Niveles bajos de vitamina D en el organismo están relacionados con diversos riesgos para la salud. La vitamina D regula el equilibrio de calcio en el organismo, pero quizá sea el agente natural que más influye sobre el intestino y modula el sistema inmunitario. Activa o desactiva los genes que regulan la inflamación y alteran la respuesta del sistema inmunitario, e interactúa directamente con las células inmunitarias implicadas en la inmunidad innata y adaptativa.[294] La vitamina D es fundamental para el mantenimiento de la barrera intestinal, de modo que sea el delicado filtro que está destinado a ser, no un colador.

Tomar suplementos de vitamina D reduce el riesgo de desarrollar una nueva enfermedad autoinmunitaria.[295] En el ensayo clínico VITAL, en el que participaron casi veintiséis mil personas, tomar vitamina D (2.000 UI al día) con omega-3 (1.000 miligramos al día) redujo el riesgo de padecer una nueva enfermedad autoinmunitaria en un 22 %.[296]

¿Y si ya padeces una enfermedad autoinmunitaria? ¿Tomar vitamina D te ayudará a que te sientas mejor? Esta pregunta no se ha analizado en ensayos clínicos y otras investigaciones muestran que los datos son contradictorios.[297]

---

294. Kriegel, M. A., *et al.:* «Does Vitamin D Affect Risk of Developing Autoimmune Disease?: A Systematic Review», *Seminars in Arthritis and Rheumatism,* vol. 40, n.º 6, pp. 512-531 (junio de 2011), doi.org/10.1016/j.semarthrit.2010.07.009.

295. Ibíd.; Hahn, J., *et al.:* «Vitamin D and Marine Omega 3 Fatty Acid Supplementation and Incident Autoimmune Disease: VITAL Randomized Controlled Trial», *BMJ,* vol. 376 (enero de 2022), doi.org/10.1136/bmj-2021-066452.

296. Hahn, J., *et al.:* «Vitamin D and Marine Omega 3 Fatty Acid Supplementation and Incident Autoimmune Disease: VITAL Randomized Controlled Trial», *BMJ,* vol. 376 (enero de 2022), doi.org/10.1136/bmj-2021-066452.

297. «Los estudios observacionales han arrojado resultados contradictorios; los ensayos pequeños sobre la suplementación con vitamina D en personas con enfermedades autoinmunitarias establecidas han arrojado sobre todo resultados decepcionantes.» Ibíd. He aquí una selección: Costenbader, K. H., *et al.:* «Geographic Variation in Rheumatoid Arthritis Incidence Among Women in the United States», *Archives of Internal Medicine,* vol. 168, n.º 15, pp. 1664-1670 (agosto de 2008), doi.org/10.1001/archinte.168.15. 1664; Altieri, B., *et al.:* «Does Vitamin D Play a Role in Autoimmune Endocrine Disorders? A Proof of Concept», *Reviews in Endocrine and Metabolic Disorders,* vol. 18, n.º 3, pp. 335-346 (septiembre de 2017), doi.org/10.1007/s11154-016-9405-9; Scragg, R.: «Limitations of Vitamin D Supplementation Trials: Why Observational Studies Will Continue to Help Determine the Role of Vitamin D in Health», *Journal of Steroid Biochemistry and Molecular Biology,* vol. 177, pp. 6-9 (marzo de 2018), doi.org/10.1016/j.jsbmb.2017.06.006; Murdaca, G., *et al.:* «Emerging Role of Vitamin D in Autoimmune Diseases: An Update on Evidence and Therapeutic Implications», *Autoimmunity Reviews,* vol. 18, n.º 9 (septiembre de

La vitamina D está implicada tanto en la inmunidad innata como en la adaptativa, y puede ser una palanca potencial para prevenir o tratar enfermedades autoinmunitarias. ¿Cómo sabemos que la vitamina D interviene en el sistema inmunitario? Existen varias evidencias: las células de la mucosa que forman el revestimiento interno del intestino expresan receptores de vitamina D, por lo que la administración de vitamina D puede alterar la expresión de las uniones estrechas que mantienen la barrera intestinal funcionalmente intacta; bloquea potencialmente la infección vírica, como la provocada por la COVID, al interactuar con el receptor celular,[298] y ayuda a mantener más largas y potencialmente más funcionales los digitaciones absorbentes del revestimiento intestinal (llamadas microvellosidades, situadas en el duodeno).[299] Cuando los niveles de vitamina D son bajos, los modelos animales muestran que las uniones estrechas y la permeabilidad intestinal son peores que cuando los niveles de vitamina D son normales.[300] Tomar vitamina D ayuda a reparar el intestino y a mejorar los síntomas, tanto en modelos animales[301] como en personas con enfermedad de Crohn, aunque no aborda todos los aspectos de la permeabilidad intestinal.[302] Yo suelo empezar con vitamina D3 y vitamina K2.

2019), doi.org/10.1016/j.autrev.2019.102350; Giustina, A., *et al.*: «Consensus Statement from 2nd International Conference on Controversies in Vitamin D», *Reviews in Endocrine and Metabolic Disorders,* vol. 21, n.º 1, pp. 89-116 (marzo de 2020), doi.org/10.1007/s11154-019-09532-w; Skaaby, T., *et al.*: «Prospective Population-Based Study of the Association Between Vitamin D Status and Incidence of Autoimmune Disease», *Endocrine,* vol. 50, n.º 1, pp. 231-238 (septiembre de 2015), doi.org/10.1007/s12020-015-0547-4.

298. «La vitamina D en particular puede perturbar la infección celular viral al interactuar con los receptores de entrada celular (enzima conversiva de la angiotensina 2), ECA2.» Iddir, M., *et al.*: «Strengthening the Immune System and Reducing Inflammation and Oxidative Stress Through Diet and Nutrition: Considerations During the COVID-19 Crisis», *Nutrients,* vol. 12, n.º 6 (27 de mayo de 2020), doi.org/10.3390/nu12061562.

299. Kühne, H., *et al.*: «Vitamin D Receptor Knockout Mice Exhibit Elongated Intestinal Microvilli and Increased Ezrin Expression», *Nutrition Research,* vol. 36, n.º 2, pp. 184-192 (2016), doi.org/10.1016/j.nutres.2015.10.005.

300. Zhao, H., *et al.*: «Protective Role of 1,25(OH)2 Vitamin D3 in the Mucosal Injury and Epithelial Barrier Disruption in DSS-Induced Acute Colitis in Mice», *BMC Gastroenterology,* vol. 12 (30 de mayo de 2012), doi.org/10.1186/1471-230X-12-57.

301. Vargas-Robles, H., *et al.*: «Beneficial Effects of Nutritional Supplements on Intestinal Epithelial Barrier Functions in Experimental Colitis Models *in Vivo*», *World Journal of Gastroenterology,* vol. 25, n.º 30, pp. 4181-4198 (14 de agosto de 2019), doi.org/10.3748/wjg.v25.i30.4181.

302. «El tratamiento a corto plazo con 2.000 unidades internacionales (UI)/día de vitamina D o placebo durante tres meses en pacientes con enfermedad de Crohn ha demostrado

ANTIOXIDANTES. Se ha demostrado que los antioxidantes de origen alimentario y, a veces, suplementos como el glutatión, la N-acetilcisteína (precursor del glutatión), el ácido lipoico, las vitaminas C y E, el betacaroteno, el selenio, el cobre, el zinc y el hierro reducen la inflamación y el estrés oxidativo, y pueden favorecer una respuesta inmunitaria sana y, potencialmente, proporcionar protección en casos de infección.[303] La forma en que funciona es que el estrés oxidativo, indicado por la sobreproducción de especies reactivas de oxígeno, puede promover la aparición de enfermedades autoinmunitarias específicas.[304] Cuando las especies reactivas de oxígeno se acumulan y no son eliminadas por los antioxidantes, las células sufren daños, dando lugar a autoantígenos mediados por la inmunidad innata.[305] Varias enfermedades autoinmunitarias se caracterizan por

---

que la vitamina D puede mejorar la permeabilidad gastroduodenal (excreción de sacarosa) en relación con el deterioro observado con placebo; en cambio, no ha habido ninguna mejora significativa en la permeabilidad del intestino delgado o del colon con el tratamiento de vitamina D durante tres meses.» Raftery, T., *et al.:* «Effects of Vitamin D Supplementation on Intestinal Permeability, Cathelicidin and Disease Markers in Crohn's Disease: Results from a Randomised Double-Blind Placebo-Controlled Study», *United European Gastroenterology Journal,* vol. 3, n.º 3, pp. 294-302 (junio de 2015), doi.org/10.1177/2050640615572176.

303. Liu, W., *et al.:* «The Immunomodulatory Effect of Alpha-Lipoic Acid in Autoimmune Diseases», *BioMed Research International* (20 de marzo de 2019), doi.org/10.1155/2019/8086257; Iddir, M., *et al.:* «Strengthening the Immune System and Reducing Inflammation and Oxidative Stress Through Diet and Nutrition: Considerations During the COVID-19 Crisis», *Nutrients,* vol. 12, n.º 6 (27 de mayo de 2020), doi.org/10.3390/nu12061562; Xie, Z., *et al.:* «ROS-Dependent Lipid Peroxidation and Reliant Antioxidant Ferroptosis-Suppressor-Protein 1 in Rheumatoid Arthritis: A Covert Clue for Potential Therapy», *Inflammation,* vol. 44, n.º 1, pp. 35-47 (febrero de 2021): doi.org/10.1007/s10753-020-01338-2; Sharma, D., *et al.:* «Role of Natural Products in Alleviation of Rheumatoid Arthritis-A Review», *Journal of Food Biochemistry,* vol. 45, n.º 4 (abril de 2021), doi.org/10.1111/jfbc.13673; Xie, Z., *et al.:* «Role of Lipoic Acid in Multiple Sclerosis», *CNS Neuroscience & Therapeutics,* vol. 28, n.º 3, pp. 319-331 (marzo de 2022), doi.org/10.1111/cns.13793.
304. Shah, A. A., *et al.:* «Oxidative Stress and Autoimmune Skin Disease», *European Journal of Dermatology,* vol. 23, n.º 1, pp. 5-13 (enero-febrero de 2013), doi.org/10.1684/ejd.2012.1884; Wang, Y., *et al.:* «Perspectives of New Advances in the Pathogenesis of Vitiligo: From Oxidative Stress to Autoimmunity», *Medical Science Monitor: International Medical Journal of Experimental and Clinical Research,* vol. 25, pp. 1017-1023 (febrero de 2019), doi.org/10.12659/MSM.914898; Zamudio-Cuevas,Y., *et al.:* «Rheumatoid Arthritis and Oxidative Stress», *Cellular and Molecular Biology,* vol. 68, n.º 6, pp. 174-184 (30 de junio de 2022), doi.org/10.14715/cmb/2022.68.6.28.
305. Wang, Y., *et al.:* «Perspectives of New Advances in the Pathogenesis of Vitiligo: From Oxidative Stress to Autoimmunity», *Medical Science Monitor: International Medical*

el agotamiento de antioxidantes como la vitamina C, por lo que tiene sentido que pueda servir de apoyo mantener los niveles en un nivel saludable.[306] Los estudios sobre el empleo de antioxidantes muestran un beneficio modesto, y, aunque no creo que sea necesario tomar todos y cada uno de los antioxidantes, me centraría en el antioxidante principal, el glutatión. Se pueden aumentar los niveles con N-acetilcisteína en dosis de 600 miligramos dos veces al día durante tres meses, lo que ha demostrado reducir la rigidez matinal y los biomarcadores de inflamación en la artritis reumatoide.[307]

ÁCIDOS GRASOS OMEGA-3 Y MEDIADORES PRORRESOLUTIVOS ESPECIALIZADOS. Los ácidos grasos poliinsaturados de cadena larga omega-3 (por ejemplo, el aceite de pescado, que es el ácido graso antiinflamatorio más potente) pueden mejorar la salud de las personas con tendencia a la autoinmunidad. Mi preferencia es ingerir omega-3 consumiendo dos raciones o más a la semana de pescado o de marisco de agua dulce para reducir la inflamación crónica.[308] Los seres humanos hemos evolucionado con un buen equilibrio entre omega-3 y omega-6, pero nuestra dieta moderna nos ha llevado a consumir demasiados ácidos grasos omega-6, presentes en los alimentos procesados y en los aceites de maíz, de soja, de semilla de uva y de colza. Sustituye los ácidos grasos omega-6 menos saludables por ácidos grasos omega-3 y obtén los omega-6 que tu cuerpo necesita, como el ácido gamma-linoleico, del aceite de onagra y del aceite de borraja. En estudios de intervención clínica en personas (además del ensayo VITAL menciona-

---

Journal of Experimental and Clinical Research, vol. 25, pp. 1017-1023 (febrero de 2019), doi.org/10.12659/MSM.914898; Li, D., *et al.:* «Vitiligo and Hashimoto's Thyroiditis: Autoimmune Diseases Linked by Clinical Presentation, Biochemical Commonality, and Autoimmune/Oxidative Stress-mediated Toxicity Pathogenesis», *Medical Hypotheses,* vol. 128, pp. 69-75 (julio de 2019), doi.org/10.1016/j.mehy.2019.05.010; Jarmakiewicz-Czaja, S., *et al.:* «Antioxidants as Protection against Reactive Oxidative Stress in Inflammatory Bowel Disease», *Metabolites,* vol. 13, n.º 4 (2023), doi.org/10.3390/metabo13040573.

306. Cavalcoli, F., *et al.:* «Micronutrient Deficiencies in Patients with Chronic Atrophic Autoimmune Gastritis: A Review», *World Journal of* Gastroenterology, vol. 23, n.º 4, pp. 563-572 (28 de enero de 2017), doi.org/10.3748/wjg.v23.i4.563.

307. Esalatmanesh, K., *et al.:* «Effects of N-acetylcysteine Supplementation on Disease Activity, Oxidative Stress, and Inflammatory and Metabolic Parameters in Rheumatoid Arthritis Patients: A Randomized Double-Blind Placebo-Controlled Trial», *Amino Acids,* vol. 54, n.º 3, pp. 433-440 (marzo de 2022), doi.org/10.1007/s00726-022-03134-8.

308. Prefiero el salmón salvaje u otros pescados azules con bajo contenido en mercurio: salmón, caballa, anchoas, sardinas y arenque.

do anteriormente) con esclerosis múltiple, psoriasis, artritis reumatoide, lupus eritematoso sistémico y diabetes tipo 1, los resultados mejoraron con ácidos grasos omega-3 suplementarios.[309] ¿El consumo de ácidos gra-

---

309. Kremer, J. M., *et al.*: «Effects of Manipulation of Dietary Fatty Acids on Clinical Manifestations of Rheumatoid Arthritis», *The Lancet,* vol. 325, n.º 8422, pp. 184-187 (1985), doi.org/10.1016/s0140-6736(85)92024-0; Kremer, J. M., *et al.*: «Dietary Fish Oil and Olive Oil Supplementation in Patients with Rheumatoid Arthritis Clinical and Immunologic Effects», *Arthritis & Rheumatism: Oficial Journal of the American College of Rheumatology,* vol. 33, n.º 6, pp. 810-820 (1990), doi.org/10.1002/art.1780330607; Nordvik, I., *et al.*: «Effect of Dietary Advice and N-3 Supplementation in Newly Diagnosed MS Patients», *Acta Neurologica Scandinavica,* vol. 102, n.º 3, pp. 143-149 (septiembre de 2000), doi.org/10.1034/j.1600-0404.2000.102003143.x; Kouchaki, E., *et al.*: «High-Dose ω-3 Fatty Acid Plus Vitamin D3 Supplementation Affects Clinical Symptoms and Metabolic Status of Patients with Multiple Sclerosis: A Randomized Controlled Clinical Trial», *Journal of Nutrition,* vol. 148, n.º 8, pp. 1380-1386 (1 de agosto de 2018), doi.org/10.1093/jn/nxy116; Hoare, S., *et al.*: «Higher Intake of Omega-3 Polyunsaturated Fatty Acids Is Associated with a Decreased Risk of a First Clinical Diagnosis of Central Nervous System Demyelination: Results from the Ausimmune Study», *Multiple Sclerosis Journal,* vol. 22, n.º 7, pp. 884-892 (junio de 2016), doi.org/10.1177/1352458515604380; Weinstock-Guttman, B., *et al.*: «Low Fat Dietary Intervention with Omega-3 Fatty Acid Supplementation in Multiple Sclerosis Patients», *Prostaglandins, Leukotrienes and Essential Fatty Acids,* vol. 73, n.º 5, pp. 397-404 (noviembre de 2005), doi.org/10.1016/j.plefa.2005.05.024; Clark, W. F., *et al.*: «Omega-3 Fatty Acid Dietary Supplementation in Systemic Lupus Erythematosus», *Kidney International,* vol. 36, n.º 4, pp. 653-660 (octubre de 1989), doi.org/10.1038/ki.1989.242; Westberg, G., *et al.*: «Effect of MaxEPA in Patients with SLE. A Double-Blind, Crossover Study», *Scandinavian Journal of Rheumatology,* vol. 19, n.º 2, pp. 137-143 (1990), doi.org/10.3109/03009749009102117; Das, U. N.: «Beneficial Effect of Eicosapentaenoic and Docosahexaenoic Acids in the Management of Systemic Lupus Erythematosus and Its Relationship to the Cytokine Network», *Prostaglandins, Leukotrienes and Essential Fatty Acids,* vol. 51, n.º 3, pp. 207-213 (septiembre de 1994), doi.org/10.1016/0952-3278(94)90136-8; Duffy, E. M., *et al.*: «The Clinical Effect of Dietary Supplementation with Omega-3 Fish Oils and/or Copper in Systemic Lupus Erythematosus», *Journal of Rheumatology,* vol. 31, n.º 8, pp. 1551-1556 (agosto de 2004); Elkan, A. C., *et al.*: «Diet and Fatty Acid Pattern Among Patients with SLE: Associations with Disease Activity, Blood Lipids and Atherosclerosis», *Lupus,* vol. 21, n.º 13, pp. 1405-1411 (noviembre de 2012), doi.org/10.1177/0961203312458471; Arriens, C., *et al.*: «Placebo-Controlled Randomized Clinical Trial of Fish Oil's Impact on Fatigue, Quality of Life, and Disease Activity in Systemic Lupus Erythematosus», *Nutrition Journal,* vol. 14 (18 de agosto de 2015), doi.org/10.1186/s12937-015-0068-2; Bello, K. J., *et al.*: «Omega-3 in SLE: A Double-Blind, Placebo-Controlled Randomized Clinical Trial of Endothelial Dysfunction and Disease Activity in Systemic Lupus Erythematosus», *Rheumatology International,* vol. 33, n.º 11, pp. 2789-2796 (noviembre de 2013), doi.org/10.1007/s00296-013-2811-3; Torkildsen, O., *et al.*: «ω-3 Fatty Acid Treatment in Multiple Sclerosis (OFAMS Study) A Randomized, Double-Blind, Placebo-Controlled

sos omega-3 previene la autoinmunidad? No lo sabemos con certeza, pero un estudio llevado a cabo en Dinamarca demostró que se puede reducir el riesgo de artritis reumatoide en casi un 50 % por cada aumento de 30 gramos en el consumo diario de pescado graso.[310] En la mayoría de los ensayos las dosis de aceite de pescado fueron de aproximadamente 2 a 4 gramos (por ejemplo, para una dosis de 2,2 gramos, 1.350 miligramos de ácido eicosapentaenoico y 850 miligramos de ácido docosahexaenoico al día).

Trial», *Archives of Neurology,* vol. 69, n.º 8, pp. 1044-1051 (2012), doi.org/10.1001/archneurol.2012.283; Veselinovic, M., *et al.:* «Clinical Benefits of N-3 PUFA and γ-Linolenic Acid in Patients with Rheumatoid Arthritis», *Nutrients,* vol. 9, n.º 4 (25 de marzo de 2017), doi.org/10.3390/nu9040325; Clark, W. F., *et al.:* «Omega-3 Fatty Acid Dietary Supplementation in Systemic Lupus Erythematosus», *Kidney International,* vol. 36, n.º 4, pp. 653-660 (octubre de 1989), doi.org/10.1038/ki.1989.242; van der Tempel, H., *et al.:* «Effects of Fish Oil Supplementation in Rheumatoid Arthritis», *Annals of the Rheumatic Diseases,* vol. 49, n.º 2, pp. 76-80 (febrero de 1990), doi.org/10.1136/ard.49.2.76; Stene, L. C., *et al.:* «Use of Cod Liver Oil During the First Year of Life Is Associated with Lower Risk of Childhood-Onset Type 1 Diabetes: A Large, Population-Based, Case-Control Study», *American Journal of Clinical Nutrition,* vol. 78, n.º 6, pp. 1128-1134 (diciembre de 2003), doi.org/10.1093/ajcn/ 78.6.1128; Norris, J. M., *et al.:* «Omega-3 Polyunsaturated Fatty Acid Intake and Islet Autoimmunity in Children at Increased Risk for Type 1 Diabetes», *JAMA,* vol. 298, n.º 12, pp. 1420-1428 (26 de septiembre de 2007), doi.org/10.1001/jama.298.12.1420; Cadario, F., *et al.:* «Administration of Vitamin D and High Dose of Omega 3 to Sustain Remission of Type 1 Diabetes», *European Review for Medical and Pharmacological Sciences,* vol. 22, n.º 2, pp. 512-515 (enero de 2018), doi.org/10.26355/eurrev_201801_14203; Chase, H. P., *et al.:* «Effect of Docosahexaenoic Acid Supplementation on Inflammatory Cytokine Levels in Infants at High Genetic Risk for Type 1 Diabetes», *Pediatric Diabetes,* vol. 16, n.º 4, pp. 271-279 (junio de 2015), doi.org/10.1111/pedi.12170; Espersen, G. T., *et al.:* «Decreased Interleukin-1 Beta Levels in Plasma from Rheumatoid Arthritis Patients After Dietary Supplementation with N-3 Polyunsaturated Fatty Acids», *Clinical Rheumatology,* vol. 11, n.º 3, 393-395 (septiembre de 1992), doi.org/10.1007/BF02207200; Lee, Y. H., *et al.:* «Omega-3 Polyunsaturated Fatty Acids and the Treatment of Rheumatoid Arthritis: A Meta-Analysis», *Archives of Medical Research,* vol. 43, n.º 5, pp. 356-362 (julio de 2012), doi.org/10.1016/j.arcmed.2012.06.011; Akbar, U., *et al.:* «Omega-3 Fatty Acids in Rheumatic Diseases: A Critical Review», *JCR: Journal of Clinical Rheumatology,* vol. 23, n.º 6, pp. 330-339 (septiembre de 2017), doi.org/10.1097/RHU.0000000000000563; Beyer, K., *et al.:* «Marine ω-3, Vitamin D Levels, Disease Outcome and Períodontal Status in Rheumatoid Arthritis Outpatients», *Nutrition,* vols. 55-56, pp. 116-124 (noviembre de 2018), doi.org/10.1016/j.nut.2018.03.054; Clark, C. C. T., *et al.:* «Eficacy of ω-3 Supplementation in Patients with Psoriasis: A Meta-analysis of Randomized Controlled Trials», *Clinical* Rheumatology, vol. 38, n.º 4, pp. 977-988 (abril de 2019), doi.org/10.1007/s10067-019-04456-x.

310. Pedersen, M., *et al.:* «Diet and Risk of Rheumatoid Arthritis in a Prospective Cohort», *Journal of Rheumatology,* vol. 32, n.º 7, pp. 1249-1252 (julio de 2005).

Los mediadores prorresolutivos especializados son un nuevo descubrimiento que puede ayudar con la inflamación crónica de la enfermedad autoinmunitaria, aunque no se han llevado a cabo ensayos aleatorios.[311] Puedes tomar la dosis indicada anteriormente de ácidos grasos omega-3 y añadir dos o tres cápsulas blandas de mediadores prorresolutivos especializados (sigue las instrucciones del envase del suplemento).

NALTREXONA A DOSIS BAJA. La naltrexona es un fármaco que se ha estado utilizando en medicina durante más de cuarenta años para tratar las adicciones a los opiáceos y al alcohol, y en el curso del tratamiento de la adicción los científicos hemos descubierto que las dosis más bajas pueden ser una forma segura y barata de tratar la enfermedad autoinmunitaria, el dolor crónico y una afección que puede abarcar ambos ámbitos llamada fibromialgia; las personas con fibromialgia tienen dolor crónico generalizado, sensibilidad y fatiga.[312] Por el momento, la eficacia de la naltrexona a

---

311. Serhan, C. N.: «Pro-Resolving Lipid Mediators are Leads for Resolution Physiology», *Nature,* vol. 510, n.º 7503, pp. 92-101 (5 de junio de 2014), doi.org/10.1038/nature13479; Zahoor, I., *et al.:* «Specialized Pro-resolving Lipid Mediators: Emerging Therapeutic Candidates for Multiple Sclerosis», *Clinical Reviews in Allergy & Immunology,* vol. 60, n.º 2, pp. 147-163 (abril de 2021), doi.org/10.1007/s12016-020-08796-4; Schebb, N. H., *et al.:* «Formation, Signaling and Occurrence of Specialized Pro-Resolving Lipid Mediators- What Is the Evidence so Far?», *Frontiers in Pharmacology,* vol. 13 (2 de marzo de 2022), doi.org/10.3389/fphar.2022.838782; Val-Blasco, A., *et al.:* «Specialized Proresolving Mediators Protect Against Experimental Autoimmune Myocarditis by Modulating Ca2+ Handling and NRF2 Activation», *Basic to Translational Science,* vol. 7, n.º 6, pp. 544-560 (18 de mayo de 2022), doi.org/10.1016/j.jacbts.2022.01.009; Julliard, W. A., *et al.:* «Specialized Pro-resolving Mediators as Modulators of Immune Responses», *Seminars in Immunology,* vol. 59 (enero de2022), doi.org/10.1016/j.smim.2022.101605.
312. Mesinkovska, N. A.: «Emerging Unconventional Therapies for Alopecia Areata», *Journal of Investigative Dermatology Symposium Proceedings,* vol. 19, n.º 1, pp. S32-S33 (enero de 2018), doi.org/10.1016/j.jisp.2017.10.012; Li, Z., *et al.:* «Low-Dose Naltrexone (LDN): A Promising Treatment in Immune-Related Diseases and Cancer Therapy», *International Immunopharmacology,* vol. 61, pp. 178-184 (agosto de 2018), doi.org/10.1016/j.intimp.2018.05.020; Bostick, K. M., *et al.:* «The Use of Low-Dose Naltrexone for Chronic Pain», *Senior Care Pharmacist,* vol. 34, n.º 1, pp. 43-46 (enero de 2019), doi.org/10.4140/TCP.n.2019.43; Ekelem, C., *et al.:* «Utility of Naltrexone Treatment for Chronic Inflammatory Conditions: A Systematic Review», *JAMA Dermatology,* vol. 155, n.º 2, pp. 229-236 (1 de febrero de 2019), doi.org/10.1001/jamadermatol.2018.4093; Trofimovitch, D., *et al.:* «Pharmacology Update: Low-Dose Naltrexone as a Possible Nonopioid Modality for Some Chronic, Nonmalignant Pain Syndromes», *American Journal of Hospice and Palliative Medicine,* vol. 36, n.º 10, pp. 907-912 (octubre de 2019), doi.org/10.1177/1049909119838974.

dosis baja (LDN por sus siglas en inglés, *low-dose naltrexone)* con distintas enfermedades autoinmunitarias y otras afecciones, como la artritis reumatoide y la esclerosis múltiple, es de leve a incierta, por lo que es necesario seguir investigando.[313] Un estudio noruego con 360 pacientes con artritis reumatoide demostró que la LDN reduce la necesidad de tomar otros medicamentos, como analgésicos (opiáceos y antiinflamatorios no esteroideos) e inmunomoduladores de prescripción, como los antagonistas del factor de necrosis tumoral (FNT).[314] Basándome en las escasas evidencias en el caso de la tiroiditis de Hashimoto,[315] ocasionalmente ofrezco LDN a mis pacientes, sobre todo a personas que no han respondido bien a la medicación tiroidea convencional y aceptan un experimento *n* de 1 para ver si les ayuda. En estas circunstancias, el uso de naltrexona es con «indicación no aprobada» y la dosis es de 1 a 5 miligramos al día.

PÉPTIDOS. El tratamiento con péptidos de las enfermedades autoinmunitarias trata de reequilibrar el sistema inmunitario mediante la señalización de los linfocitos T y el timo, un pequeño órgano situado en el tórax, bajo el esternón, encargado de fabricar linfocitos. Pueden administrarse péptidos inyectables, como la timosina alfa-1, porque el timo empieza a

---

313. Sharafaddinzadeh, N., *et al.:* «The Effect of Low-Dose Naltrexone on Quality of Life of Patients with Multiple Sclerosis: A Randomized Placebo-Controlled Trial», *Multiple Sclerosis Journal,* vol. 16, n.º 8, pp. 964-969 (agosto de 2010), doi.org/10.1177/1352458510366857; Raknes, G., *et al.:* «Low Dose Naltrexone in Multiple Sclerosis: Effects on Medication Use. A Quasi-Experimental Study», *PLoS One,* vol. 12, n.º 11 (3 de noviembre de 2017), doi.org/10.1371/journal.pone.0187423; Raknes, G., *et al.:* «Low Dose Naltrexone: Effects on Medication in Rheumatoid and Seropositive Arthritis. A Nationwide Register-Based Controlled Quasi-Experimental Before-After Study», *PLoS One,* vol. 14, n.º 2 (14 de febrero de 2019), doi.org/10.1371/journal.pone.0212460; Beaudette-Zlatanova, B., *et al.:* «Pilot Study of Low-Dose Naltrexone for the Treatment of Chronic Pain Due to Arthritis: A Randomized, Double-Blind, Placebo-Controlled, Crossover Clinical Trial», *Clinical Therapeutics,* vol. 45, n.º 5, pp. 468-477 (mayo de 2023), doi.org/10.1016/j.clinthera.2023.03.013.
314. Raknes, G., *et al.:* «Low Dose Naltrexone: Effects on Medication in Rheumatoid and Seropositive Arthritis. A Nationwide Register-Based Controlled Quasi-Experimental Before-After Study», *PLoS One,* vol. 14, n.º 2 (14 de febrero de 2019), doi.org/10.1371/journal.pone.0212460.
315. Raknes, G., *et al.:* «No Change in the Consumption of Thyroid Hormones After Starting Low Dose Naltrexone (LDN): A Quasi-Experimental Before-After Study», *BMC Endocrine Disorders,* vol. 20, n.º 1 (1 de octubre de 2020), doi.org/10.1186/s12902-020-00630-4; Larsen, D., *et al.:* «Thyroid, Diet, and Alternative Approaches», *Journal of Clinical Endocrinology & Metabolism,* vol. 107, n.º 11, pp. 2973-2981 (23 de noviembre de 2022), doi.org/10.1210/clinem/dgac473.

degenerar a partir de los treinta años. Aunque existen informes de casos sobre los beneficios, carecemos de ensayos clínicos a gran escala, por lo que este método se considera experimental.[316]

Mientras que los períodos prolongados de ejercicio intenso pueden provocar inmunosupresión y filtraciones intestinales, el ejercicio moderado con regularidad tonifica y refuerza el sistema inmunitario.[317] Reduce la inflamación en personas sin autoinmunidad,[318] pero ¿qué ocurre cuando se cruza el umbral de la enfermedad autoinmunitaria? Las pruebas son limitadas, pero en su mayoría prometedoras en el caso de la artritis reumatoide, el lupus, la enfermedad intestinal inflamatoria y la esclerosis múltiple,[319] aunque un estudio ha demostrado la falta de beneficios en la miastenia grave. La tecnología puede ayudarnos a aclarar el papel inmunomodulador del ejercicio en las enfermedades autoinmunitarias, como el uso de monitores continuos de glucosa en la diabetes tipo 1.[320] En un estudio piloto con doce personas afectadas de artritis reumatoide, la marcha a intervalos de alta intensidad durante diez semanas se asoció a una

---

316. Wraith, D. C.: «Induction of Antigen-Specific Unresponsiveness with Synthetic Peptides: Specific Immunotherapy for Treatment of Allergic and Autoimmune Conditions», *International Archives of Allergy and Immunology,* vol. 108, n.º 4, pp. 355-359 (diciembre de 1995), doi.org/10.1159/000237182; Gokhale, A. S., *et al.:* «Peptides and Peptidomimetics as Immunomodulators», *Immunotherapy,* vol. 6, n.º 6, pp. 755-774 (julio de 2014), doi.org/10.2217/imt.14.37.
317. Scheffer, D. da L., *et al.:* «Exercise-Induced Immune System Response: Anti-Inflammatory Status on Peripheral and Central Organs», *Biochimica et Biophysica Acta (BBA)-Molecular Basis of Disease,* vol. 1866, n.º 10 (2020), doi.org/10.1016/j.bbadis.2020.165823; Wang, J., *et al.:* «Exercise Regulates the Immune System», *Physical Exercise for Human Health,* vol. 1228, pp. 395-408 (2020), doi.org/10.1007/978-981-15-1792-1_27.
318. Metsios, G. S., *et al.:* «Exercise and Inflammation», *Best Practice & Research Clinical Rheumatology,* vol. 34, n.º 2 (abril de 2020), doi.org/10.1016/j.berh.2020.101504.
319. 60. K. Sharif et al., «Physical Activity and Autoimmune Diseases: Get Moving and Manage the Disease», *Autoimmunity Reviews,* vol. 17, n.º 1, pp. 53-72 (enero de 2018), doi.org/10.1016/j.autrev.2017.11.010; Reynolds, E. R., *et al.:* «Multiple Sclerosis and Exercise: A Dermatologic Literature Review», *Current Sports Medicine Reports,* vol. 17, n.º 1, pp. 31-35 (2018), doi.org/10.1249/JSR.0000000000000446; Einstein, O., *et al.:* «Physical Exercise Therapy for Autoimmune Neuroinflammation: Application of Knowledge from Animal Models to Patient Care», *Autoimmunity Reviews,* vol. 21, n.º 4 (abril de 2022), doi.org/10.1016/j.autrev.2022.103033.
320. Codella, R., *et al.:* «Why Should People with Type 1 Diabetes Exercise Regularly?», *Acta Diabetologica,* vol. 54, n.º 7, pp. 615-630 (julio de 2017), doi.org/10.1007/s00592-017-0978-x.

mejora de la capacidad cardiorrespiratoria, una disminución de la tensión arterial y de la frecuencia cardíaca en reposo, mejores biomarcadores de la inmunidad innata y una disminución de la actividad de la enfermedad del 38 %. Los participantes observaron menos hinchazón en las articulaciones y reducciones significativas de la inflamación, medida por los niveles sanguíneos de la velocidad de sedimentación globular (VSG).[321] En otro estudio, un paseo en bicicleta redujo las células T agresivas (citotóxicas).[322] ¡Sólo un paseo!

Otro estudio con cuarenta y cinco pacientes con miastenia gravis –una enfermedad autoinmunitaria que ataca la comunicación entre los nervios y los músculos, lo que provoca inestabilidad al caminar, párpados y boca caídos, y dificultad para tragar– demostró que un programa de remo en casa de intensidad moderada tres veces por semana durante cuarenta minutos a lo largo de tres meses no produjo cambios en la calidad de vida.[323] Necesitamos más investigación sobre cómo el ejercicio podría inmunomodular las vías autoinmunitarias.

¿Pueden los hongos modular el sistema inmunitario?

Ha sido un año excepcional para los hongos, y con razón. El micólogo Paul Stamets cree que los hongos son esenciales para la salud del sistema inmunitario, no sólo de las personas, sino también de los ecosistemas. (Sí, los ecosistemas o hábitats tienen sistemas inmunitarios, como habrás podido comprobar durante la pandemia). Los sistemas inmunitarios disminuyen en respuesta al estrés, el agotamiento y la enfermedad, y he visto de primera mano cómo la ingesta de hongos puede contribuir a un sistema inmunitario más equilibrado.

---

321. 62. DB Bartlett et al., «Ten Weeks of High-Intensity Interval Walk Training Is Associated with Reduced Disease Activity and Improved Innate Immune Function in Older Adults with Rheumatoid Arthritis: A Pilot Study», *Arthritis Research & Therapy,* vol. 20, n.º 1 (14 de junio de 2018), doi.org/10.1186/s13075-018-1624-x.
322. Wadley, A. J., *et al.:* «Preliminary Evidence of Reductive Stress in Human Cytotoxic T Cells Following Exercise», *Journal of Applied Physiology,* vol. 125, n.º 2, pp. 586-595 (agosto de 2018), doi.org/10.1152/japplphysiol.01137.2017.
323. Birnbaum, S., *et al.:* «Home-Based Exercise in Autoimmune Myasthenia Gravis: A Randomized Controlled Trial», *Neuromuscular Disorders,* vol. 31, n.º 8, pp. 726-735 (agosto de 2021), doi.org/10.1016/j.nmd.2021.05.002.

¿Cómo funciona? Hay un mecanismo fisiológico que aún se está estudiando y otro más metafórico. En primer lugar, veamos el metafórico: según el doctor en Biología Merlin Sheldrake, las moléculas de los hongos «se han entrelazado en la vida humana de formas complicadas precisamente porque confunden nuestros conceptos y estructuras, incluido el concepto más fundamental de todos: el de nosotros mismos. Es su capacidad de llevar nuestras mentes a lugares inesperados lo que ha hecho que los hongos mágicos productores de psilocibina se hayan visto envueltos en las doctrinas rituales y espirituales de las sociedades humanas desde la antigüedad».[324] Y a continuación, el mecanismo fisiológico: los hongos activan aspectos beneficiosos de tu sistema inmunitario, incluyendo linfocitos, macrófagos y células asesinas naturales.[325] Carecemos de ensayos aleatorizados que demuestren la inmunomodulación beneficiosa de los hongos, pero se están llevando a cabo numerosas investigaciones. Aprenderás más cosas sobre las setas psicodélicas en el Capítulo 12.

Resumen

La autoinmunidad es una combinación de células que atacan al cuerpo y de sobreproducción de anticuerpos contra los propios tejidos, lo que galvaniza la pérdida de tolerancia inmunitaria y las respuestas inmunitarias alteradas. Los inmunomoduladores pueden ayudar, y los inmunomoduladores naturales estudiados en este capítulo son herramientas para ayudar a volver a regular el sistema inmunitario y detener el autoataque. Antes de comenzar a tomar cualquier inmunomodulador, te recomiendo que lo hables con un médico que esté familiarizado con los agentes descritos en este capítulo y que también esté al tanto de cualquier interacción que pueda producirse con otros medicamentos que estés tomando.

---

324. Sheldrake, M.: *Entangled Life*. Random House, Nueva York, 2020, pp. 95-96.
325. Los hongos pueden ayudar a diferenciar CD4+ en «subconjuntos TH1 y TH2 más maduros», con una nota que dice que la enfermedad autoinmunitaria tiende a estar mediada por TH1. Lull, C., *et al.*: «Antiinflammatory and Immunomodulating Properties of Fungal Metabolites», *Mediators of Inflammation*, vol. 2, pp. 63-80 (9 de junio 2005), doi.org/10.1155/MI.2005.63.

CAPÍTULO 11

Protocolo de terapia mente-cuerpo

Hace falta coraje [...] para soportar los dolores lacerantes del descubrimiento de nosotros mismos en vez de escoger el dolor sordo de la inconciencia que arrastraríamos durante lo que nos queda de vida.

—Marianne Williamson[326]

Natalie es una profesora de tercero de primaria de cuarenta y ocho años. Los últimos años han sido especialmente difíciles, ya que ha guiado a sus alumnos durante la pandemia, las clases de Zoom y la vuelta a clase. Pocos de sus niños son neurotípicos y la mayoría tienen puntuaciones elevadas en experiencias adversas en la infancia (EAI). Una de sus alumnas es una niña de Guatemala que entró en los Estados Unidos escondida en un camión frigorífico. A otro le dieron tal paliza de pequeño que tuvo que someterse a una craneotomía. Ahora es neurodiverso y de vez en cuando arremete contra Natalie, dándole patadas y puñetazos. Va-

326. Williamson, M.: *A return to love*. HarperCollins Publishers, Nueva York, 1996, p. 134. (Trad. cast.: *Volver al amor*. Ediciones Urano, Madrid, 1993, p. 154).

rios padres consumen drogas. Natalie se encuentra en el extremo receptor de los comportamientos traumáticos. Y así me lo expresa: «Es una locura. A veces no me siento segura en mi propia clase, pero estoy atrapada. Si pudiera hacer otra cosa para llevar dinero y comida a casa, lo haría. Mientras tanto, me las apaño comiendo comida reconfortante e intentando pasar día tras día, sobreviviendo de un fin de semana al siguiente.»

Natalie lleva veinticinco años dando clases. Antes, después del trabajo, volvía a casa y se servía unas copas de vino cada noche para sobrellevarlo. Su forma de beber empezó a afectar a su salud y a su matrimonio, por lo que acudió a un programa de doce pasos y dio un giro a su vida gracias a su enfoque mente-cuerpo. No le costó nada. Aunque los programas de doce pasos no están diseñados específicamente para abordar el trauma, permitió que Natalie desarrollara una relación con un poder superior a ella misma, estableciera una práctica espiritual diaria y creara formas de afrontar el estrés tóxico y el trauma para que no la consumieran como antes.

Las enfermeras y las maestras tienen los índices más elevados de agotamiento entre los trabajadores profesionales, probablemente como resultado de tener que enfrentarse de cerca a la dura tarea de cuidar de la humanidad. Natalie ha notado los efectos inmunológicos de los traumas que sufre: su rodilla derecha está hinchada como un melón en el momento de su visita y su traumatólogo le comenta que necesita inyecciones de plasma rico en plaquetas. Como hemos detallado en capítulos anteriores, el estrés tóxico, la vergüenza y la culpa pueden desencadenar un desajuste en el sistema PINE. Una capa añadida de autoculpabilidad provoca la mayor respuesta inflamatoria.[327]

En el Capítulo 5 hemos explicado por qué los fármacos tradicionales y la terapia por la palabra no necesariamente son suficientes para resolver el trauma en la mayoría de las personas. Lo que a menudo falta es el componente somático que hemos tratado en los Capítulos 5 y 6. Además, las personas con traumas importantes, como el TEPT, suelen verse beneficiadas de la terapia informada en trauma, que implica reconocer la presencia de síntomas de trauma y el papel que el trauma desempeña en la vida de una persona.

---

327. Dickerson, S. S., *et al.*: «Immunological Effects of Induced Shame and Guilt», *Psychosomatic Medicine,* vol. 66, n.º 1, pp. 124-131 (enero-febrero de 2004), doi.org/10.1097/01.psy.0000097338.75454.29.

En este capítulo, nos sumergiremos en las terapias que han sido eficaces para muchas personas, incluido yo misma, y compartiré contigo las tres técnicas que mis pacientes han encontrado más curativas. Aunque hay muchas otras técnicas mente-cuerpo a tener en cuenta, algunas de las cuales ya he descrito en el Capítulo 5, hay tres que me han parecido extraordinarias: la terapia somática basada en el *mindfulness* Hakomi, la técnica neuroemocional y el programa de doce pasos desarrollado por Alcohólicos Anónimos.

La promesa de las terapias mente-cuerpo

Las terapias mente-cuerpo son una constelación de técnicas curativas que mejoran la relación funcional entre la mente y el cuerpo con un objetivo concreto, por lo general inducir la relajación, mejorar la salud o crear integración. Normalmente, la práctica diaria es esencial para beneficiarse de estas terapias.

En las enfermedades autoinmunitarias, el sistema inmunitario ataca por error a las células sanas del organismo y provoca un exceso de inflamación. La medicina mente-cuerpo puede ayudarte a reducir las respuestas inflamatorias sin los efectos secundarios asociados a los medicamentos antiinflamatorios convencionales, como los esteroides, los antiinflamatorios no esteroideos (AINE) y los agentes inmunosupresores.

Mi amigo el Dr. Terry Wahls explica que en nuestro cuerpo se producen dos millones de procesos bioquímicos por minuto y que un fármaco sólo afecta a uno o dos de ellos. En cambio, la medicina del estilo de vida, que incluye la nutrición, el sueño y las terapias mente-cuerpo, puede afectar a centenares, incluso a miles, de estas reacciones. Aunque una píldora o una inyección puedan parecer una respuesta más fácil, no siempre activan la sanación de forma tan amplia y profunda como la medicina del estilo de vida.

¿Por qué invertir en terapias mente-cuerpo? En primer lugar, parecen ser el acicate más importante para mis pacientes. En segundo lugar, son divertidas y potencialmente transformadoras. En tercer lugar, en un estudio clásico con sesenta y tres pacientes que sufrían artritis reumatoide asignados al azar a un curso de ocho semanas de reducción del estrés basada en el *mindfulness* seguido de cuatro meses de mantenimiento, el grupo que hizo el curso tuvo una reducción del 35 % en la angustia psicológica y el bienestar en comparación con un grupo de control transcurridos seis meses.[328] Es una mejora profunda, a veces incluso mejor que la que los medicamentos inmunosupresores caros pueden proporcionar.

En este capítulo, investigaremos las terapias mente-cuerpo que he encontrado más eficaces para mis pacientes con autoinmunidad y trauma, incluyendo Hakomi, la técnica neuroemocional y los programas de doce pasos. Personalmente, he explorado todas estas modalidades para tratar mi trauma y mi estrés tóxico, y he descubierto que todas ellas me ayudan a desarrollar la conciencia de testigo (la capacidad de *presenciar* la mente, o de observar pacíficamente sus maquinaciones, sin identificarme en exceso con ella ni sentirme distraída o perturbada por ella) y me han permitido recuperarme de los trastornos alimentarios.

Aunque algunas o todas las terapias mente-cuerpo pueden sonar a algo disparatado, la idea es que cuando te encuentras en un estado de trauma, es como si estuvieras en los rápidos de clase 4 o 5 de un río. Si eres como yo, tienes miedo de ahogarte o de morir, sin mirar la causa de por qué te encuentras en los rápidos o cómo ponerte a salvo. Sólo intentas sobrevivir y mantener la cabeza fuera del agua. Michael Singer lo describió así en relación con la supervivencia, y creo que se puede aplicar perfectamente a vivir con el trauma. Cuanto peor sea tu respuesta al trauma, más te quedas atrapado en el modo supervivencia, atrapado en un rápido tras otro. Tienes que sacar la cabeza fuera del agua lo suficiente como para desarrollar la perspectiva, la voluntad y la capacidad de navegar por los rápidos. Eso es lo que consigues con las terapias mente-cuerpo: sacar la cabeza por encima del agua, por encima del ruido. Tu conciencia se libera de estar atrapada en el proceso y ahora puede observarlo para que estés abierto a más opciones y a la sanación.

---

328. Pradhan, E. K., *et al.*: «Effect of Mindfulness-Based Stress Reduction in Rheumatoid Arthritis Patients», *Arthritis and* Rheumatism, vol. 57, n.º 7, pp. 1134-1142 (15 de octubre de 2007), doi.org/10.1002/art.23010.

Recomendación 1: Hakomi (autoestudio asistido basado en el *mindfulness*)

En las inimitables palabras de la frase inicial de la guía Hakomi, «el *mindfulness* se ha vuelto viral».[329] El Hakomi es un método para sacar a la superficie el material no consciente, donde puede integrarse hábilmente y sanarse de forma rápida pero suave. El psicólogo Ron Kurtz desarrolló el método Hakomi en la década de 1970. Era un hombre brillante, conocedor de la teoría de sistemas e impregnado de las tradiciones de sabiduría del taoísmo y el budismo. Se resistió a llamar «terapia» al Hakomi, y prefirió considerarlo «autoestudio asistido». Aunque pueda sonar como un tipo de *sushi,* hay que experimentar el Hakomi uno mismo para comprender su profundidad.

Hakomi es una palabra de los indios hopi que significa «¿Cómo te sitúas en relación con estos muchos reinos?», una forma antigua de preguntar «¿Quién eres?».

Empecé a ver a un terapeuta Hakomi en 2022. Después de décadas de terapia por la palabra, mis sesiones Hakomi desenmarañaron muchos recuerdos difíciles y estrés tóxico del pasado. Encontré el alimento que me faltaba. Respondí tan bien al autodescubrimiento y al autoestudio asistido de Hakomi que me apunté a la formación integral. En mi caso, he descubierto que me ayuda a reconectar el *hardware* neuronal y a «cambiar estos organizadores de la experiencia a través de la función de la atención».[330] Me siento más feliz, más completa y más plenamente viva. Tras unas pocas sesiones, noté más satisfacción, confianza, seguridad y estabilidad, a pesar de mi puntuación relativamente alta en experiencias adversas en la infancia (EAI).

El sistema Hakomi es elegante y complejo. En pocas palabras, el autoestudio guiado de Hakomi utiliza el *mindfulness* para acceder al sistema de memoria donde se codifican las creencias inconscientes fundamentales. Estas creencias influyen sobre nuestras percepciones y respuestas ante la vida, pero podemos modificarlas. Aunque no se ha diseñado específicamente como un cuidado «informado sobre el trauma», la terapia del trau-

---

329. Daye, M.: «Introduction», en Weiss, H., *et al.: Hakomi Mindfulness-Centered Somatic Psychotherapy: A Comprehensive Guide to Theory and Practice.* W. W. Norton & Company, Nueva York, 2015, p. 3.

330. Ibíd.

ma ha sido desarrollada dentro del marco Hakomi por profesionales como Manuela Mischke-Reeds[331] y Pat Ogden.[332] A menos que un terapeuta o un profesional certificado de Hakomi tenga formación avanzada en trauma, se recomienda la derivación para evitar poner a los pacientes en un estado de reexperimentación del trauma.

Uno de mis profesores describe el Hakomi como un método que permite experimentar el alimento no egocéntrico. Ron Kurtz describe así el método: «El autoestudio es una parte natural del esfuerzo humano universal por liberarnos del sufrimiento, el sufrimiento inevitable que resulta de la ignorancia de quiénes somos y de cómo se articula el mundo».

Consulta la sección Recursos para obtener más información y encontrar un terapeuta o un profesional Hakomi.

Recomendación 2: Técnica neuroemocional

Todos hemos sufrido situaciones traumáticas a lo largo de nuestra vida, ya sea un susto de salud, una separación, la muerte de un ser querido, una humillación, el acoso escolar o el fracaso en una tarea importante. A menudo estos acontecimientos se resuelven por sí solos con el tiempo, sin intervención. Otras veces, en cambio, siguen vivos, lastran tu calidad de vida y te atrapan de formas de las que quizá no te des cuenta. La técnica neuroemocional (TNE) te ofrece una salida. No es la única manera, pero es la que hemos encontrado más eficiente y eficaz. La TNE es un enfoque holístico mente-cuerpo para explorar y liberar los *problemas relacionados con el estrés* en el cuerpo.

El Dr. Daniel Monti, mi catedrático en la Universidad Thomas Jefferson, ha llevado a cabo varios estudios de investigación sobre la TNE. En el *Journal of Cancer Survivorship,* él y su equipo escribieron que los supervivientes de cáncer que habían sufrido acontecimientos angustiosos mos-

331. Mischke-Reeds, M.: «Mindfulness and Trauma States», en Weiss, H., *et al.: Hakomi Mindfulness-Centered Somatic Psychotherapy: A Comprehensive Guide to Theory and Practice.* W. W. Norton & Company, Nueva York, 2015, pp. 272-280. Para más información, visita la página www.manuelamischkereeds.com.

332. Ogden, P., *et al.:* «A Sensorimotor Approach to the Treatment of Trauma and Dissociation», *Psychiatric Clinics,* vol. 29, n.º 1, pp. 263-279, xi-xii (2006), doi.org/10.1016/j.psc.2005.10.012.

traron espectaculares mejoras tanto objetivas como subjetivas después de hacer tan sólo entre tres a cinco sesiones de TNE.[333] Una de las mediciones de los resultados del estudio fue un escáner cerebral mediante resonancia magnética funcional (RMf) realizado mientras cada paciente escuchaba una descripción de su acontecimiento angustioso. La descripción se basaba en entrevistas con el paciente y en la medida de lo posible se grabó utilizando sus propias palabras. Se siguió el mismo protocolo antes y después de los tratamientos con TNE. Un grupo de control siguió el mismo protocolo, pero no recibió ninguna intervención TNE.

El estudio reveló tres observaciones espectaculares:

- Los escáneres cerebrales demostraron por primera vez en supervivientes de cáncer los efectos de un acontecimiento angustioso en tiempo real en la parte parahipocampal del cerebro antes del tratamiento con TNE (el parahipocampo es una de las estructuras de la parte emocional/sentimental del cerebro).
- Los escáneres cerebrales demostraron la drástica resolución de un acontecimiento angustioso relacionado con el cáncer, como se refleja en la activación ahora muy disminuida del parahipocampo.
- Por primera vez, se observó que el cerebelo está implicado en la regulación emocional, como demuestran los cambios en las vías de comunicación entre el cerebelo y otras estructuras cerebrales. Hasta entonces, sólo existía la teoría de que el cerebelo -conocido por la coordinación motora- también podía estar implicado en la coordinación emocional.

Otro resultado objetivo y mensurable que reveló el estudio fue cómo reaccionaba el sistema nervioso del paciente al escuchar la descripción de su acontecimiento angustioso. Los investigadores utilizaron un equipo de biorretroalimentación para medir la respuesta de lucha o huida del cuerpo antes y después de los tratamientos con la TNE. La descripción del acontecimiento desencadenó una gran respuesta de lucha o huida antes de la TNE, pero después de la TNE su respuesta quedó prácticamente neutralizada. Esto indica que cada vez que se recuerda un acontecimiento

---

333. Monti, D. A., *et al.:* «Neuro Emotional Technique Effects on Brain Physiology in Cancer Patients with Traumatic Stress Symptoms: Preliminary Findings», *Journal of Cancer Survivorship,* vol. 11, n.º 4, pp. 438-446 (agosto de 2017), doi.org/10.1007/s11764-017-0601-8.

angustioso, tiende a activarse el mecanismo de lucha o huida. Existen numerosos estudios que corroboran esta conclusión. Y lo que es más importante, este desencadenamiento crónico provoca otra serie de consecuencias fisiológicas y psicológicas que conducen a una vida menos feliz y saludable.

Por ejemplo, como parte del estudio del Dr. Monti, se midieron las disrupciones repetitivas con herramientas de evaluación tales como escalas de estrés traumático, escalas de estado de ánimo, escalas de ansiedad y escalas de calidad de vida. Muchas de las escalas de los pacientes registraron valores muy por encima de los valores de referencia. Es algo que cabía esperar, a pesar de que estos pacientes no habían dicho nada sobre dificultades psicológicas. Lo que nos dice esto es que los acontecimientos angustiosos generan mucho estrés traumático, independientemente de que sea perceptible por el paciente. Aplicar el «ojos que no ven, corazón que no siente» no funciona, sino todo lo contrario: el trauma extiende sus raíces y crece hasta convertirse en un árbol. En el lenguaje del modelo de la TNE, una experiencia angustiosa se convierte en un complejo neuroemocional (nefazodona [Serzone®]) o, para llevar nuestra metáfora más lejos, un CNE crece hasta convertirse en un grupo de árboles o, a veces, en un bosque entero. Lo que nos sorprendió de los resultados es el impacto que tuvo incluso una breve intervención de la TNE sobre el estado de ánimo general y las funciones psicológicas.

Al mirar atrás, ¿cuáles son las experiencias en las que preferirías no pensar? ¿Quién te ha hecho tanto daño que sientes náuseas cuando piensas en él? ¿Qué fracaso real o percibido no quieres que nadie conozca porque aún te avergüenzas de él?

Una de las claves para resolver tu CNE es comprender que no se podía resolver en el momento en que ocurrió: o bien entonces no había una solución, o bien la situación era demasiado abrumadora para ti, o bien ambas cosas. Tu trauma quedó aislado. Eso es bueno. Recuerda, la supervivencia es la fuerza motriz que hay detrás de todo esto. A veces, lo aíslas conscientemente; por ejemplo: «Me ocuparé de ello por la mañana, después de haber dormido».

Otras veces ocurre instintivamente sin que te des cuenta (por ejemplo: «Vayámonos de este sitio. Está demasiado lleno y es demasiado caro») cuando inconscientemente quieres irte porque de alguna manera lo asocias con tu ex. El mismo CNE puede hacer que inconscientemente consigas un nuevo trabajo, inicies o renuncies a una nueva relación, cambies tu visión del mundo, etc., todo con el pretexto de seguir adelante, cuando en realidad estás luchando por desengancharte de tu ex.

Hay innumerables formas en las que un CNE puede afectar a tus decisiones, comportamientos, estados de ánimo, logros y sensación de bienestar. Sin embargo, solucionarlo no es una tarea fácil. A tu cerebro no le gusta hacerlo, del mismo modo que después de una lesión física a tu cuerpo no le gustan los ejercicios necesarios para la rehabilitación. Al igual que ocurre con las lesiones físicas, los CNE suelen dejar cicatrices.

Puedes probar a realizar por tu cuenta algunas evaluaciones de los CNE; a continuación, te presento la herramienta de primeros auxilios para el estrés de la TNE (NET FAST, del inglés *Neuro Emotional Technique First Aid Stress Tool):*

1. Identifica una experiencia de tu vida que coincida con la descripción de un CNE; por lo general, debería tratarse de un acontecimiento angustioso.
2. Valórala en una escala de cero a diez, siendo cero la ausencia de estrés y diez el máximo nivel de angustia imaginable. Repasa tus distintas experiencias hasta encontrar una a la que hayas puntuado con más de seis.
3. A partir de ese CNE superior a seis, identifica las emociones que asocias con él: miedo, pena, tristeza, ira, vergüenza, asco, interés y alegría. Dado que las dos últimas son emociones placenteras, normalmente no entran en juego, por lo que la lista se reduce a seis. Escoge una de esas seis. Es importante mencionar las emociones y anotarlas.
4. En el contexto de este acontecimiento perturbador, pregúntate qué te estás diciendo a ti mismo sobre ti mismo. No te sorprendas si tus respuestas parecen completamente ilógicas. Normalmente lo serán. También suelen ser juicios duros, como «Soy una mala persona», «Soy yo contra el mundo», etc.
5. Anótalo todo.
6. Tener tus emociones y declaraciones autorreferenciales delante de ti, te permite que las partes sentimental y reflexiva de tu cerebro se comuniquen entre sí. Vuelve a nuestro estudio TNE que muestra que el área parahipocampal del cerebro está muy cargada antes de los tratamientos. Es en esta área donde se almacenan los recuerdos basados en las emociones y donde se produce la sobreactivación cuando se desencadena un CNE; el resultado es una desconexión relativa de los centros

de razonamiento en el neocórtex, lo que significa que conseguir que esas dos partes del cerebro se comuniquen es la mitad de la batalla.

7. Cierra los ojos y trata de concentrarte en tus emociones y en tus declaraciones autorreferenciales; después, respira profundamente mientras colocas una de tus manos sobre la frente y los tres primeros dedos de la otra mano en la zona del pulso de la mano que se encuentra en la frente. En la medicina tradicional china, esto activa los meridianos principales (a través de los puntos del pulso) y los puntos de acupresión emocional de la frente. Intenta mantener esta concentración mientras respiras profundamente entre siete y diez veces. A continuación, cambia las manos y coloca la otra en la frente mientras sujetas el pulso de esa muñeca con la mano contraria, de nuevo durante otras siete a diez respiraciones, manteniéndote lo más concentrado posible en las emociones y las declaraciones autorreferenciales. Si consideras que necesitas unas cuantas respiraciones más, hazlas. Puede que notes algún tipo de liberación emocional. Suele ser el resultado de que el yo de ahora forma parte de la conversación y no está completamente desconectado del diálogo emocional e ilógico del acontecimiento estresante. También es posible que tu cerebro se dirija a otros acontecimientos similares de tu vida que tengan el mismo tema o que tengas un momento «ajá». Puede que incluso notes cierta relajación física y, por lo tanto, un alejamiento de la lucha o huida. Cualquiera de éstos son pasos saludables.

Aunque esta autoevaluación no incorpora todas las modalidades curativas de la TNE, puede ser una herramienta útil para combinar con los otros complementos. De todos modos, algunos de tus acontecimientos angustiosos pueden resultar demasiado estresantes o complejos para abordarlos tú solo. Ahí es donde un profesional certificado en TNE que utilice la intervención completa puede marcar una gran diferencia en tu vida.

A lo largo de los últimos años, el Marcus Institute ha acumulado un sólido historial de éxitos con la TNE en el tratamiento de pacientes que han sufrido acontecimientos traumáticos o angustiosos.[334]

---

334. Puedes encontrar recursos adicionales del Dr. Monti en la página web www.drdanmonti.com. Monti, D. A., *et al.*: «Short Term Correlates of the Neuro Emotional Technique for Cancer-Related Traumatic Stress Symptoms: A Pilot Case Series», *Journal of Cancer Survivorship*, vol. 1, n.º 2, pp. 161-166 (junio de 2007), doi.org/10.1007/s11764-007-

Recomendación 3: Programa de doce pasos

En el Capítulo 5 hemos tratado los aspectos básicos de los programas de doce pasos; ahora entraremos en los detalles de cómo pueden ayudar a resolver la desregulación resultante del estrés tóxico y el trauma. Si bien este aspecto de la recuperación de los doce pasos no es su objetivo principal, es la mayor sanación que recibí después de décadas de trastornos alimentarios. En el lenguaje de los doce pasos, se podría considerar esta cualidad como *sobriedad emocional.*

A los cuarenta años, después de casi una década como miembro de una hermandad de doce pasos,[335] lo que más me convenció personalmente fue que me introdujo en un programa espiritual diario y me proporcionó los límites y la responsabilidad para seguirlo. Trabajar los doce pasos me proporcionó un sistema para asumir mi parte en mi falta de sobriedad emocional. En general, los programas de doce pasos proporcionan, como se describe en su literatura, un manual operativo para los inevitables altibajos de la vida.

Natalie (nombre ficticio para proteger el anonimato) explica: «Alcohólicos Anónimos (AA) me ha proporcionado las herramientas para vivir la vida en sus propios términos. No se trata sólo de estar sobria, sino de ser capaz de vivir con el conocimiento y el apoyo necesarios para superar los altibajos de la vida. Cómo dejar pasar las cosas, cómo compartimentar, cómo hacer una pausa, reflexionar y no pensar (¡es un lugar peligroso!). AA son personas como tú que no son como tú. Todos son bienvenidos. Todos comprenden. Todos tienen experiencia [y] fuerza y esperanza. La hermandad de AA es poderosa, pero TÚ tienes que estar dispuesto, rendirte y trabajar porque tú lo vales».

Curiosamente, uno de los cofundadores de Alcohólicos Anónimos, Bill W., creía en la capacidad del LSD para proporcionar recuperación y

---

0018-x; Monti, D. A., *et al.:* «Changes in Cerebellar Functional Connectivity and Autonomic Regulation in Cancer Patients Treated with the Neuro Emotional Technique for Traumatic Stress Symptoms», *Journal of Cancer Survivorship,* vol. 12, n.º 1, pp. 145-153 (febrero de 2018), doi.org/10.1007/s11764-017-0653-9.

335. En las doce tradiciones de los programas de doce pasos, seguimos el principio del anonimato. Más información en la página web de Alcohólicos Anónimos (www.aa.org). Véase también Wilson, B.: *Alcoholics Anonymous: The Big Book.* Must Have Books, Estados Unidos, 2021.

avances espirituales. Como te puedes imaginar, esto molesta a algunos miembros de AA, y los detalles y las fuentes son limitados.[336]

Estoy agradecida por llevar quince años recuperada de un trastorno alimentario: inicialmente, restricción en la escuela secundaria (no cumplía con los criterios de la anorexia, pero ciertamente me perjudicaba a mí misma con la restricción calórica); más adelante, bulimia entre los veinte y los treinta años. Antes de que discutas conmigo sobre si existe la adicción a la comida, déjame decir que la recuperación ha marcado la diferencia al permitirme comer de una forma saludable y neutra. Por fin como como mi cuerpo necesita.

A los cuarenta años, empecé un programa de doce pasos e inmediatamente me volví «moderada» con la comida. Perdí más de once kilos y entonces descubrí mi falta de abstinencia emocional, que en doce pasos llamamos «ingobernabilidad». Aunque en esta etapa mi peso era normal, seguía mostrando signos de fisiología desregulada, como una variabilidad de la frecuencia cardíaca baja y prediabetes, un estado de azúcar en sangre elevado, impulsado por mi mente y el estrés percibido.

La estructura de un programa de doce pasos basado en la comida me ayudó a estabilizar mi alimentación para que dejara de darme atracones y vomitar. Eso me llevó a profundizar en la sanación del trauma y a explorar la adicción, la recuperación y la medicina psicodélica. Tardé años en entender por qué estaba tan apegada a comer de forma adictiva, que no era la forma en que quería alimentarme conscientemente.

A medida que iba aprendiendo más cosas sobre el trauma y comencé a integrar lo que descubría en mi propia vida, a discutirlo con mis hijas y luego a llevarlo al cuidado de los pacientes, empecé a estar de acuerdo con el Dr. Stephen Porges, el psiquiatra que desarrolló la teoría polivagal.[337]

---

336. Hill, A.: «LSD Could Help Alcoholics Stop Drinking, AA Founder Believed», *The Guardian* (agosto de 2012), www.theguardian.com/science/2012/aug/23/lsd-help-alcoholics-theory.

337. Porges, S. W.: «The Polyvagal Perspective», *Biological Psychology,* vol. 74, n.º 2, pp. 116-143 (febrero de 2007), doi.org/10.1016/j.biopsycho.2006.06.009; Porges, S. W.: «The Polyvagal Theory: New Insights into Adaptive Reactions of the Autonomic Nervous System», *Cleveland Clinic Journal of Medicine,* vol. 76, supl. 2, pp. S86-S90 (abril de 2009), doi.org/10.3949/ccjm.76.s2.17; Porges, S. W., *et al.:* «The Early Development of the Autonomic Nervous System Provides a Neural Platform for Social Behavior: A Polyvagal Perspective», *Infant and Child Development,* vol. 20, n.º 1, pp. 106-118 (febrero de 2011), doi.org/10.1002/icd.688; Kolacz, J., *et al.:* «Traumatic Stress and the Autonomic Brain-Gut Connection in Development: Polyvagal Theory as an Integrative

Aportó la idea de que el estrés no es binario, sino que tenemos múltiples estados de estrés, de activación del sistema nervioso (como hemos cubierto en este libro, creo que el estrés no resuelto activa todo el sistema PINE, no sólo el sistema nervioso). La teoría polivagal ofrece una nueva perspectiva sobre los trastornos alimentarios que abarca la conexión social en la que la alimentación refleja la regulación del estado biológico y conductual. El Dr. Porges añade que aparece un trastorno alimentario cuando las conductas ingestivas sustituyen a la conducta social como principal regulador del estado autonómico. En pocas palabras: algunos de nosotros con trauma comemos como una forma de sentirnos seguros. Al principio es una estrategia potencialmente eficaz, pero luego produce efectos indeseados si eres como yo y tienes consecuencias físicas, mentales, emocionales y sociales del trastorno alimentario.

El trabajo del Dr. Porges suena sincero. Hay una parte de mí que aprendió a comer como una forma de calmarme y sentirme segura. Comía cuando estaba estresada, feliz o sola. Tenía pensamientos obsesivos sobre la comida y los rituales alimentarios, y cada día pasaba horas planeando mi próxima comida, incluso las saludables. Comía para disfrutar, estudiando minuciosamente los menús para encontrar las combinaciones perfectas para el paladar. La comida era ocio, amor, entretenimiento. Comía para cambiar mi estado emocional. Los hidratos de carbono me llamaban de la misma forma que el alcohol llama a otros: pan, pasta, galletas, pasteles.

Los hidratos de carbono elevan la serotonina y te ayudan a sentirte bien en el momento, hasta que los ingieres de forma adictiva y empiezan a dañar tu salud metabólica.

Ahora no recurro a la comida de esta manera. Me apoyo en herramientas cotidianas para abordar las reacciones traumáticas, como el yoga, la meditación, la oración, el *mindfulness,* el Hakomi, los paseos por la naturaleza, la hidratación, los principios de los doce pasos y la terapia asistida por psicodélicos. Lo difícil de la adicción a la comida es que hay

---

Framework for Psychosocial and Gastrointestinal Pathology», *Developmental Psychobiology,* vol. 61, n.º 5, pp. 796-809 (julio de 2019), doi.org/10.1002/dev.21852; Porges, S. W.: «Polyvagal Theory: A Science of Safety», *Frontiers in Integrative Neuroscience,* vol. 16 (10 de mayo de 2022), doi.org/10.3389/fnint.2022.871227; Doody, J. S., *et al.:* «The Evolution of Sociality and the Polyvagal Theory», *Biological Psychology,* vol. 180 (mayo de 2023), doi.org/10.1016/j.biopsycho.2023.108569.

que hacerle frente varias veces al día con cada comida, a diferencia de otras sustancias, como el alcohol.

Después de ganar y perder entre once y trece kilos cada pocos años por culpa de patrones adictivos con la comida, como abstenerme o provocarme vómitos, ahora llevo quince años con un peso estable. Me siento libre. Cuando me preguntan cuál es el consejo rápido para resolver los trastornos alimentarios, la verdad es que no hay ninguno. Tienes que aprender por ti mismo cuáles son las causas subyacentes y abordarlas. Esto es lo que hace que los trastornos alimentarios sean tan difíciles de tratar.

Resumen

En las últimas décadas hemos sido testigos de una explosión de terapias mente-cuerpo y sólo he presentado algunas de las modalidades con las que he tenido contacto personal. Además, hay muchas otras que merece la pena explorar y que no aparecen en este libro, como diversas formas de meditación, la hipnosis, las imágenes guiadas, el yoga, el pilates, el taichi, el Strozzi Institute y muchísimas otras. A medida que vayas aprendiendo a desentrañar la forma en que tu cuerpo responde al estrés, te animo a que busques las modalidades que mejor funcionen en tu caso, y, si tienes un historial significativo de trauma y/o TEPT, busca las modalidades que estén informadas sobre el trauma. Encuentra los mejores terapeutas de trauma de tu zona y recuerda que algunas personas necesitan medicación simultánea, ya que la terapia mente-cuerpo puede ser un proceso lento.

CAPÍTULO 12

Todo lo que quieres saber sobre los psicodélicos

Aunque muchos pensamos que los psicodélicos son drogas peligrosas, ha llegado la hora de replanteárselo. No son tóxicas ni adictivas, tienen muy pocos efectos secundarios y podrían aliviar a las personas que sufren una serie de problemas psicológicos.

—Dra. Rosalind Watts, fundadora de ACER Integration, psicóloga clínica y jefa clínica del ensayo con psilocibina del Imperial College

Justin, un joven que llevaba tiempo sufriendo una depresión, nació en un hogar protestante autoritario. En apariencia, la familia tenía éxito en los negocios y en los estudios, varios de sus hijos habían sido campeones estatales en deportes y asistían a las mejores universidades. Pero el éxito de su familia enmascaraba una disfunción y una brutalidad internas. Los castigos y la degradación eran las herramientas empleadas para garantizar la conformidad y alcanzar el éxito en el trabajo, los deportes y los estudios. Justin, el menor de tres hermanos, sufría palizas y abandono, y era testigo de abusos conyugales y alcohólicos. Su padre creó una estructura de rangos basada en la edad que incentivaba a los hermanos mayores a pegar sin repercusiones a sus hermanos pequeños. A los cinco años, Justin fue despojado de toda su ropa, juguetes y pertenencias. Durmió durante semanas sin ropa en un suelo de cemento, en un armario debajo de las escaleras. Para aumentar su ostracismo, Justin comía separado de la familia, subsistiendo de algún modo a base de pan y sobras frías. Este acontecimiento le forjó un sentido de autosuficiencia extrema, pero le dejó con TEPT y depresión, además de acelerar el envejecimiento de sus articulaciones. De joven le diagnosticaron osteoartritis. Su puntuación EAI, según el cuestionario del Institute for Functional Medicine, era de diecisiete, lo que refleja los graves abusos y negligencias que sufrió de niño.

A los dieciocho años, Justin tomó un psicodélico llamado dietilamida de ácido lisérgico (LSD, conocido coloquialmente como «ácido»). Justin ingirió una dosis llamada heroica (es decir, muy alta) de dos pastillas de LSD y partió en un Jeep Wagoneer de 1974 para pasar un fin de semana de escalada y acampada en una zona remota del noroeste del Pacífico. Al llegar, Justin percibió que el coche se hinchaba, respiraba y le envolvía como un cálido abrazo mientras el LSD hacía efecto (es decir, interactuaba con sus receptores cerebrales alucinógenos, denominados serotonina-2A o 5-HT_{2A}R), lo que le llenaba de energía, euforia y asombro, a la vez que distorsionaba su percepción visual. Mientras pasaban las horas en el coche, Justin sintió destellos de una nueva construcción de su vida. Las predicciones de fracaso y degradación de su familia de origen adquirieron un enfoque manejable. El LSD le estaba proporcionando lo que él percibía como una «visión desde arriba» de su vida actual. Por primera vez en la vida, también era capaz de ver nuevas posibilidades. Se deleitaba en un nuevo esquema que le mostraba que podía dejar atrás su ciudad, su familia y su vida. Sentía una satisfacción interior que nunca había conocido.

Justin por fin encontró el alivio que más deseaba en un viaje de ácido. Fue el reseteo que necesitaba para abordar el trauma que tenía sin resolver dentro de su cuerpo y salvar su vida. Aunque mi consejo en este capítulo es que consideres el tratamiento asistido con psicodélicos junto con un clínico experimentado y de confianza para curar el trauma, Justin lo hizo por su cuenta, de forma recreativa con un amigo. Si te enfrentas a un trauma no resuelto que puede estar desencadenando una enfermedad crónica, ya sea autoinmunidad o depresión, enfermedad cardíaca o TEPT, el tratamiento asistido con psicodélicos es una solución importante y novedosa a considerar que tiene una eficacia probada y duradera para ayudarte a proporcionar resolución y recrear la homeostasis en tu sistema. En mi opinión, después de años de trabajo en el campo de la medicina psicodélica con clientes y pacientes, los psicodélicos ofrecen la oportunidad de abordar el estancamiento y restaurar la capacidad de recuperación de las personas crónicamente estresadas.

Encontrarás que este capítulo tiende a enfatizar el modelo médico del tratamiento psicodélico, dadas las restricciones que se imponen actualmente al uso de psicodélicos y dado mi papel como médica. Encontrarás que estoy intentando no pasarme de las líneas en un tema que no se mantiene dentro de las líneas, sino que te pide que empieces a pintar fuera de las líneas con un estado de asombro y gracia. Soy consciente de la ironía y los matices.

Como trataré en este capítulo, los psicodélicos son especialmente adecuados para ayudar a descubrir y reprocesar traumas, y a veces a desaprender los patrones defensivos que funcionaban en el momento del daño. Personalmente he sido testigo una vez tras otra de este proceso de sanación con ketamina, 3,4-metilendioximetanfetamina (MDMA) y psilocibina. No todo el mundo tiene una primera experiencia psicodélica como la de Justin, pero suelo ver lo que él experimentó en mis pacientes y clientes:

1. ver sus propios obstáculos con mayor claridad, junto con las posibles soluciones;
2. identificar (e incluso reducir) comportamientos arraigados motivados por el trauma, y
3. reformular sus vidas de una forma más honesta y rigurosa, que no sacrifique la autenticidad por la conexión.

Cada vez más estamos descubriendo que los estados no ordinarios de conciencia pueden reducir los patrones de pensamiento perjudiciales en el cerebro que nos mantienen hipervigilantes y poco saludables, y permiten que todo el sistema se enfrente a temas difíciles, se reinicie, forme nuevos recuerdos y, potencialmente, ayude a hacer frente a una serie de problemas, desde la depresión hasta la autoinmunidad.

¿Qué son los psicodélicos?

La palabra «psicodélico» significa «manifestación del alma, la mente o el espíritu», lo que se puede interpretar como el uso de pensamientos, sentimientos y creencias para traer algo a la realidad física actual. Los psicodélicos son fármacos de origen vegetal o sintético que desencadenan estados de conciencia no ordinarios (o, como dicen algunos, extraordinarios) caracterizados por profundas alteraciones de la percepción, la emoción, la disponibilidad espiritual y la cognición. Entre los psicodélicos clásicos se encuentran el LSD, la psilocibina («hongos mágicos») y la mescalina. Se consideran enteógenos porque las personas pueden experimentar sobrecogimiento, cercanía a Dios, a lo divino o a la Madre Naturaleza, y disolución de la separación entre uno mismo y los demás. Otra categoría de psicodélicos se denomina empatógenos porque las personas sienten más empatía (pueden ver los puntos de vista de los demás con más facilidad, incluso adquirir una nueva perspectiva sobre sus propias experiencias en la infancia, como experimentó Justin con el LSD). Uno de los empatógenos mejor estudiados, la MDMA, ha demostrado que ayuda a superar traumas. Otra clase de psicodélicos son los fármacos disociativos, de los que la ketamina es el más conocido, y que resultan muy prometedores como tratamiento para la depresión.

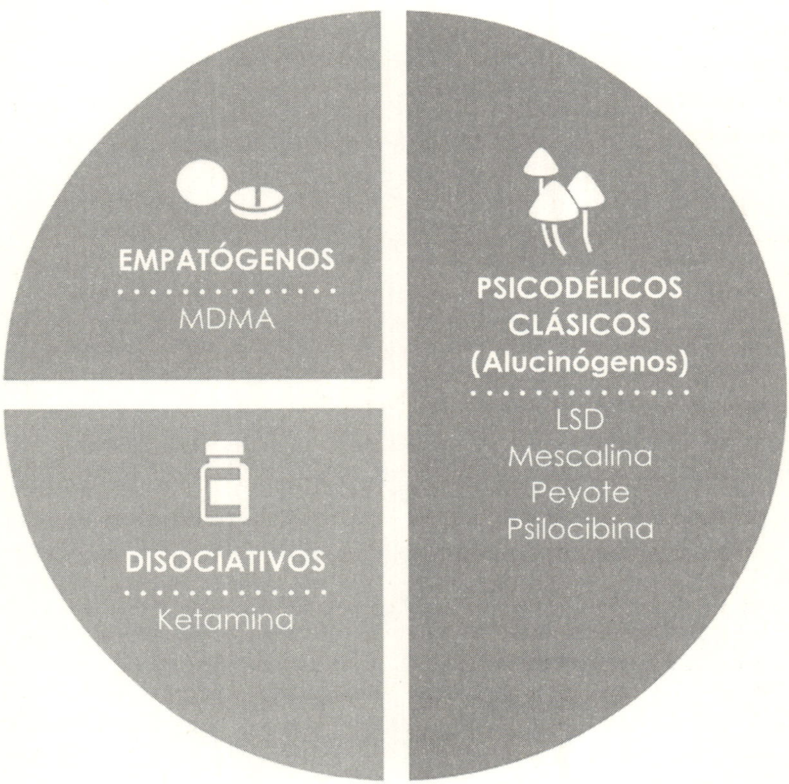

Cuando preguntamos a los estadounidenses sobre su consumo de psicodélicos, surgen patrones interesantes. En general, alrededor del 16 % ha probado psicodélicos, y su consumo aumenta a medida que disminuyen las restricciones, especialmente en el caso del LSD y la psilocibina.[338] El aumento del consumo se ha asociado a una mejora del funcionamiento psicológico tanto en voluntarios sanos como en poblaciones de pacientes, como las personas con TEPT y depresión, probablemente debido a un aumento de la neuroplasticidad y una mejora de la flexibilidad cognitiva.[339] Curiosamente, a veces dosis únicas, como en el caso de Justin, pueden tener efectos beneficiosos que perduran mucho más allá de la última vez que consumieron el fármaco (denominados efectos duraderos).[340]

Descubre los psicodélicos más investigados

Tras varias décadas de desinformación y estigmatización, por fin estamos entrando en una nueva era de investigación científica transparente y rigurosa sobre los beneficios y la seguridad de los psicodélicos y sobre cómo podrían ofrecer mejores respuestas a quienes sufrimos traumas y sus consecuencias, como la autoinmunidad. Éstos son los psicodélicos más probados desde una perspectiva científica:

- La **KETAMINA** se sintetizó por primera vez en 1962 y se utiliza habitualmente como anestesia, que es como empecé a trabajar con ella

---

338. Johnson, M. W., *et al.:* «Classic Psychedelics: An Integrative Review of Epidemiology, Therapeutics, Mystical Experience, and Brain Network Function», *Pharmacology & Therapeutics,* vol 197, pp. 83-102 (mayo de 2019), doi.org/10.1016/j.pharmthera.2018. 11.010.

339. Magaraggia, I., *et al.:* «Improving Cognitive Functioning in Major Depressive Disorder with Psychedelics: A Dimensional Approach», *Neurobiology of Learning and Memory,* vol. 183 (septiembre de 2021), doi.org/10.1016/j.nlm.2021.107467; Gill, H., *et al.:* «The Effects of Psilocybin in Adults with Major Depressive Disorder and the General Population: Findings from NeuroimagingStudies», *Psychiatry Research,* vol. 313 (julio de 2022), doi.org/10.1016/j.psychres.2022.114577; Calder, A. E., *et al.:* «Towards an Understanding of Psychedelic-Induced Neuroplasticity», *Neuropsychopharmacology,* vol. 48, n.º 1, pp. 104-112 (2023), doi.org/10.1038/s41386-022-01389-z.

340. Knudsen, G. M.: «Sustained Effects of Single Doses of Classical Psychedelics in Humans», *Neuropsychopharmacology,* vol. 48, n.º 1, pp. 145-150 (enero de 2023), doi.org/10.1038/s41386-022-01361-x.

en la década de 1990 en el quirófano y la sala de emergencias. La ketamina también se utiliza para tratar la depresión, el dolor crónico y el suicidio, y se está investigando para otras indicaciones, como los trastornos alimentarios y el trastorno obsesivo-compulsivo (TOC).[341] En dosis bajas actúa como empatógena, induciendo sensaciones de relajación, calma y empatía; en dosis moderadas puede ser alucinógena, mientras que en dosis más altas provoca disociación (se abandona el cuerpo), que es como se utiliza en el quirófano, en urgencias y en el campo de batalla para los soldados heridos.

- La **MDMA** (3,4-metilendioximetanfetamina, también conocida como éxtasis o Molly) es una droga sintética, descubierta en 1912 para ayudar a detener la pérdida de sangre en el campo de batalla, y cuyo uso se restringió a partir de 1985. Aunque no es un psicodélico clásico, la MDMA actúa como una sustancia que figuradamente abre el corazón y facilita la conexión social (de ahí el término «empatógeno») con efectos estimulantes, provocando una cualidad energizante, dis-

341. Cohen, S. P., *et al.:* «Consensus Guidelines on the Use of Intravenous Ketamine Infusions for Chronic Pain from the American Society of Regional Anesthesia and Pain Medicine, the American Academy of Pain Medicine, and the American Society of Anesthesiologists», *Regional Anesthesia & Pain Medicine,* vol. 43, n.º 5, pp. 521-546 (julio de 2018), doi.org/10.1097/AAP.0000000000000808; Orhurhu, V., *et al.:* «Ketamine Infusions for Chronic Pain: A Systematic Review and Meta-analysis of Randomized Controlled Trials», *Anesthesia & Analgesia,* vol. 129, n.º 1, pp. 241-254 (julio de 2019), doi.org/10.1213/ANE.0000000000004185; Corriger, A., *et al.:* «Ketamine and Depression: A Narrative Review», *Drug Design, Development and Therapy,* vol. 13, pp. 3051-3067 (agosto de 2019), doi.org/10.2147/DDDT.S221437; Bahji, A., *et al.:* «Comparative Efficacy of Racemic Ketamine and Esketamine for Depression: A Systematic Review and Meta-Analysis», *Journal of Affective Disorders,* vol. 278, pp. 542-555 (1 de enero de 2021), doi.org/10.1016/j.jad.2020.09.071; Jelen, L. A., *et al.:* «Ketamine for Depression», *International Review of Psychiatry,* vol. 33, n.º 3, pp. 207-228 (mayo de 2021), doi.org/10.1080/09540261.2020.1854194; Martinotti, G., *et al.:* «Therapeutic Potentials of Ketamine and Esketamine in Obsessive-Compulsive Disorder (OCD), Substance Use Disorders (SUD) and Eating Disorders (ED): A Review of the Current Literature», *Brain Sciences,* vol. 11, n.º 7 (27 de junio de 2021), doi.org/10.3390/brainsci11070856; Abbar, M., *et al.:* «Ketamine for the Acute Treatment of Severe Suicidal Ideation: Double Blind, Randomised Placebo Controlled Trial», *BMJ,* vol. 376 (2 de febrero de 2022), doi.org/10.1136/bmj-2021-067194; Ragnhildstveit, A., *et al.:* «Ketamine as a Novel Psychopharmacotherapy for Eating Disorders: Evidence and Future Directions», *Brain Sciences,* vol. 12, n.º 3 (12 de marzo de 2022), doi.org/10.3390/brainsci12030382; Voute, M., *et al.:* «Ketamine in Chronic Pain: A Delphi Survey», *European Journal of Pain,* vol. 26, n.º 4, pp. 873-887 (abril de 2022), doi.org/10.1002/ejp.1914.

torsiones en el tiempo y la percepción, y un aumento de la euforia, la empatía, la receptividad emocional, la compasión y la extroversión. Y lo que es más importante, la MDMA reduce la actividad del sistema límbico de tal manera que nos permite evocar recuerdos emocionalmente cargados con una intensidad emocional mucho menor que la asociada históricamente a la revisión de estas experiencias. Como resultado de ello, somos capaces de ver diferentes puntos de vista y procesar el recuerdo de manera diferente que en el pasado, y, al hacerlo, tenemos el potencial de sanar de estos acontecimientos traumáticos. Los estudios han demostrado que el medicamento reduce la regulación del sistema límbico (centro emocional) y aumenta especialmente la comunicación entre la amígdala cerebral y el hipocampo, lo que permite que las personas vuelvan a vivir experiencias traumáticas previas con menos miedo y volatilidad emocional. Se utiliza sobre todo en pacientes con TEPT y TOC, en los que los efectos prosociales ayudan a reducir los síntomas.[342] También considero que es muy útil en terapia de parejas.

- El **LSD** (dietilamida de ácido lisérgico) deriva de un alcaloide natural del cornezuelo, la ergotamina, y actúa sobre las vías de la serotonina, la dopamina y la adrenalina a través de receptores. Vilipendiada a partir de la década de 1970, ha sido víctima de medios de comunicación negativos que aún prevalecen, por lo que la investigación se ha visto muy limitada. La mayoría de los datos proceden de estudios pequeños o de un uso recreativo no controlado. En general, los estudios pequeños sobre sus posibles efectos terapéuticos para tratar la adicción y la depresión han sido positivos, y se ha utilizado por diversos motivos para ayudar a profundizar en la terapia y para apoyar el procesamiento del trauma.[343] Retrocediendo en el tiempo hasta su apogeo inicial en-

342. Mitchell, J. M., *et al.:* «MDMA-Assisted Therapy for Severe PTSD: A Randomized, Double-Blind, Placebo-Controlled Phase 3 Study», *Nature Medicine,* vol. 27, n.º 6, pp. 1025-1033 (junio de 2021), doi.org/10.1038/s41591-021-01336-3; Smith, K. W., *et al.:* «MDMA-Assisted Psychotherapy for Treatment of Posttraumatic Stress Disorder: A Systematic Review with Meta-Analysis», *Journal of Clinical Pharmacology,* vol. 62, n.º 4, pp. 463-471 (abril de 2022), doi.org/10.1002/jcph.1995.

343. Muttoni, S., *et al.:* «Classical Psychedelics for the Treatment of Depression and Anxiety: A Systematic Review», *Journal of Affective Disorders,* vol. 258, n.º 11-24 (1 de noviembre de 2019), doi.org/10.1016/j.jad.2019.07.076; de Gregorio, D., *et al.:* «Hallucinogens in Mental Health: Preclinical and Clinical Studies on LSD, Psilocybin, MDMA,

tre las décadas de 1950 y 1970, el LSD se ha estudiado para el tratamiento de la ansiedad, la depresión, la adicción y el dolor en el cáncer avanzado, además de para aumentar la psicoterapia.[344] Antes de que pasara a la clandestinidad bajo la administración Nixon, incluso el prestigioso *Journal of the American Medical Association* destacó sus beneficios clínicos.[345]

- La **PSILOCIBINA**, también conocida como «hongos mágicos», es una sustancia química que se encuentra en al menos cien especies de hongos y que ha sido utilizada durante siglos por las culturas indíge-

---

and Ketamine», *Journal of* Neuroscience, vol. 41, n.º 5, pp. 891-900 (3 de febrero de 2021), doi.org/10.1523/JNEUROSCI.1659-20.2020; Oehen, P., *et al.:* «Using a MDMA- and LSD-Group Therapy Modelin Clinical Practice in Switzerland and Highlighting the Treatment of Trauma-Related Disorders», *Frontiers in Psychiatry,* vol. 13 (25 de abril de 2022), doi.org/10.3389/fpsyt.2022.863552.

344. Pahnke, W. N., *et al.:* «LSD-Assisted Psychotherapy with Terminal Cancer Patients», *Current Psychiatric Therapies,* vol. 9, pp. 144-152 (1969); Grof, S., *et al.:* «LSD-Assisted Psychotherapy in Patients with Terminal Cancer», *International Pharmacopsychiatry,* vol. 8, n.º 3, pp. 129-144 (1973), doi.org/10.1159/000467984; Clyman, R. C.: «LSD Psychotherapy: A Review of the Literature and Some Proposals for Future Research», *Rhode Island Medical Journal,* vol. 55, n.º 9, pp. 282-286 (septiembre de 1972); Kurland, A. A.: «LSD in the Supportive Care of the Terminally Ill Cancer Patient», *Journal of Psychoactive Drugs,* vol. 17, n.º 4, pp. 279-290 (octubre-diciembre de 1985), doi.org /10.1080/02791072.1985.10524332; Winkelman, M.: «Psychedelics as Medicines for Substance Abuse Rehabilitation: Evaluating Treatments with LSD, Peyote, Ibogaine and Ayahuasca», *Current Drug Abuse Reviews,* vol. 7, n.º 2, pp. 101-116 (2014), doi.or g/10.2174/1874473708666150107120011; Liechti, M. E.: «Modern Clinical Research on LSD», *Neuropsychopharmacology: Official Publication of the American College of Neuropsychopharmacology,* vol. 42, n.º 11, pp. 2114-2127 (octubre de 2017), doi. org/10.1038/npp.2017.86; Nichols, D. E.: «Dark Classics in Chemical Neuroscience: Lysergic Acid Diethylamide (LSD)», *ACS Chemical Neuroscience,* vol. 9, n.º 10, pp. 2331-2343 (17 de octubre de 2018), doi.org/10.1021/acschemneuro.8b00043; Muttoni, S., *et al.:* «Classical Psychedelics for the Treatment of Depression and Anxiety: A Systematic Review», *Journal of Affective Disorders,* vol. 258, pp. 11-24 (1 de noviembre de 2019), doi.org/10.1016/j.jad.2019.07.076; de Gregorio, D., *et al.:* «Repeated Lysergic Acid Diethylamide (LSD) Reverses Stress-Induced Anxiety-Like Behavior, Cortical Synaptogenesis Deficits and Serotonergic Neurotransmission Decline», *Neuropsychopharmacology,* vol. 47, n.º 6, pp. 1188-1198 (2022), doi.org/10.1038/s41386-022-01301-9; Lowe, H., *et al.:* «Psychedelics: Alternative and Potential Therapeutic Options for Treating Mood and Anxiety Disorders», *Molecules,* vol. 27, n.º 8 (14 de abril de 2022), doi.org/10.3390/molecules27082520.

345. Pahnke, W. N., *et al.:* «The Experimental Use of Psychedelic (LSD) Psychotherapy», *JAMA,* vol. 212, n.º 11, pp. 1856-1863 (15 de junio de 1970).

nas, especialmente en México y América Central.[346] Por razones políticas, a principios de la década de 1970 la mayoría de los psicodélicos, incluida la psilocibina, fueron restringidos a la Lista I. Según la DEA (siglas de *Drug Enforcement Administration,* Administración de Control de Drogas), la Lista I está reservada a fármacos «sin uso médico actualmente aceptado y con un alto potencial de abuso». La psilocibina es un psicodélico clásico que, de forma similar al LSD, activa los receptores de serotonina en el cerebro. La psilocibina es un potente antidepresivo[347] y ayuda a reducir el TEPT, el trastorno por consumo de alcohol y, potencialmente, el TOC.[348] Un estudio reciente llevado a

---

346. Celidwen, Y., *et al.:* «Ethical Principles of Traditional Indigenous Medicine to Guide Western Psychedelic Research and Practice», *Lancet Regional Health-Americas,* vol. 18 (16 de diciembre de 2023), doi.org/10.1016/j.lana.2022.100410.
347. Gard, D. E., *et al.:* «Evaluating the Risk of Psilocybin for the Treatment of Bipolar Depression: A Review of the Research Literature and Published Case Studies», *Journal of Affective Disorders Reports,* vol. 6 (diciembre de 2021), doi.org/10.1016/j.jadr.2021.100240.
348. Moreno, F. A., *et al.:* «Safety, Tolerability, and Efficacy of Psilocybin in 9 Patients with Obsessive-Compulsive Disorder», *Journal of Clinical Psychiatry,* vol. 67, n.º 11, pp. 1735-1740 (2006), doi.org/10.4088/jcp.v67n1110; Bogenschutz, M. P., *et al.:* «Psilocybin-Assisted Treatment for Alcohol Dependence: A Proof-of-Concept Study», *Journal of Psychopharmacology,* vol. 29, n.º 3, pp. 289-299 (marzo de 2015), doi.org/10.1177/0269881114565144; Castro Santos, H., *et al.:* «What Is the Clinical Evidence on Psilocybin for the Treatment of Psychiatric Disorders? A Systematic Review», *Porto Biomedical Journal,* vol. 6, n.º 1 (11 de febrero de2021), doi.org/10.1097/j.pbj.0000000000000128; Andersen, K. A. A., *et al.:* «Therapeutic Effects of Classic Serotonergic Psychedelics: A Systematic Review of Modern-Era Clinical Studies», *Acta Psychiatrica Scandinavica,* vol. 143, n.º 2, pp. 101-118 (2021), doi.org10.1111/acps.13249; Ling, S., *et al.:* «Molecular Mechanisms of Psilocybin and Implications for the Treatment of Depression», *CNS Drugs,* vol. 36, n.º 1, pp. 17-30 (enero de 2022), doi.org/10.1007/s40263-021-00877-y; Gill, H., *et al.:* «The Effects of Psilocybin in Adults with Major Depressive Disorder and the General Population: Findings from Neuroimaging Studies», *Psychiatry Research,* vol. 313 (julio de 2022), doi.org/10.1016/j.psychres.2022.114577; Bogenschutz, M. P., *et al.:* «Percentage of Heavy Drinking Days Following Psilocybin-Assisted Psychotherapy vs Placebo in the Treatment of Adult Patients with Alcohol Use Disorder: A Randomized Clinical Trial», *JAMA Psychiatry,* vol. 79, n.º 10, pp. 953-962 (1 de octubre de 2022), doi.org/10.1001/jamapsychiatry.2022.2096; Celidwen, Y., *et al.:* «Ethical Principles of Traditional Indigenous Medicine to Guide Western Psychedelic Research and Practice», *Lancet Regional Health-Americas,* vol. 18 (16 de diciembre de 2022), doi.org/10.1016/j.lana.2022.100410; Husain, M. I., *et al.:* «Serotonergic Psychedelics for Depression: What Do We Know About Neurobiological Mechanisms of Action?», *Frontiers in Psychiatry,* vol. 13 (10 de febrero de 2023), doi.org/10.3389/fpsyt.2022.1076459.

cabo en Stanford sobre veteranos con TEPT tratados con psilocibina demostró que el 40 % informó de un efecto positivo significativo[349] y varios de ellos describieron su viaje como un cambio de vida. Actualmente se está llevando a cabo un ensayo para su uso en pacientes con fibromialgia.[350] Al igual que el LSD, no se ha demostrado que esta sustancia cree adicción.

- La **KANNA** se considera una planta medicinal sagrada que actúa como estimulante natural del estado de ánimo, alivia el estrés y promueve el bienestar. Algunos la consideran un análogo legal de la MDMA, y, aunque todavía no estoy convencida de que esto sea cierto desde una perspectiva científica, como me gusta señalar en todos mis libros, *la falta de evidencias no es una evidencia en contra*. Conocida por su nombre científico, *Sceletium tortuosum,* la kanna es originaria de Sudáfrica, concretamente de las tribus nativas san y khoi. Históricamente, los cazadores-recolectores san y los khoi la utilizaban para reducir la fatiga y por motivos sociales, curativos y espirituales.[351] En la actualidad se está probando para el tratamiento de la ansiedad, la depresión, los trastornos por consumo de sustancias y otros trastornos psicológicos y psiquiátricos.[352] En los últimos quince años se han aislado y clasificado

---

349. White, T.: «Falling for Psychedelics», *Stanford Magazine* (marzo de 2023), www.stanfordmag.org/contents/falling-for-psychedelics; Marwaha, S., *et al.:* «Novel and Emerging Treatments for Major Depression», *The Lancet,* vol. 401, n.º 10371, pp. 141-153 (14 de enero de 2023), 10.1016/S0140-6736(22)02080-3.

350. Bornemann, J., *et al.:* «Self-Medication for Chronic Pain Using Classic Psychedelics: A Qualitative Investigation to Inform Future Research», *Frontiers in* Psychiatry, vol. 12 (12 de noviembre de 2021), doi.org/10.3389/fpsyt.2021.735427; «Dr.Robin Carhart-Harris: The Science of Psychedelics for Mental Health», *Huberman Lab* (22 de mayo de 2023), www.hubermanlab.com/dr-robin-carhart-harris-the-science-of-psychedelics-formental-health.

351. Harvey, A. L., *et al.:* «Pharmacological Actions of the South African Medicinal and Functional Food Plant Sceletium Tortuosum and Its Principal Alkaloids», *Journal of Ethnopharmacology,* vol. 137, n.º 3, pp. 1124-1129 (11 de octubre de 2011), doi.org/10.1016/j.jep.2011.07.035; Manganyi, M. C., *et al.:* «A Chewable Cure "Kanna": Biological and Pharmaceutical Properties of *Sceletium Tortuosum», Molecules,* vol. 26, n.º 9 (mayo de 2021), doi.org/10.3390/molecules26092557.

352. Krstenansky, J. L.: «Mesembrine Alkaloids: Review of Their Occurrence, Chemistry, and Pharmacology», *Journal of Ethnopharmacology,* vol. 195, pp. 10-19 (4 de enero de 2017), doi.org/10.1016/j.jep.2016.12.004; Reay, J., *et al.:* «Sceletium Tortuosum (Zembrin®) Ameliorates Experimentally Induced Anxiety in Healthy Volunteers», *Human Psychopharmacology: Clinical and Experimental,* vol. 35, n.º 6, pp. 1-7 (noviembre de 2020), doi.org/10.1002/hup.2753; Reddy, K., *et al.:* «Mass Spectrometry Metabolo-

varios compuestos bioactivos de la planta, y la ciencia ha demostrado que la planta tiene numerosos efectos antiinflamatorios, antimicrobianos, antioxidantes, antidepresivos, neuroprotectores y ansiolíticos.[353] En general, la ciencia es limitada, incluida la seguridad,[354] aunque miles de años de uso sugieren un historial relativamente seguro.

- **CANNABIS** (¿Qué? ¿Consideras que el cannabis no es un psicodélico? No corras tanto). Hay un creciente movimiento –a través de conjuntos y escenarios ceremoniales– para trabajar con el cannabis como una poderosa planta medicinal sagrada que promueve la salud.[355]

¿Cómo funcionan los psicodélicos?

Existen muchas lentes diferentes a través de las cuales ver y entender cómo funcionan los psicodélicos. Para los propósitos de este libro, me quedaré ocupando la silla del médico de la comprensión actual de la ciencia occidental, a pesar de que esto sólo complementa o no alcanza otras verdades y formas de conocimiento, en particular los sistemas tradicionales e indígenas de conocimiento, práctica y comprensión.

Desde este lugar de la ciencia occidental, actualmente entendemos que los psicodélicos funcionan a través de una red cerebral, como detalla-

---

mics and Feature-Based Molecular Networking Reveals Population-Specific Chemistry in Some Species of the *Sceletium* Genus», *Frontiers in Nutrition,* vol. 9 (29 de marzo de 2022), doi.org/10.3389/fnut.2022.819753; Onaolapo, O. J., *et al.:* «Substance Use and Substance Use Disorders in Africa: An Epidemiological Approach to the Review of Existing Literature», *World Journal of Psychiatry,* vol. 12, n.º 10, pp. 1268-1286 (19 de octubre de 2022), doi.org/10.5498/wjp.v12.i10.1268.

353. Gericke, N., *et al.:* «Sceletium-A Review Update», *Journal of Ethnopharmacology,* vol. 119, n.º 3, pp. 653-663 (28 de octubre de 2008), doi.org/10.1016/j.jep.2008.07.043; Bennett, A. C., *et al.:* «Sceletium Tortuosum May Delay Chronic Disease Progression Via Alkaloid-Dependent Antioxidant or Anti-Inflammatory Action», *Journal of Physiology and Biochemistry,* vol. 74, n.º 4, pp. 539-547 (2018), doi.org/10.1007/s13105-018-0620-6; Olatunji, T. L., *et al.:* «Sceletium Tortuosum: A Review on Its Phytochemistry, Pharmacokinetics, Biological and Clinical Activities», *Journal of Ethnopharmacology,* vol. 287 (6 de abril de 2022), doi.org/10.1016/j.jep.2021.114711.

354. WebMD: «Sceletium-Uses, Side Effects, and More», www.webmd.com/vitamins/ai/ingredientmono-1259/sceletium.

355. McQueen, D. *Psychedelic Cannabis: Therapeutic Methods and Unique Blends to Treat Trauma and Transform Consciousness.* Inner Traditions/Bear & Company, Rochester, Vermont, 2021.

ré más adelante. En los Recursos menciono a otros líderes, terapeutas, clínicos y sanadores en este ámbito que ofrecen una visión más amplia.

Los psicodélicos actúan a través de vías cerebrales específicas. Los psicodélicos clásicos actúan sobre la vía de la serotonina, específicamente a través de un receptor llamado serotonina 5-HT_{2A} en el que la molécula psicodélica encaja como una llave en una cerradura para inducir muchos efectos, incluyendo alucinaciones, como las imágenes que Justin experimentó cuando el Jeep empezó a abrazarle. (La serotonina, o 5-hidroxitriptamina, es una sustancia química que fabrican las células nerviosas, con funciones complejas que modulan el estado de ánimo, el apetito, el sueño, la cognición, el aprendizaje, la memoria, las náuseas y los vómitos, y la recompensa).

El receptor 5-HT_{2A} se encuentra tanto en la superficie como en el interior de muchas células. Pertenece a toda una familia de receptores de serotonina implicados en el aprendizaje, la memoria y la función ejecutiva del cerebro, incluidas las células nerviosas, o neuronas, del hipocampo (la parte del cerebro implicada en la consolidación de la memoria y la regulación emocional), el prosencéfalo (parte anterior del cerebro) y los ganglios basales.[356] A veces, los problemas con la estructura o la función

---

356. «Función ejecutiva» se refiere a la actividad de múltiples procesos cognitivos que te permiten anticipar consecuencias, establecer y seguir objetivos, y experimentar autocontrol, y la señalización de serotonina en los receptores de serotonina 2A es clave con el córtex prefrontal (el director ejecutivo de tu cerebro) como agente principal. El núcleo septal lateral es una de las posiciones estratégicamente más importantes del prosencéfalo, porque conecta las estructuras del sistema límbico con diferentes puntos del tronco del encéfalo. Aznar, S., *et al.:* «Regulating Prefrontal Cortex Activation: An Emerging Role for the 5-HT_2A Serotonin Receptor in the Modulation of Emotion-Based Actions?», *Molecular Neurobiology,* vol. 48, n.º 3, pp. 841-853 (diciembre de 2013), doi.org/10.1007/s12035-013-8472-0; Borroto-Escuela, D. O., *et al.:* «Hallucinogenic 5-HT2AR Agonists LSD and DOI Enhance Dopamine D2R Protomer Recognition and Signaling of D2-5- HT2A Heteroreceptor Complexes», *Biochemical and Biophysical Research Communications,* vol. 443, n.º 1, pp. 278-284 (3 de enero de 2014), doi.org/10.1016/j.bbrc.2013.11.104; Zhang, G., *et al.:* «The Role of Serotonin 5-HT2A Receptors in Memory and Cognition», *Frontiers in Pharmacology,* vol. 6 (octubre de 2015), doi.org/10.3389/fphar.2015.00225; Aznar, S., *et al.:* «The 5-HT2A Serotonin Receptor in Executive Function: Implications for Neuropsychiatric and Neurodegenerative Diseases», *Neuroscience & Biobehavioral Reviews,* vol. 64, pp. 63-82 (mayo de 2016), doi.org/10.1016/j.neubiorev.2016.02.008; Zhang, G., *et al.:* «Examination of the Hippocampal Contribution to Serotonin 5-HT2A Receptor-Mediated Facilitation of Object Memory in C57BL/6J Mice», *Neuropharmacology,* vol. 109, pp. 332-340 (octubre de 2016), doi.org10.1016/j.neuropharm.2016.04.033; García-Bea, A., *et al.:* «Se-

de este receptor de serotonina pueden estar asociados a trastornos como la ansiedad, la depresión, los comportamientos adictivos, el trastorno por déficit de atención y la esquizofrenia.

Aunque actualmente se sabe que el tratamiento asistido con psicodélicos es muy eficaz para tratar problemas de salud mental relacionados con traumas, también ayuda a las personas sanas a mejorar su bienestar y a salir del bloqueo. ¿Por qué ayudan los psicodélicos a las personas sanas? Aumentan la neuroplasticidad (o crecimiento de nuevas vías neuronales) en partes del cerebro que gestionan las emociones, como el córtex prefrontal y el hipocampo.[357]

En personas con depresión, los psicodélicos mejoran la función cognitiva. Además de proporcionar experiencias visuales novedosas y no ordinarias, los psicodélicos reducen el «pensamiento rígido» y la sensibilidad al entorno (permitiendo a la persona estar más presente y menos reactiva o insensible), y facilitan la liberación emocional, especialmente las emociones que se han quedado bloqueadas en el cuerpo. En última instancia, una persona con depresión puede notar un pensamiento más creativo a medida que experimenta neuroplasticidad.[358]

Preparación: *set, setting* y matriz

A la hora de prepararse para un estado no ordinario de conciencia con psicodélicos, los profesionales coinciden en que el *set* y el *setting* son esenciales, al igual que la llamada matriz. En su forma más simple, *set* y *setting* se refieren a la mentalidad tanto del individuo como de su terapeuta o profesional. *Set* (que se podría traducir por «actitud») incluye el estado

---

rotonin 5-HT2A Receptor Expression and Functionality in Postmortem Frontal Cortex of Subjects with Schizophrenia: Selective Biased Agonism via $G_{\alpha i1}$-Proteins», *European Neuropsychopharmacology*, vol. 29, n.º 12, pp. 1453-1463 (diciembre de 2019), doi.org/10.1016/j.euroneuro.2019.10.013; Casey, A. B., *et al.:* «"Selective" Serotonin 5-HT2A Receptor Antagonists», *Biochemical Pharmacology*, vol. 200 (junio de 2022), doi.org/10.1016/j.bcp.2022.115028.

357. Calder, A. E., *et al.:* «Towards an Understanding of Psychedelic-Induced Neuroplasticity», *Neuropsychopharmacology*, vol. 48, n.º 1, pp. 104-112 (enero de 2023), doi.org/10.1038/s41386-022-01389-z.

358. Magaraggia, I., *et al.:* «Improving Cognitive Functioning in Major Depressive Disorder with Psychedelics: A Dimensional Approach», *Neurobiology of Learning and Memory*, vol. 183 (septiembre de 2021), doi.org/10.1016/j.nlm.2021.107467.

mental actual, las experiencias previas con drogas que puedan influir sobre el estado mental actual y el estado de ánimo actual. *Setting* (o «entorno») se refiere a los factores ambientales en los que el participante tiene su sesión psicodélica (es decir, el entorno físico, social y espiritual). Finalmente, «matriz» se refiere al «entorno del que procede el sujeto: el entorno que rodea al sujeto antes y después de la sesión, y el entorno más amplio al que regresa el sujeto».[359] Otros han añadido «habilidad»[360] y «apoyo»[361] a las tareas de preparación.

Déjame darte un ejemplo de mi propia experiencia en una ceremonia llamada *velada,* que es una vigilia curativa mazateca, dirigida por lo general por una facilitadora conocida como *curandera*. En aquel momento mi mentalidad estaba cargada de expectación y emoción, además de aprensión, porque el entorno ceremonial me resultaba extraño. Nunca había estado expuesta al contexto cultural del que ella procedía, y esto afectó mi experiencia durante la sesión. Participé en la velada junto a otras once personas, en su mayoría terapeutas, dirigidas por la curandera, que habían viajado desde Oaxaca, México, hasta nuestra remota ubicación en el norte de California. Nuestra ceremonia comenzó al atardecer. La curandera nos hizo un ritual de purificación a cada uno, pasándonos suavemente ramas de ruda y hojas de laurel por la frente y la espalda. Luego me senté en una cama individual con almohadas mullidas en una habitación con luz tenue, escuchando en silencio mientras la curandera nos explicaba detalles sobre lo que nos esperaba. Su ayudante nos repartió a cada uno un plato de papel con setas que contenían psilocibina. Mientras comíamos las setas con granos de cacao y miel, tal y como se nos había indicado, la curandera rezó el rosario para que los Niños Santos (como llaman en Oaxaca a las setas los curanderos mazatecos, cuyas tradiciones indígenas se han entrelazado con quinientos años de colonialismo cristiano) revelaran su espíritu, alteraran nuestra conciencia e introdujeran cambios

---

359. Betty Eisner fue una psicóloga pionera en el uso de drogas psicodélicas para complementar la psicoterapia, incluido el LSD. Su tratamiento fue revolucionario, pero también desencadenó al menos una investigación por parte de la Junta de Garantía de Calidad Médica de California.

360. *Véase* McQueen, D.: «Set, Setting, Skill» (consultado el 30 de mayo de 2023), www.psychedelicsittersschool.org/about-the-center-for-medicinal-mindfulness.

361. *Véase* Jasmine Virdi y el Dr. Kwasi Adusei sobre su uso en «Support» en preparación, (consultado el 30 de mayo de 2023), www.psychedelicstoday.com/2022/12/21/thinking-beyond-set-and-setting-in-the-psychedelic-experience.

y curaciones duraderas en nuestras vidas. Aunque al principio me sentía a la expectativa, excitada y aprensiva, a medida que me fui familiarizando con la ceremonia, empecé a confiar en la facilitadora y me relajé en la experiencia.

¿Dosis?

Si los psicodélicos tienen el potencial de mejorar la neuroplasticidad cerebral y reducir el pensamiento rígido en personas con depresión, ¿qué dosis se necesita para conseguir este efecto? ¿Necesitamos dosis alucinógenas, o por el contrario niveles que no cambien drásticamente la percepción («microdosificación») también funcionan?

- **MACRODOSIFICACIÓN.** Justin tomó una dosis alucinógena de LSD de aproximadamente 200 microgramos, que es lo que algunos estudios, aunque no todos, han descubierto que aumenta los factores de crecimiento en el cerebro, como el factor neurotrófico derivado del cerebro (FNDC).[362] Dosis más bajas de LSD, del orden de 5 a 20 microgramos, también pueden aumentar el FNDC en sangre en personas sanas.[363]
- **MICRODOSIFICACIÓN.** Aunque no recomiendo la administración frecuente de grandes dosis alucinógenas de psicodélicos debido a su intensidad y a la necesidad de una larga preparación, integración y cuidadosa atención del *set* y del *setting,* la microdosificación puede ser una historia diferente. Existen varios protocolos para la microdosificación, que puede llevarse a cabo más a menudo, por ejemplo cada dos o tres días, y normalmente se hace para conseguir un cambio de estado en lugar de un cambio de rasgo (el cambio de estado produce un cambio de actitud o de estado de ánimo en el momento con posibles efec-

362. Holze, F., *et al.:* «Direct Comparison of the Acute effects of Lysergic Acid Diethylamide and Psilocybin in a Double-Blind Placebo-Controlled Study in Healthy Subjects», *Neuropsychopharmacology,* vol. 47, n.º 6, pp. 1180-1187 (mayo de 2022), doi.org/10.1038/s41386-022-01297-2.

363. Hutten, N. R. P. W., *et al.:* «Low Doses of LSD Acutely Increase BDNF Blood Plasma Levels in Healthy Volunteers», *ACS Pharmacology & Translational Science,* vol. 4, n.º 2, pp. 461-466 (9 de abril de 2021), doi.org/10.1021/acsptsci.0c00099.

tos secundarios a corto plazo, mientras que un cambio de rasgo produce un cambio persistente en la actitud o en el estado de ánimo que se mantiene más allá de los efectos fisiológicos de la medicina en el cuerpo).[364] La mayoría de la gente toma una microdosificación como una forma de autogestionar su salud mental.[365] Los tres fármacos más comunes para la microdosificación son el LSD, la ketamina y la psilocibina. Algunos especialistas creen que las dosis no alucinógenas de psicodélicos pueden potenciar la neuroplasticidad, mejorar el sistema PINE y aumentar el crecimiento personal, y las investigaciones de los próximos años podrían ayudar a evaluar la validez de esta creencia.[366]

¿Qué demuestra la investigación? Una revisión sistemática de cuarenta y cuatro estudios sobre microdosificación realizados entre 1955 y 2021 demostró una mejora en la percepción del dolor, el estado de conciencia y la neurofisiología en algunos de los estudios revisados. Un estudio a gran escala en el que se utilizó psilocibina *(n* = 953) comparado con controles sin microdosis *(n* = 180) mostró una mejora del estado de ánimo.[367] Otro estudio a gran escala con 6.753 personas que tomaron dosis bajas de psilocibina demostró que era bien tolerada, con un buen historial de se-

---

364. Fadiman, J., *et al.:* «Might Microdosing Psychedelics Be Safe and Beneficial? An Initial Exploration», *Journal of Psychoactive Drugs,* vol. 51, n.º 2, pp. 118-122 (abril-junio de 2019), doi.org/10.1080/02791072.2019.1593561; Hutten, N. R. P. W., *et al.:* «Low Doses of LSD Acutely Increase BDNF Blood Plasma Levels in Healthy Volunteers», *ACS Pharmacology & Translational Science,* vol. 4, n.º 2, pp. 461-466 (9 de abril de 2021), doi.org/10.1021/acsptsci.0c00099; Mitchell, J. M., *et al.:* «MDMA-Assisted Therapy for Severe PTSD: A Randomized, Double-Blind, Placebo-Controlled Phase 3 Study», *Nature Medicine,* vol. 27, pp. 1025-1033 (junio de 2021), doi.org/10.1038/s41591-021-01336-3.
365. Lea, T., *et al.:* «Microdosing Psychedelics: Motivations, Subjective Effects and Harm Reduction», *International Journal of Drug Policy,* vol. 75 (enero de 2020), doi.org/10.1016/j.drugpo.2019.11.008.
366. Olson, D. E.: «Psychoplastogens: A Promising Class of Plasticity-Promoting Neurotherapeutics», *Journal of Experimental Neuroscience,* vol. 12 (2018), doi.org/10.1177/1179069518800508; Kaypak, A. C., *et al.:* «Macrodosing to Microdosing with Psychedelics: Clinical, Social, and Cultural Perspectives», *Transcultural Psychiatry,* vol. 59, n.º 5, pp. 665-674 (octubre de 2022), doi.org/10.1177/13634615221119386.
367. Rootman, J. M., *et al.:* «Psilocybin Microdosers Demonstrate Greater Observed Improvements in Mood and Mental Health at One Month Relative to Non-Microdosing Controls», *Scientific Reports,* vol. 12, n.º 11091 (junio de 2022), doi.org/10.1038/s41598-022-14512-3.

guridad y ausencia de efectos secundarios, y también mostró beneficios como una mejora del estado de ánimo, de la creatividad, de la concentración y de la sociabilidad.[368]

Otro pequeño estudio con 278 sujetos descubrió que la microdosificación mejoraba el estado de ánimo y la concentración.[369] Un ensayo aleatorio llevado a cabo con 34 personas demostró que la microdosificación de hongos de psilocibina produce leves efectos subjetivos y alteraciones de las ondas cerebrales (medidas mediante un electroencefalograma), pero no había muchas pruebas de que mejorara el bienestar, la creatividad o la función cognitiva.[370] ¿La microdosificación de psilocibina mejora la interocepción (sentir, comprender y percibir lo que ocurre en el cuerpo)? Probablemente no.[371] En pacientes con depresión, la microdosificación parece ser bien tolerada, pero aún no está claro que tenga algún beneficio terapéutico.[372] Aunque la calidad de las investigaciones no es muy buena hasta el momento, los pocos estudios publicados han mostrado una mejora del procesamiento cognitivo y de la salud mental. Los resultados de estos estudios utilizaron el autoinforme del sujeto de investigación en lugar de basarse en pruebas objetivas. Por el momento, es prematuro extraer conclusiones sólidas debido al sesgo, la heterogeneidad y los fuertes efectos placebo, así como a las inconsistencias en los rangos de microdosificación de las distintas sustancias.[373]

---

368. Petranker, R., *et al.:* «Microdosing Psychedelics: Subjective Benefits and Challenges, Substance Testing Behavior, and the Relevance of Intention», *Journal of Psychopharmacology,* vol. 36, n.º 1, pp. 85-96 (enero de 2022), doi.org/10.1177/0269881120953994.
369. Anderson, T., *et al.:* «Psychedelic Microdosing Benefits and Challenges: An Empirical Codebook», *Harm Reduction Journal,* vol. 16, n.º 1 (10 de julio de 2019), doi.org/10.1186/s12954-019-0308-4.
370. Kuypers, K. P., *et al.:* «Microdosing Psychedelics: More Questions Than Answers? An Overview and Suggestions for Future Research», *Journal of Psychopharmacology,* vol. 33, n.º 9, pp. 1039-1057 (2019), doi.org/10.1177/0269881119857204.
371. Marschall, J., *et al.:* «Psilocybin Microdosing Does Not Affect Emotion-Related Symptoms and Processing: A Preregistered Field and Lab-Based Study», *Journal of Psychopharmacology,* vol. 36, n.º 1, pp. 97-113 (enero de 2022), doi.org/10.1177/02698811211050556.
372. Kuypers, K. P.: «The Therapeutic Potential of Microdosing Psychedelics in Depression», *Therapeutic Advances in Psychopharmacology,* vol. 10 (27 de agosto de 2020), doi.org/10.1177/2045125320950567.
373. Szigeti, B., *et al.:* «Self-blinding Citizen Science to Explore Psychedelic Microdosing», *Elife,* vol. 10 (2 de marzo de 2021), doi.org/10.7554/eLife.62878; Polito, V., *et al.:* «The Emerging Science of Microdosing: A Systematic Review of Research on Low Do-

Además, el tipo de personas que se inscriben en los estudios actuales y las que eligen tomar una microdosificación parecen ser diferentes al tipo de personas que toman una dosis alucinógena: puntúan más bajo en los test de actitud disfuncional y emocionalidad negativa, mientras que puntúan más alto en los test de sabiduría, apertura mental y creatividad.[374]

En resumen, ha habido un enorme interés en la microdosificación con una amplia participación en los Estados Unidos. Ha sido un experimento científico ciudadano masivo con muy pocos ensayos bien diseñados a gran escala que nos digan la verdad sobre cómo funciona. Necesitamos desesperadamente una investigación más rigurosa sobre las microdosificaciones de psicodélicos, con un sesgo mínimo y documentación de los riesgos potenciales, si es que los hay.[375] También necesitamos más estudios para investigar si las microdosificaciones crónicas tienen efectos diferentes sobre la neuroplasticidad y el pensamiento rígido en comparación con las grandes dosis únicas. En particular, necesitamos conocer los riesgos potenciales de la administración múltiple de psicodélicos en dosis bajas; cómo afectan al sistema PINE, incluyendo la fisiología, el estado de ánimo y la salud mental; cómo afectan a la función cognitiva, como la memoria y la concentración, la creatividad, la personalidad y la conciencia, y si tienen riesgos significativos.

---

se Psychedelics (1955-2021) and Recommendations for the Field», *Neuroscience & Biobehavioral Reviews,* vol. 139 (agosto de 2022), doi.org/10.1016/j.neubiorev.2022.104706.

374. Anderson, T., *et al.:* «Microdosing Psychedelics: Personality, Mental Health, and Creativity Differences in Microdosers», *Psychopharmacology,* vol. 236, n.º 2, pp. 731-740 (febrero de 2019), doi.org/10.1007/s00213-018-5106-2.

375. Hutten, N. R. P. W., *et al.:* «Self-Rated Effectiveness of Microdosing with Psychedelics for Mental and Physical Health Problems Among Microdosers», *Frontiers in Psychiatry,* vol. 10 (13 de septiembre de 2019), doi.org/10.3389/fpsyt.2019.00672; Ona, G., *et al.:* «Potential Safety, Benefits, and Influence of the Placebo Effect in Microdosing Psychedelic Drugs: A Systematic Review», *Neuroscience & Biobehavioral Reviews,* vol. 119, pp. 194-203 (diciembre de 2020), doi.org/10.1016/j.neubiorev.2020.09.035; Cameron, L. P.: «Asking Questions of Psychedelic Microdosing», *Elife,* vol. 10 (2 de marzo de 2021), doi.org/10.7554/eLife.66920; Hartong, V., *et al.:* «Psychedelic Microdosing, Mindfulness, and Anxiety: A Cross-Sectional Mediation Study», *Journal of Psychoactive Drugs,* vol. 55, n.º 3, pp. 310-320 (julio-agosto de 2023), doi.org/10.1080/02791072.2022.2080616; Wong, A., *et al.:* «Microdosing with Classical Psychedelics: Research Trajectories and Practical Considerations», *Transcultural Psychiatry,* vol. 59, n.º 5, pp. 675-690 (2022), doi.org/10.1177/13634615221129115.

Riesgos

Ciertamente, el consumo de psicodélicos conlleva riesgos, aunque el daño potencial es probablemente menor de lo que uno cree,[376] y mucho menor que el que plantea el alcohol.[377] Aun así, en la actualidad, el LSD, la MDMA y la psilocibina están incluidas en la Lista I de drogas del gobierno federal, que las define como «drogas sin uso médico actualmente aceptado y con un alto potencial de abuso». El cannabis también se encuentra en esta categoría, junto con el peyote. De todos modos, la clasificación de la MDMA y la psilocibina puede cambiar muy pronto, si no lo ha hecho ya en el momento de la publicación.

Después de años de criminalización, estigmatización y el mantra de la Guerra contra las Drogas, «Simplemente di no», estamos en un renacimiento de un renovado interés científico y social por la medicina psicodélica, y nos encontramos en un compás de espera mientras se van acumulando más datos. En general, la mayoría de los científicos están de acuerdo en que el riesgo de angustia psicológica y suicidio se reduce con la medicina psicodélica cuando se administra terapéuticamente.[378] Una rigurosa revisión científica concluyó: «Nuestra revisión muestra que los riesgos médicos son a menudo mínimos, y que muchas –aunque no todas– las percepciones negativas persistentes de los riesgos psicológicos no están respaldadas por la evidencia científica disponible actualmente, y que la mayoría de los efectos adversos notificados no se han observado en un contexto regulado y/o médico».[379] Estoy de acuerdo. Hay que tener cuidado de no tomar decisiones basadas en pruebas anecdóticas.

---

376. Huber, B.: «What Do We Know About the Risks of Psychedelics?», www.michaelpollan.com/psychedelics-risk-today.
377. *Véase* gráfica «Most Harmful Drugs» en «Alcohol "More Harmful Than Heroin" Says Prof David Nutt», *BBC* (1 de noviembre de 2010), www.bbc.com/news/uk-11660210.
378. Gard, D. E., *et al.*: «Evaluating the Risk of Psilocybin for the Treatment of Bipolar Depression: A Review of the Research Literature and Published Case Studies», *Journal of Affective Disorders Reports*, vol. 6 (diciembre de 2021), doi.org/10.1016/j.jadr.2021.100240.
379. Schlag, A. K., *et al.*: «Adverse Effects of Psychedelics: From Anecdotes and Misinformation to Systematic Science», *Journal of Psychopharmacology*, vol. 36, n.º 3, pp. 258-272 (marzo de 2022), doi.org/10.1177/02698811211069100.

Aun así, recomiendo criterio. Algunos psiquiatras y expertos opinan que la terapia asistida con psicodélicos debe reservarse para aquellas personas que no hayan superado otros enfoques convencionales.

Si padeces un trastorno psiquiátrico que se trata con medicación, como con inhibidores selectivos de la recaptación de serotonina (ISRS), considera la posibilidad de evaluar los riesgos de interacciones farmacológicas y toxicidad de la serotonina asociados al uso de la medicación prescrita y de un medicamento psicodélico. Por lo general, la toxicidad de la serotonina es rara, a menos que se produzca una sobredosis o una combinación de dos fármacos que puedan aumentar la serotonina intrasináptica (dentro de la sinapsis o conexión entre las células nerviosas) y un fármaco que actúe como inhibidor de la monoaminooxidasa (IMAO). Los signos de toxicidad por serotonina requieren atención médica inmediata e incluyen cambios rápidos de las constantes vitales, mioclonías (espasmos musculares repentinos e involuntarios), escalofríos, agitación o estado mental comatoso, rigidez muscular, hipertermia (fiebre), actividad convulsiva y, en casos extremos, la muerte.[380]

A continuación, te ofrezco una breve lista de los riesgos conocidos de los fármacos, considerados sagrados por muchos, descritos en este capítulo. Mi recomendación con respecto al riesgo es que comentes tu riesgo personal con un médico de confianza que tenga experiencia con estos fármacos y pueda aconsejarte con respecto a tu seguridad personal.

- **KETAMINA.** Se utiliza en dosis más altas como anestésico disociativo, pero la mayoría de la gente la toma terapéuticamente en dosis mucho más bajas, aproximadamente el 10 % de la dosis anestésica. En función de la dosis administrada, se espera que experimentes una percepción distorsionada de la visión y del oído, potencialmente hasta el punto de sentirte desconectado del cuerpo, separado del entorno y, a veces, con pérdida de control. Además, a dosis más altas, puedes experimentar una incómoda sensación de inmovilidad (pérdida del control motor, incluida la capacidad de hablar), amnesia, hipertensión arterial, irritación de la vejiga y, en raras ocasiones, espasmo laríngeo (en menos del 1 % de los pacientes). Hay que tener en cuenta que la keta-

380. Malcolm, B., *et al.*: «Serotonin Toxicity of Serotonergic Psychedelics», *Psychopharmacology,* vol. 239, n.º 6, pp. 1881-1891 (junio de 2022), doi.org/10.1007/s00213-021-05876-x.

mina es la anestesia de elección para los niños en urgencias para tratar quemaduras o curar fracturas óseas, porque no afecta a la circulación sanguínea ni al sistema respiratorio y, sin embargo, provoca la disociación entre la mente y el cuerpo, lo que permite a los médicos tratar el cuerpo sin que el paciente experimente molestias o dolor.

- **MDMA.** La MDMA aumenta drásticamente la serotonina, la dopamina y la oxitocina en el cerebro. Los estudios clínicos sugieren que la MDMA pone a algunas personas en riesgo de sufrir hipertensión arterial, desmayos, ataques de pánico, pérdida de conciencia y convulsiones, lo que hace esencial la autorización médica previa a su consumo, sobre todo en adultos mayores de cuarenta años. Cuando se toma en un ambiente cálido asociado a una actividad física vigorosa, como en una *rave,* existe el riesgo de que aumente la temperatura corporal, lo que se conoce como hipertermia. Dosis moderadas de MDMA pueden interrumpir la capacidad corporal para regular la temperatura, lo que puede tener consecuencias potencialmente mortales, como desequilibrios electrolíticos o inflamación cerebral debida a la retención de líquidos, especialmente en mujeres. Otros efectos secundarios menores son contracción mandibular, síndrome de las piernas inquietas, pérdida de apetito, despersonalización (desapego del yo), sofocos, dolor de cabeza, sudoración y rigidez muscular o articular.
- **LSD.** Como Justin experimentó, dosis suficientemente grandes provocan alucinaciones visuales y delirios, que, aunque para algunos puede ser un resultado deseado, para otros puede resultar angustioso y desorientador. La sobredosis puede conducir a psicosis y, aunque no se conoce una dosis letal de LSD, indirectamente puede llegar a provocar la muerte si el viajero no se encuentra en un entorno seguro. Otros efectos son náuseas, pérdida de apetito, aumento del azúcar en sangre, sequedad de boca, dificultad para dormir, temblores y convulsiones.
- **PSILOCIBINA.** Los efectos de la psilocibina pueden variar según la especie de hongo, el origen, las condiciones de cultivo y recolección, y la forma de consumo. En general, la psilocibina provoca alteraciones del pensamiento y la percepción, incluida la del tiempo, por lo que en dosis elevadas puede provocar reacciones de pánico y de tipo psicótico en algunos consumidores. El efecto secundario más común es la angustia psicológica, por lo que es muy recomendable la ayuda de un terapeuta psicodélico de confianza en el caso de que no se tenga experiencia con esta sustancia. Entre otros efectos secundarios se incluyen náuseas y

vómitos, somnolencia, problemas de concentración, debilidad muscular, falta de coordinación, sensaciones corporales inusuales, paranoia, confusión y alucinaciones aterradoras, aunque algunos los consideran parte del proceso de sanación. Algunos consumidores de psilocibina pueden tomar una seta venenosa por error. Los signos de intoxicación por setas incluyen espasmos musculares, confusión y delirio, y cualquier indicio de este problema requiere acudir de inmediato a urgencias, ya que puede desembocar en la muerte. Algunas personas sufren dolores de cabeza al día siguiente. El *set* y el *setting* son muy importantes y, si no se atienden con cuidado, pueden provocar un «mal viaje».

Uniendo los puntos: psicodélicos y enfermedades autoinmunitarias

Estamos al principio de una relación terapéutica entre los psicodélicos y el tratamiento y la prevención de la autoinmunidad. He visto que ayudan a personas con enfermedades autoinmunitarias, como la enfermedad de Crohn, la artritis reumatoide y la COVID persistente, a lograr la remisión. El futuro parece prometedor para el tratamiento asistido con psicodélicos porque no son adictivos. La bibliografía cada vez más extensa demuestra que, en ensayos aleatorios rigurosos, las personas mejoran estadística y significativamente. Aunque queda mucho por descubrir, en el momento de escribir este libro veo tres vías terapéuticas principales sobre cómo los psicodélicos pueden influir sobre las personas con enfermedades autoinmunitarias, y, dado que la MDMA es la que se encuentra más cerca de ser aprobada por la FDA, la he utilizado como ejemplo principal. Es muy probable que los psicodélicos clásicos tengan efectos similares basados en su interacción con los receptores de serotonina, ya que la serotonina es una sustancia química del cerebro que está implicada en estados psicológicos tales como la felicidad, la satisfacción y el optimismo, y en estados fisiológicos tales como el apetito, el deseo sexual y el sueño.[381] Además, los medicamentos psicodélicos afectan a la forma en que trabajan juntos los sistemas del cerebro, creando más conexiones en partes del ce-

381. Vollenweider, F. X., *et al.:* «Classic Psychedelic Drugs: Update on Biological Mechanisms», *Pharmacopsychiatry,* vol. 55, n.º 3, pp. 121-138 (mayo de 2022), doi.org/10.1055/a-1721-2914.

rebro que rutinariamente no se comunican y un ritmo general más saludable, que muchos perciben como un estado curativo de conciencia.[382]

VÍA	EVIDENCIAS
RESOLUCIÓN DEL ESTRÉS TÓXICO Y DEL TRAUMA	• En combinación con la terapia, la MDMA puede producir una ventana de tolerancia que permite a los pacientes volver a visitar y procesar el contenido traumático sin sentirse abrumados por la hiperactivación y los síntomas disociativos. • La terapia asistida con MDMA puede permitirte tener recuerdos negativos con más autocompasión. • La MDMA es prosocial y aumenta el compromiso emocional, lo que puede mejorar la alianza terapéutica, lo que a su vez puede ayudar a la adherencia al tratamiento y los resultados.
MODULACIÓN DE LA INFLAMACIÓN	• Se puede pensar en la inflamación crónica como un miedo bioquímico, y la MDMA facilita el procesamiento y la liberación de recuerdos relacionados con el miedo especialmente intratable y potencialmente del desarrollo. • La MDMA puede suprimir la inmunidad innata reduciendo la actividad de los neutrófilos (un tipo de glóbulos blancos) y la producción de citoquinas proinflamatorias derivadas de células dendríticas/macrófagos, como el factor de necrosis tumoral alfa, la interleucina (IL)-1ß, la IL-12 y la IL-15.

382. Canal, C. E.: «Serotonergic Psychedelics: Experimental Approaches for Assessing Mechanisms of Action», *Handbook of Experimental Pharmacology,* vol. 252, pp. 227-260 (2018), doi.org/10.1007/164_2018_107; Barrett, F. S., *et al.:* «Psilocybin Acutely Alters the Functional Connectivity of the Claustrum with Brain Networks that Support Perception, Memory, and Attention», *Neuroimage,* vol. 218 (septiembre de 2020), doi.org/10.1016/j.neuroimage.2020.116980; Gattuso, J. J., *et al.:* «Default Mode Network Modulation by Psychedelics: A Systematic Review», *International Journal of Neuropsychopharmacology,* vol. 26, n.º 3, pp. 155-188 (22 de marzo de 2023), doi.org/10.1093/ijnp/pyac074.

NEUROPLASTICIDAD	• La MDMA puede reabrir la neuroplasticidad dependiente de la oxitocina que suele cerrarse tras la adolescencia.

LA LETRA PEQUEÑA

Probablemente te estés preguntando si alguno de estos medicamentos es legal y si necesitarás un viaje a Ámsterdam para experimentar la terapia asistida por psicodélicos. Afortunadamente, los psicodélicos podrían formar parte del sistema médico estadounidense más pronto de lo que crees.[383] Durante décadas se ha tenido acceso a la ketamina, aunque su uso está aprobado por la FDA como anestésico, y el aerosol nasal, llamado esketamina o S-ketamina, está aprobado para la depresión resistente al tratamiento.

Las evidencias de mayor calidad de los ensayos controlados aleatorizados respaldan la seguridad y eficacia de la MDMA para el tratamiento del TEPT y de la psilocibina para el tratamiento de la depresión, el trastorno por consumo de alcohol, el trauma relacionado con el cáncer y la ansiedad. Otros fármacos para el tratamiento de trastornos psiquiátricos, como el uso de LSD y de ayahuasca en un entorno terapéutico, se encuentra en sus primeras fases, aunque los resultados parecen prometedores.

Sospechamos que la MDMA será aprobada por la FDA a mediados de 2024,[384] con lo que estará disponible con receta en todo el país. La psilocibina es la siguiente de la lista. Mientras tanto, a nivel estatal, las cuestiones legales varían mucho. En 2020, los votantes de Oregón aprobaron la Medida 109, la Ley de Servicios de Psilocibina de Oregón, la primera ley estadounidense que establece

383. A principios de la década de 2000, España era pionera en el estudio del éxtasis como fármaco, pero el Ministerio de Sanidad acabó por prohibir las investigaciones. A principios de la década de 2020 Australia se ha convertido en el primer país en permitir que los psiquiatras puedan prescribir éxtasis y psilocibina para tratar a sus pacientes bajo ciertas condiciones. *(N. del T).*

384. A principios de junio de 2024, un panel de expertos votó en contra del uso terapéutico de la MDMA y su aprobación para tratar pacientes con TEPT quedó pospuesta. *(N. del T).*

un sistema regulador para adquirir psilocibina, y los centros de servicios de psilocibina de Oregón empezaron a abrir sus puertas en 2023. Además, en Colorado, es legal que los mayores de veintiún años posean, compartan y consuman psilocibina.

La MDMA todavía es ilegal y, como se ha descrito antes, una sustancia de la Lista I de la Ley de Sustancias Controladas. El LSD también se encuentra en la Lista I. (Una vez más, se considera que las drogas de la Lista I tienen un elevado potencial de abuso y ningún propósito médico legítimo, aunque ninguno de los dos puntos ha quedado demostrado en los ensayos de terapia asistida con psicodélicos).

La terapia asistida con ketamina está muy extendida y una rápida búsqueda en Google te ayudará a encontrar un prescriptor y un terapeuta de confianza en tu zona.[385] A veces encontrarás tanto que prescriptor y terapeuta son la misma persona, como un psiquiatra que ha realizado una formación avanzada en ketamina y también ofrece terapia, pero la mayoría de las veces visitarás a dos clínicos diferentes.

Es importante destacar que, en el contexto de la terapia asistida con psicodélicos, no se trata de los típicos fármacos psiquiátricos que se toman a diario. En vez de ello, como en el caso de la MDMA, el tratamiento consiste en dos o tres sesiones con MDMA con sesiones de preparación y sesiones de integración previas y posteriores. Esto representa un nuevo paradigma en el tratamiento de las enfermedades psiquiátricas y, como ya he subrayado antes, también puede ayudar a aliviar los síntomas físicos.

Resumen

En mi opinión, tras hacer formación a docenas de personas que recurren a la medicina psicodélica como herramienta terapéutica, el estado altera-

---

385. En España, la esketamina recibió en 2022 el visto bueno por parte del Ministerio de Sanidad y se comercializa con el nombre de Spravato®. Además, algunos centros privados tratan la depresión con inyecciones de ketamina. *(N. del T).*

do de conciencia que se consigue proporciona una oportunidad única de sanación. El Dr. Bradly Jacobs, médico integrador, ha descrito este concepto como «estados curativos de conciencia».[386] He sido testigo de cómo algunas personas adquieren la capacidad de enfrentarse a circunstancias vitales difíciles con más facilidad de la habitual. La baja autoestima, las cavilaciones y el mantenimiento de una visión más limitada de uno mismo se sustituyen por más seguridad, confianza, claridad de intenciones y comprensión de una perspectiva más amplia de las circunstancias.

Como resultado, se sienten más relajados y experimentan un progreso constante y duradero. Cuando se combinan estas medicinas –que muchos consideran sagradas– con una terapia de integración segura y eficaz, las personas se sienten más seguras, su dolor y su «historia» de lo que les molesta se suavizan, y pueden establecer una relación nueva y más sana con su pasado. Aún nos queda mucho por descubrir sobre cómo funcionan y cuándo pueden ser útiles, pero si sufres autoinmunidad y traumas, considera la posibilidad de hablar con tu médico de cabecera, el equipo de atención sanitaria o un terapeuta sobre lo que te podría servir en tu caso.

El riesgo es bajo y, a pesar de las agresivas leyes sobre drogas con fuertes sanciones, finalmente la política está cambiando. Como resultado de ello, puede que te estés preguntando sobre la logística de cómo acceder a los estados curativos de conciencia que se pueden conseguir con estos medicamentos. Mi consejo es que empieces por tu médico de cabecera y sigas el progreso de la MDMA y la psilocibina cuando hayan sido aprobados por la FDA y resulten más accesibles. Mantén una visión amplia y profunda, y considera también las cualidades místicas y metafísicas de las medicinas sagradas y cómo podrías considerar desarrollar una relación con ellas.

---

386. *Véase* la útil conferencia sobre estados curativos de la conciencia a cargo del Dr. Brad Jacobs, «Psychedelic Medicine-Next Frontier in Mental Health», disponible en YouTube, youtu.be/Fr8r96s37ys.

CAPÍTULO 13

Tu proyecto autoinmunitario

Al ofrecer a los demás los dones curativos que hemos recibido, los beneficios de estos dones se convierten en verdaderamente nuestros.

—Alberto Villoldo, psicólogo, antropólogo, médico y chamán

Jane es una empresaria de cuarenta y siete años, esposa y madre de dos adolescentes que sufre síntomas perimenopáusicos superpuestos a un largo historial de trastorno disfórico premenstrual (TDPM). Se han detectado varios problemas graves de salud cardiometabólica en las pruebas de laboratorio relacionadas con el colesterol y el azúcar en sangre, además de una elevada puntuación de calcio en las arterias coronarias. Como ya hemos visto, cuando hay un historial de trauma importante es muy probable que los problemas cardiometabólicos y el estrés tóxico estén relacionados. Jane y yo nos conocimos hace dieciocho años en una clase de yoga prenatal cuando estábamos embarazadas de nuestras hijas, que ahora van a la universidad. Su puntuación de experiencias adversas en la infancia (EAI) es de nueve, lo que teóricamente la pone en grave riesgo de endurecimiento de las arterias, enfermedad cardiovascular y muerte prematura, entre otros problemas.[387] Por lo general, las mujeres no desarrollan una enfermedad cardíaca hasta después de la menopausia: ¿Jane ya la tenía establecida a una edad tan temprana?

En el caso de Jane, es muy probable que el trauma la impulsara académica y profesionalmente hacia el logro, la productividad y, en ocasiones, la hiperindependencia, un estado traumático descrito como «autosuficiencia superautónoma». Los traumas tienen efectos diversos. No todos los que experimentan una elevada puntuación EAI desarrollan estos rasgos de alto rendimiento. Muchas personas traumatizadas pierden toda su capacidad, lo que contribuye al agobio, a la respuesta de adulación («complacer y

---

387. Felitti, V. J., *et al.:* «Relationship of Childhood Abuse and Household Dysfunction to Many of the Leading Causes of Death in Adults: The Adverse Childhood Experiences (ACE) Study», *American Journal of Preventive Medicine,* vol. 14, n.º 4, pp. 245-258 (mayo de 1998), doi.org/10.1016/s0749-3797(98)00017-8; Su, S., *et al.:* «Adverse Childhood Experiences Are Associated with Detrimental Hemodynamics and Elevated Circulating Endothelin-1 in Adolescents and Young Adults», *Hypertension,* vol. 64, n.º 1, pp. 201-207 (2014), doi.org/10.1161/HYPERTENSIONAHA.113.02755; Akosile, W., *et al.:* «The Association Between Post-Traumatic Stress Disorder and Coronary Artery Disease: A Meta-Analysis», *Australasian Psychiatry,* vol. 26, n.º 5, pp. 524-530 (octubre de 2018), doi.org/10.1177/1039856218789779; Basu, A., *et al.:* «Childhood Maltreatment and Health Impact: The Examples of Cardiovascular Disease and Type 2 Diabetes Mellitus in Adults», *Clinical Psychology: Science and Practice,* vol. 24, n.º 2, pp. 125-139 (junio de 2017), doi.org/10.1111/cpsp.12191; Tawakol, A., *et al.:* «Relation Between Resting Amygdalar Activity and Cardiovascular Events: A Longitudinal and Cohort Study», *The Lancet,* vol. 389, n.º 10071, pp. 834-845 (25 de febrero de 2017), doi.org/10.1016/S0140-6736(16)31714-7; Godoy, L. C., *et al.:* «Association of Adverse Childhood Experiences with Cardiovascular Disease Later in Life: A Review», *JAMA Cardiology,* vol. 6, n.º 2, pp. 228-235 (1 de febrero de 2021), doi.org/10.1001/jamacardio.2020.6050; Jenkins, N. D. M., *et al.:* «Childhood Psychosocial Stress Is Linked with Impaired Vascular Endothelial Function, Lower SIRT1, and Oxidative Stress in Young Adulthood», *American Journal of Physiology–Heart and Circulatory Physiology,* vol. 321, n.º 3 H532-H541 (1 de septiembre de 2021), doi.org/10.1152/ajpheart.00123.2021; Rodríguez-Miguélez, P., *et al.:* «The Link Between Childhood Adversity and Cardiovascular Disease Risk: Role of Cerebral and Systemic Vasculature», *Function,* vol. 3, n.º 4 (26 de mayo de 2022), doi.org/10.1093/function/zqac029; Jenkins, N. D. M., *et al.:* «How Do Adverse Childhood Experiences Get Under the Skin to Promote Cardiovascular Disease? A Focus on Vascular Health», *Function,* vol. 3, n.º 4 (15 de junio de2022), doi.org/10.1093/function/zqac032; Mrug, S., *et al.:* «Early Life Stress, Coping, and Cardiovascular Reactivity to Acute Social Stress», *Psychosomatic Medicine,* vol. 85, n.º 2, pp. 118-129 (febrero-marzo de 2023), doi.org/10.1097/PSY.0000000000001165; de la Rosa, R., *et al.:* «Biological Burden of Adverse Childhood Experiences in Children», *Psychosomatic Medicine,* vol. 85, n.º 2, pp. 108-117 (febrero-marzo de 2023), doi.org/10.1097/PSY.0000000000001167.

aplacar») y, potencialmente, al bajo rendimiento. ¿Qué te pasa a ti? ¿Eres hiperindependiente, asumes demasiadas cosas y rechazas la ayuda, te das cuenta de que te cuesta delegar en los demás?

Al igual que Jane, yo también solía tener problemas con estos rasgos. Los rasgos hiperindependientes son a menudo consecuencia de un trauma, se desarrollan sin que uno sea consciente de ello y pueden combinarse con la hipervigilancia, de tal forma que nos predisponen a una fisiología desregulada y a un mayor riesgo de padecer enfermedades crónicas, incluida la principal causa de muerte entre hombres y mujeres: la enfermedad arterial coronaria. Los rasgos hiperindependientes son muy valorados en las familias y las relaciones disfuncionales porque hacen que un niño, un adolescente o un adulto sean mucho más fáciles de manejar cuando tienen pocas necesidades o ninguna, y estos rasgos siguen siendo muy valorados en los sistemas educativos y laborales.

Como resultado, la respuesta traumática, ya sea hiperindependencia o adicción, o agobio, o incluso no vivir de acuerdo con la capacidad, la pasión y el propósito reales, se refuerza hasta que la persona decide conscientemente interrumpir el patrón. Por supuesto, el problema es que cuando el rasgo y los comportamientos asociados son consecuencia de un trauma, muchos de nosotros no confiamos del todo, nos autosaboteamos y reprimimos nuestras verdaderas emociones en las relaciones, con un apego comprometido hacia los demás.

A pesar de su edad, Jane tiene problemas de colesterol (que ahora se presupone que están asociados al trauma),[388] disfunción en el azúcar en sangre (como ya hemos comentado, un hallazgo común en personas con traumas importantes)[389] y una elevada puntuación de calcio en las arterias

---

388. Kreatsoulas, C., *et al.:* «Young Adults and Adverse Childhood Events: A Potent Measure of Cardiovascular Risk», *American Journal of Medicine,* vol. 132, n.º 5, pp. 605-613 (mayo de 2019), doi.org/10.1016/j.amjmed.2018.12.022; Lin, L., *et al.:* «Adverse Childhood Experiences and Subsequent Chronic Diseases Among Middle-Aged or Older Adults in China and Associations with Demographic and Socioeconomic Characteristics», *JAMA Network Open,* vol. 4, n.º 10 (1 de octubre de 2021), doi.org/10.1001/jamanetworkopen.2021.30143.

389. Wingenfeld, K., *et al.:* «Are Adverse Childhood Experiences and Depression Associated with Impaired Glucose Tolerance in Females? An Experimental Study», *Journal of Psychiatric Research,* vol. 95, pp. 60-67 (diciembre de 2017), doi.org/10.1016/j.jpsychires.2017.07.028; Deschênes, S. S., *et al.:* «Adverse Childhood Experiences and the Risk of Diabetes: Examining the Roles of Depressive Symptoms and Cardiometabolic Dysregulations in the Whitehall II Cohort Study», *Diabetes Care,* vol. 41, n.º 10, pp. 2120-

coronarias, un indicador de enfermedad cardíaca establecida y placa calcificada en las arterias coronarias de su corazón. Los traumas son un determinante social de la salud y la inflamación,[390] sobre todo en personas con un mayor riesgo genético de padecer enfermedades cardiometabólicas.[391] Las concentraciones de lipoproteínas de baja densidad y de apolipoproteína B son elevadas, lo que refleja un mayor riesgo de padecer enfermedades cardiovasculares, mientras que la concentración de lipoproteína de alta densidad, considerada protectora, es baja. El ácido úrico, un importante indicador del metabolismo, está en niveles elevados. La hormona del estrés, el cortisol, también está elevada.

Algunos expertos consideran que la enfermedad cardiovascular de Jane es una forma de autoinmunidad, en particular una enfermedad microvascular de las arterias coronarias en la que el organismo ataca el revestimiento de los vasos sanguíneos.[392] Aunque el desarrollo de la enfermedad

---

2126 (octubre de 2018), doi.org/10.2337/dc18-0932; Jiménez, V., *et al.:* «Associations of Adverse Childhood Experiences with Stress Physiology and Insulin Resistance in Adolescents at Risk for Adult Obesity», *Developmental Psychobiology,* vol. 63, n.º 6 (septiembre de 2021), doi.org/10.1002/dev.22127; Kivimäki, M., *et al.:* «The Multiple Roles of Life Stress in Metabolic Disorders», *Nature Reviews Endocrinology,* vol. 19, n.º 1, pp. 10-27 (2023), doi.org/10.1038/s41574-022-00746-8.

390. Muniz Carvalho, C., *et al.:* «Dissecting the Genetic Association of C-Reactive Protein with PTSD, Traumatic Events, and Social Support», *Neuropsychopharmacology,* vol. 46, n.º 6, pp. 1071-1077 (mayo de 2021), doi.org/10.1038/s41386-020-0655-6.

391. O'Neil, A., *et al.:* «Gender/Sex as a Social Determinant of Cardiovascular Risk», *Circulation,* vol. 137, n.º 8, pp. 854-864 (20 de febrero de2018), doi.org/10.1161/CIRCULATIONAHA.117.028595; Meinhausen, C., *et al.:* «Posttraumatic Stress Disorder (PTSD), Sleep, and Cardiovascular Disease Risk: A Mechanism-Focused Narrative Review», *Health Psychology,* vol. 41, n.º 10, pp. 663-673 (octubre de 2022), doi.org/10.1037/hea0001143; Akosile, W., *et al.:* «Genetic Correlation and Causality Assessment Between Post-Traumatic Stress Disorder and Coronary Artery Disease-Related Traits», *Gene,* vol. 842 (30 de octubre de 2022), doi.org/10.1016/j.gene.2022.146802; Polimanti, R., *et al.:* «Understanding the Comorbidity Between Posttraumatic Stress Severity and Coronary Artery Disease Using Genome-Wide Information and Electronic Health Records», *Molecular Psychiatry,* vol. 27, n.º 10, pp. 3961-3969 (octubre de 2022), doi.org/10.1038/s41380-022-01735-z; Sumner, J. A., *et al.:* «Psychological and Biological Mechanisms Linking Trauma with Cardiovascular Disease Risk», *Translational Psychiatry* 13, nº.1 (27 de enero de 2023), doi.org/10.1038/s41398-023-02330-8.

392. Danese, S., *et al.:* «Immune Regulation by Microvascular Endothelial Cells: Directing Innate and Adaptive Immunity, Coagulation, and Inflammation», *Journal of Immunology,* vol. 178, n.º 10, pp. 6017-6022 (15 de mayo de 2007), doi.org/10.4049/jimmunol.178.10.6017; Sitia, S., *et al.:* «From Endothelial Dysfunction to Atherosclerosis», *Autoimmunity Reviews,* vol. 9, n.º 12, pp. 830-834 (octubre de 2010), doi.org/10.1016/j.

arterial coronaria es complejo, la opinión emergente al respecto es que se trata de un tipo de afección vascular autoinmunitaria. Esto significa que el sistema inmunitario ataca la pared de los vasos sanguíneos. Además, la mayoría de las enfermedades autoinmunitarias son un factor de riesgo atípico de enfermedad cardiovascular, por lo que el riesgo es bidireccional.[393]

Jane, deportista y amante de la buena comida del área de la Bahía de San Francisco, estaba en *shock*. Su padre murió prematuramente a los cuarenta y dos años de una enfermedad cardíaca, por lo que buscó atención temprana para asegurarse de que no correría la misma suerte.

---

autrev.2010.07.016; Su, S., *et al.:* «Adverse Childhood Experiences are Associated with Detrimental Hemodynamics and Elevated Circulating Endothelin-1 in Adolescents and Young Adults», *Hypertension,* vol. 64, n.º 1, pp. 201-207 (julio de 2014), doi.org/10.1161/HYPERTENSIONAHA.113.02755; Konst, R. E., *et al.:* «The Pathogenic Role of Coronary Microvascular Dysfunction in the Setting of Other Cardiac or Systemic Conditions», *Cardiovascular Research,* vol. 116, n.º 4, pp. 817-828 (1 de marzo de 2020), doi.org/10.1093/cvr/cvaa009; Chaikijurajai, T., *et al.:* «Myeloperoxidase: A Potential Therapeutic Target for Coronary Artery Disease», *Expert Opinion on Therapeutic Targets,* vol. 24, n.º 7, pp. 695-705 (julio de 2020), doi.org/10.1080/14728222.2020.1762177; Montarello, N. J., *et al.:* «Inflammation in Coronary Atherosclerosis and Its Therapeutic Implications», *Cardiovascular Drugs and Therapy,* vol. 36, n.º 2, 347-362 (abril de 2020), doi.org/10.1007/s10557-020-07106-6; Markousis-Mavrogenis, G., *et al.:* «Coronary Microvascular Disease: The "Meeting Point" of Cardiology, Rheumatology and Endocrinology», *European Journal of Clinical Investigation,* vol. 52, n.º 5 (mayo de 2022), doi.org/10.1111/eci.13737.

393. Hollan, I., *et al.:* «Cardiovascular Disease in Autoimmune Rheumatic Diseases», *Autoimmunity Reviews,* vol. 12, n.º 10, pp. 1004-1015 (2013), doi.org/10.1016/j.autrev.2013.03.013; Ahearn, J., *et al.:* «Cardiovascular Disease Biomarkers Across Autoimmune Diseases», *Clinical Immunology,* vol. 161, n.º 1, pp. 59-63 (noviembre de 2015), doi.org/10.1016/j.clim.2015.05.024; Wolf, V. L., *et al.:* «Autoimmune Disease-Associated Hypertension», *Current Hypertension* Reports, vol. 21, n.º 1 (2 de febrero de 2019), doi.org/10.1007/s11906-019-0914-2; Gawałko, M., *et al.:* «Cardiac Arrhythmias in Autoimmune Diseases», *Circulation Journal,* vol. 84, n.º 5, pp. 685-694 (24 de febrero de 2020), doi.org/10.1253/circj.CJ-19-0705; Kott, K. A., *et al.:* «Single-Cell Immune Profiling in Coronary Artery Disease: The Role of State-of-the-Art Immunophenotyping with Mass Cytometry in the Diagnosis of Atherosclerosis», *Journal of the American Heart Association,* vol. 9, n.º 24 (15 de diciembre de 2020), doi.org/10.1161/JAHA.120.017759; Casian, M., *et al.:* «Cardiovascular Disease in Primary Sjögren's Syndrome: Raising Clinicians' Awareness», *Frontiers in Immunology,* vol. 13 (9 de junio de 2022), doi.org/10.3389/fimmu.2022.865373; Onuora, S.: «Autoimmune Disease Increases CVD Risk», *Nature Reviews Rheumatology,* vol. 18, n.º 11 (26 de septiembre de 2022), doi.org/10.1038/s41584-022-00849-6.

«Cuando descubrí por primera vez que tenía una puntuación de calcio que me situaba en el percentil noventa para mi edad y sexo en cuanto a riesgo de infarto, además de un colesterol elevado, me alarmé y me sentí confusa. Era una mujer sana y activa que cuidaba su alimentación y hacía unos años había completado un triatlón de distancia Ironman. Al principio supuse que todo era genético, ya que mi padre había muerto a los cuarenta y dos años al no sobrevivir a su tercera operación de baipás cardíaco. El resultado de esta prueba llegó unos meses antes de que empezara a experimentar la perimenopausia y los trastornos hormonales asociados, que iban acompañados de ataques de ansiedad, pesadillas y otros muchos síntomas (que desde entonces me he dado cuenta de que eran síntomas de TEPT). Cuando empecé a buscar ayuda para estos múltiples problemas, surgieron unos cuantos caminos diferentes que me llevaron a comprender que, aunque la genética desempeñaba un papel en los resultados de mi salud, no era ni mucho menos toda la historia», explica Jane.

Jane ha cambiado completamente su estilo de vida para tratar sus problemas de colesterol, cardiopatías y azúcar en sangre. Ha empezado a llevar un monitor continuo de glucosa para controlar su alimentación, centrándose cada día en los alimentos ecológicos y las verduras coloridas y ricas en fibra que estabilizan el azúcar en sangre. Ha eliminado el azúcar, el gluten y otros alimentos que elevan la glucosa. Se acuesta a las diez de la noche y sigue estrictas estrategias de higiene del sueño. Utiliza cosméticos y productos de limpieza ecológicos y respetuosos con el cuerpo. Ha reducido drásticamente el estrés. Se ha puesto en forma de manera más específica: ha sustituido los triatlones Ironman por ejercicios que tranquilizan su sistema nervioso, como yoga diario, entrenamiento en zona dos, ejercicios cardiovasculares, muchos paseos y conservación y desarrollo de la masa muscular; afortunadamente, se ha demostrado que estos tipos de ejercicio ayudan tanto a la psicología como a la fisiología en mujeres con experiencias adversas en la infancia. Y trabaja con medicinas psicodélicas.

Es importante destacar que ha hecho varios descubrimientos relacionados con el trauma mientras recibía terapia asistida con MDMA. En palabras suyas, «la terapia asistida con MDMA ha puesto al descubierto años de traumas y abusos infantiles en los que sólo me había permitido pensar de forma periférica a lo largo de mis cuarenta y siete años. Las sesiones de MDMA me han llevado a descubrir abusos físicos, sexuales y emocionales por parte de mi madre y de mi hermano. Con una integración cuidadosa y mucho apoyo, he podido sanar estas heridas y empezar a reconstruir una vida basada en nuevos parámetros de alivio y bienestar, en lugar de una vida basada en la productividad y en demostrar incesantemente mi valía. Este proceso también me ha permitido descubrir la relación entre las experiencias adversas en la infancia y las enfermedades físicas, de las que antes no era consciente y que ahora creo que han contribuido activamente a mi nivel de calcio y de colesterol, a décadas de TDPM y a muchos otros problemas. Explorar las dimensiones espirituales de la vida a través de la meditación y otras prácticas de introspección me ha proporcionado una paz interior con la que sólo podía soñar y de la que no tenía ni idea de que fuera posible alcanzar. La combinación de la terapia con MDMA y ketamina, la psicoterapia, la psicofarmacología y la medicina occidental me ha llevado a un lugar de puro entusiasmo por la vida y una vitalidad aparentemente ilimitada».

Jane ha experimentado una gran sanación al implementar terapias avanzadas para abordar su trayectoria de salud. Su nivel de colesterol ha mejorado sustancialmente y su nivel de azúcar en sangre es ahora normal. Nuestra esperanza es revertir su puntuación de calcio en las arterias coronarias, una posibilidad que se ha documentado en algunas personas. De todos modos, no todo ha sido un avance firme hacia la recuperación de la salud: después de una de sus sesiones de terapia asistida con MDMA, descubrió que las terapias mente-cuerpo de *brainspotting* y la desensibilización y el reprocesamiento por movimientos oculares (DRMO), descritas en el Capítulo 5, provocaban una incómoda desestabilización de sus redes cerebrales, lo cual es un riesgo potencial de alteración de patrones del trabajo con traumas. Es uno de los riesgos de cualquier tipo de terapia. Su respuesta se produce a veces en personas que se están recuperando de un trauma. Jane pudo ralentizar y detener la terapia durante un tiempo para encontrar su propio ritmo y recuperar una sensación de calma y contención, pero el proceso fue aterrador. Jane y yo esperamos que el hecho de compartir toda su experiencia sirva de estímulo moderado para otras personas y señalamos que, en la recuperación de un trauma, lo mejor es no hacer demasiado, demasiado pronto. Encuentra el ritmo adecuado para ti.

En este capítulo final, quiero invitarte a que aceptes la oportunidad que se te presenta en este libro: medir tu trauma; considerar no sólo los aspectos de salud mental, sino también los de salud física de tu nivel de trauma, y comenzar a identificar las formas sutiles y no tan sutiles en que una respuesta de estrés no resuelta puede estar desregulando tu sistema psico-inmuno-neuro-endocrino (PINE). Una vez que comprendas tu respuesta al estrés, podrás elegir entre los protocolos de este libro para comenzar el desafiante trabajo interior que se encuentra en el corazón de la recuperación del trauma. Las terapias avanzadas, como los psicodélicos, nos brindan una increíble oportunidad para rediseñar el sistema corporal, pero tienes que encontrarte con ellas en el medio, es decir, hacer tu trabajo. Mi objetivo es asegurarme de que eres capaz, ayudarte a encontrar aliados y compañeros de confianza en este viaje, y animarte a dar el primer paso.

Elabora tu proyecto de sanación: ¿quién?, ¿qué?, ¿dónde?, ¿cuándo?, ¿cómo?

Es posible que tengas muchas preguntas sobre cómo poner en práctica las terapias de los capítulos anteriores, tales como cómo encontrar al mejor terapeuta de Hakomi, qué inmunomoduladores probar o incluso si realmente necesitas eliminar los lácteos para reprimir la respuesta inmunitaria no resuelta de autoinmunidad. Lo entiendo. Este capítulo está pensado para guiarte a través de las partes finales, para que puedas personalizar el proyecto autoinmunitario para ti y conseguir la sanación.

En cuanto a por dónde empezar, la mayoría de la gente comienza con la dieta de eliminación y la sigue entre tres semanas y tres meses, dependiendo de la gravedad de sus síntomas. A continuación, incorporan las sugerencias del capítulo sobre el sueño y el estrés tóxico. Si padeces una enfermedad o una preenfermedad autoinmunitaria, puedes añadir inmunomoduladores o terapias mente-cuerpo. Como alternativa, también puedes elegir el área que te resulte más problemática, como la alimentación o el estrés tóxico. Empieza con las sugerencias de ese capítulo durante una semana o dos para orientarte y luego añade otro protocolo.

No recomiendo pasar primero a las medicinas psicodélicas: obtendrás un mayor beneficio si antes estableces una base terapéutica preparando tu cuerpo y comprendiendo los problemas relacionados con la desregulación inducida por el trauma.

En las páginas de este libro has aprendido cómo el trauma puede reconectar tu cuerpo para desencadenar enfermedades autoinmunitarias y hemos cubierto un plan integral para que puedas resetear tu sistema psico-inmuno-neuro-endocrino (PINE) y, finalmente, curarte.

Lo importante no es esperar al momento perfecto, sino lanzarse y empezar. En libros anteriores, he escrito sobre la idea de que la acción imperfecta triunfa sobre la inacción perfecta, parafraseando a otras almas sabias. Dado que el trauma nos impulsa a esperar hasta el momento perfecto, mi deseo es que te lances y empieces, aunque el proceso sea imperfecto.

Cuando me encontraba en el programa de doce pasos, aprendí que la pregunta más importante para el desarrollo espiritual es «¿Cómo?», no «¿Cuándo empiezo la dieta de eliminación?» (aunque es importante comprometerse con una fecha). En lugar de preguntarte «¿Quién es mi terapeuta?», pregúntate «¿Cómo me entrego a este proceso y creo el tipo de sanación que más deseo para mí?» y «¿Cuál es la visión que tengo de mi yo futuro, completamente curado?». Éstas son las preguntas que pueden impulsarte hacia la plenitud.

Nos curamos individual y comunitariamente

Sabemos que la conexión social es esencial para la salud, y el trauma hace que esto sea cierto. Un estudio patrocinado por Cigna demostró que la conexión social es esencial para la salud, aunque la soledad se encuentra en máximos históricos.[394] Los investigadores descubrieron que en 2019 sólo la mitad de los estadounidenses tenían interacciones diarias significativas cara a cara, y supongo que desde la pandemia esta cifra ha disminuido.

Si tomamos la disminución de la mortalidad como una variable indirecta de un resultado importante, los estudios muestran que el ejercicio disminuye la mortalidad en un 20 % y una buena dieta en un 30 %, pero las relaciones y tener amigos y estar conectado a la comunidad pueden reducir la mortalidad hasta en un 45 %.

Tal vez sea el hecho de que ahora tengo cincuenta y tantos años, pero cada vez más siento una nueva oportunidad de despertar del trance de que estamos separados y de que el materialismo es nuestro principal objetivo. La COVID-19 animó a muchos de nosotros a entrar en un tiempo de profunda exploración de la justicia restaurativa con respecto al racismo, el imperialismo y el colonialismo.

---

394. «Loneliness in America», *Cigna Group* (consultado el 28 de mayo de 2023), newsroom.thecignagroup.com/loneliness-in-america.

Aunque este libro trata principalmente sobre la respuesta individual al trauma –cómo puede desregular el sistema psico-inmuno-neuro-endocrino, provocando enfermedades autoinmunitarias, respuestas alérgicas y síntomas persistentes–, también trata sobre cómo lo que le ocurre al individuo le ocurre al colectivo.

El trauma colectivo se refiere a las consecuencias de un acontecimiento traumático compartido o de la opresión sistémica de un grupo, como una cultura o una comunidad. Entre los ejemplos podemos mencionar la esclavitud y el genocidio de los nativos americanos en los Estados Unidos, la masacre de Nankín, el Holocausto, el genocidio armenio, Pearl Harbor, los bombardeos atómicos de Hiroshima y Nagasaki, los atentados terroristas del 11 de septiembre de 2001 e incluso la pandemia de la COVID-19. El trauma colectivo cambia la historia y se incrusta en la psicología y la biología –el cuerpo y la mente– de muchos de los que lo experimentan. Las secuelas del trauma colectivo reflejan el trauma individual con un aumento del pánico, la ansiedad, la depresión, el duelo, el estrés tóxico y el TEPT visibles a nivel poblacional.

Como corolario, el individuo forma parte del colectivo, por lo que el trauma de un individuo se suma para contribuir al trauma colectivo. Afortunadamente, el conducto que conecta al individuo con el colectivo no sólo sirve para transmitir el trauma, sino también para curarse de él. A medida que aprendemos a regular el cuerpo con prácticas curativas, podemos convertirnos en modelos de regulación para los demás. Esta «corregulación» es la capacidad de tus acciones individuales para modificar la experiencia de otra persona.

Un ejemplo clásico es cómo un bebé se tranquiliza gracias a la regulación de sus padres, que se comparte, por ejemplo, a través del contacto piel con piel y corazón con corazón. La corregulación no se limita a la infancia. En mi caso, utilizo la corregulación con mis pacientes o cuando mi hija está triste y necesita apoyo: le ofrezco una relación cálida, un entorno relajante y ralentizo mi respiración. Todo esto tiene lugar antes de ofrecer formación en habilidades y *coaching,* porque estas enseñanzas secundarias tienen que surgir de la relación: ¿cómo puedo saber qué ofrecer o cómo puedo hacer que se reciban mis enseñanzas si no estamos en sintonía el uno con el otro?

Lilla Watson, activista, artista y académica murri (indígena australiana) que trabaja en epistemología aborigen, captó la necesidad de la corregulación para curar el trauma colectivo: «Si has venido aquí para ayudarme, estás perdiendo el tiempo, pero si has venido porque tu liberación está ligada a la mía, entonces trabajemos juntos».

Aunque cada uno tenemos que poner de nuestra parte para curarnos a nosotros mismos, también podemos recurrir a herramientas colectivas como la corregulación para curar no sólo a nosotros mismos, sino también nuestro trauma colectivo. La corregulación comienza con el cuidado y la conciencia del cuerpo para que tengamos la capacidad para sintonizar. Del mismo modo que una planta necesita seguridad, apoyo y las condiciones adecuadas para desarrollarse, nuestro cuerpo también las necesita. Y lo que es más importante, podemos aguantar más juntos que separados.

Cambio de comportamiento

Aunque hemos llegado muy lejos en nuestra comprensión sobre los fundamentos de la autoinmunidad y de lo que podría ayudar a revertir la enfermedad, el trabajo más importante es seguir adelante y hacer las cosas de verdad. El cambio de comportamiento es la clave de tu éxito en la aplicación del plan autoinmunitario y la sanación de tu enfermedad autoinmunitaria. Como hizo Jane, para mejorar debes asumir la responsabilidad personal sobre tu salud.

Conseguir que quede fijado el cambio de comportamiento es un tema fascinante. Aunque queda fuera del objetivo de este libro una discusión completa, te animo a que entiendas brevemente el qué, el cómo y las técnicas para hacer que quede fijado, como he aprendido a hacer de un colega de medicina de retención,[395] el Dr. Bradly Jacobs,[396] que se basa en el

395. En la medicina de retención se establece una relación entre el paciente y un médico de atención primaria en la que el paciente paga una cuota anual o anticipo. A cambio del anticipo, el médico se compromete a ofrecer una atención más personalizada, con el compromiso de dedicar el tiempo y la disponibilidad adecuados a cada paciente. *(N. del T).*

396. Más sobre Brad Jacobs, doctor en medicina de retención e integral y orador del programa TEDx, que tiene la misión general de investigar y descubrir «ideas que merezca la pena difundir» en comunidades locales de todo el mundo, en www.bluewavemedicine.com

trabajo de B. J. Fogg,[397] profesor y científico del comportamiento en la Universidad de Stanford.

- **QUÉ:** ¿Qué es lo que quieres empezar a hacer o a hacer más (por ejemplo, medir tu puntuación EAI, seguir una dieta de eliminación, empezar a practicar la Holotropic Breathwork®, iniciar la terapia Hakomi, dormir mejor o encontrar un médico que te prescriba naltrexona a dosis bajas o quizás una terapia asistida con ketamina)? ¿Cuál es el objetivo final? ¿Cuál es la recompensa? ¿Cuál es el comportamiento específico al que te comprometes?
- **CÓMO:** ¿Cómo vas a dar pie al nuevo comportamiento (por ejemplo, poner una alarma a las nueve y media de la noche para avisar de que es hora de acostarse temprano)? ¿Cómo podrías desviarte de tu nuevo comportamiento? ¿Cómo te adaptarás cuando algo te desconcierte?
- **HACER QUE QUEDE FIJADO:** ¿Qué te ayudará a mantener la motivación a lo largo del camino? ¿Cuáles son los pequeños hitos que puedes ir alcanzando sin que te sientas abrumado? ¿Quién o qué puede ayudarte a seguir siendo responsable?

Completa cada uno de estos pasos respondiendo a las preguntas y encontrando un aliado que pueda ayudarte a seguir manteniendo la responsabilidad. Como muestra la historia de Jane, hay que asumir la responsabilidad personal para curarse. Es cierto, pero ¿qué hay detrás de no asumir la responsabilidad personal antes que nada? Hay una tautología de la que sería interesante salir; por definición, las personas traumatizadas a menudo no cuidan de sí mismas de alguna manera. Ésta puede ser una de las funciones más importantes de los estados curativos de conciencia: hacer que las personas abandonen la tiranía del trauma para que puedan reclamar su vida, su derecho a prosperar.

---

397. Fogg, B. J.,: *Tiny Habits: The Small Changes that Change Everything.* Houghton Mifflin Harcourt, Boston, 2020. (Trad. cast.: *Hábitos mínimos: pequeños cambios que lo transforman todo.* Ediciones Urano, Madrid, 2021).

Resumen

Hemos empezado este libro uniendo los puntos entre autoinmunidad y trauma, y hemos ampliado la definición de «trauma» y la respuesta de estrés no resuelta que crea en el cuerpo. A lo largo de mis veinticinco años de ejercicio de la medicina he descubierto con humildad que mis habilidades eran insuficientes para abordar las necesidades de mis clientes y pacientes. He descubierto lo desregulado que estaba mi propio sistema ante el conflicto y las recreaciones del trauma de mi infancia, lo que me ha despertado la curiosidad por los efectos neurobiológicos del conflicto en mis clientes y pacientes. En los últimos años, he optimizado mi microbioma con alimentos y suplementos, y me abstengo tanto como puedo del alcohol. También me he dedicado a la oportunidad profunda y desafiante de abrir mi apertura para vivir más allá del trauma y en el crecimiento que proporciona la práctica reverente con medicinas psicodélicas como la naltrexona en dosis bajas, la ketamina y la MDMA, y plantas sagradas, incluidas las setas ricas en psilocibina.

Ahora siento más, tolero menos el mal comportamiento de los demás y tengo mucho más claro cómo quiero vivir mi vida. Mis autoanticuerpos han desaparecido, al menos los no específicos de los que hago seguimiento, como los anticuerpos antinucleares. Ahora estoy certificada en medicina psicodélica asistida con MDMA, psilocibina y ketamina, pero no todo el mundo necesita psicodélicos para conseguir estados curativos de conciencia.

Mi consejo es que te preguntes si tienes un trauma que necesitas abordar, que puede estar manifestándose en tu cuerpo, los síntomas, las pruebas de laboratorio o tus relaciones. Deja que la sabiduría de las sensaciones de tu cuerpo te permita acceder y liberar el trauma que está retenido en tus tejidos. Elige un protocolo que te hable en términos de sanación de abajo hacia arriba. El motivo por el cual hay tantos protocolos entre los que elegir en este libro es que no sólo tienes que encontrar el ritmo adecuado, sino también el que mejor se adapte a ti. No todos los protocolos de este libro serán igual de eficaces en tu caso. Por esto quiero que trabajes con un clínico o un profesional de confianza, colaborador y experimentado, que pueda guiarte y ayudarte a adaptar los mejores tratamientos a tu contexto particular y quizás a tu fisiología.

Agradecimientos

Mi mayor agradecimiento va para mis pacientes, clientes y casos de este libro. Juntos estamos redefiniendo el papel del trauma en la desregulación y la pérdida de salud, para que podamos recuperar el bienestar y la sanación para nosotros mismos y para los demás. Gracias por enseñarme más sobre el trauma y la intersección de la salud mental y física, y por colaborar conmigo en un trabajo tan gratificante.

Los libros son una labor de amor y visión. Gracias a Deb Brody, vicepresidenta y directora editorial de Harvest, parte del grupo HarperCollins Publishers/William Morrow. Es nuestro segundo libro juntas con mi sabia y talentosa editora, Sarah Pelz. Infinitas gracias a Liate Stehlik, presidenta y editora de William Morrow Group en HarperCollins, por hacer posible este libro.

Doy las gracias a mi equipo literario, que incluye a mi brillante agente, Celeste Fine; a mi talentoso editor, John Maas, y a muchos otros miembros del equipo de Park Fine Literary and Media, como Sarah Passick y Mia Vitale. Gracias también a mi equipo interno, formado por Nathali Hadi, Sharon Kastoriano y Kenny Gregg.

Este libro no habría sido posible sin el apoyo de muchas personas importantes: Doug y Rachel Abrams, el *staff* y la junta de la Academia de Salud y Medicina Integrales, Elena Brower, Anu French, Cynthia Good, Glendon Good, David Gottfried, Maya Gottfried, Allison Hagey, Victoria Hall, Johanna Ilfeld, Bradly Jacobs, Sandy Kleiman, Jeff Krasno, Heather Kuiper, Jenny Cundari, Keith Kurlander, Renske Lynde, Casey Means, Natalie Monetta, Daniel Monti, Leslie Murphy, Tamara Neuhaus, Andy Newberg, Mark Nicolson, Gemma Null, Davi Pakter, Meagan Pi, Justina Phillips, Laura Pontiggia, Nathan Price, Anna Reed, Zach Shimon, Maria Shriver, Larry Smarr, Cary Sparks, Albert Szal, Mary Szal,

Elizabeth Thomas, William Van Derveer, Pam Walter, Jenni Wendell, Martin Wood y Laura Woodrow.

Gracias a los científicos, terapeutas, profesionales y psiconautas que han allanado el camino para el renacimiento de la medicina psicodélica y otras formas de acceder a estados curativos de conciencia.

Por último, me asombra el potencial de las plantas sagradas para ayudarnos a todos a evolucionar hacia una mayor comprensión, corregulación, interdependencia y relación. En última instancia, cuando se veneran y se utilizan como es debido en las ceremonias, son los verdaderos sanadores en el trabajo transformador.

Glosario

anticuerpos antinucleares (AAN). Anticuerpos contra el núcleo de las células.

artritis reumatoide. Enfermedad inflamatoria crónica autoinmunitaria que afecta a varias articulaciones. Las personas con artritis reumatoide sufren hinchazón dolorosa de las articulaciones, desgaste del hueso y cambios en la forma (a veces llegando a la deformidad) de la articulación.

autoanticuerpos. Anticuerpos fabricados por las células inmunitarias contra sustancias o tejidos fabricados por el propio organismo de la persona.

autoinmunidad. Problema en el que el sistema inmunitario ataca tejidos normales del cuerpo, asociado clásicamente a autoanticuerpos contra el tejido.

cerebelo. Región del cerebro situada en la parte posterior de la cabeza, entre el encéfalo y el tronco del encéfalo, que se creía que controlaba únicamente funciones motoras complejas como caminar, pero que recientemente se ha descubierto que también está implicada en traumas.

colitis ulcerosa. Tipo de enfermedad intestinal inflamatoria de origen autoinmunitario que provoca inflamación en el revestimiento más interno del intestino grueso (colon) y el recto.

Crohn, enfermedad de. Enfermedad autoinmunitaria, un tipo de enfermedad intestinal inflamatoria que provoca inflamación crónica, cicatrices y estenosis en el tracto gastrointestinal.

diabetes tipo 1. Enfermedad autoinmunitaria en la que el páncreas fabrica poca insulina o incluso deja de fabricarla debido al ataque autoinmunitario de las células de los islotes.

doce pasos, programa de. Programa de apoyo a la recuperación del trastorno por consumo de sustancias, comportamiento adictivo y las compulsiones, desarrollado originalmente durante la década de 1930 en Alcohólicos Anónimos.

Ehlers-Danlos, síndrome de. Grupo de trastornos hereditarios que afectan a los tejidos conectivos, principalmente la piel, las articulaciones y los vasos sanguíneos.

experiencias adversas en la infancia (EAI). Trauma que ocurre durante la infancia, incluido el abuso emocional, físico o sexual y las disfunciones domésticas durante la infancia.

fibromialgia. Enfermedad crónica que con dolores y molestias musculares generalizados, acompañados de fatiga, trastornos del sueño y problemas de memoria y del estado de ánimo.

Hakomi. Forma de terapia somática basada en el *mindfulness,* también descrita como autoestudio asistido.

Hashimoto, tiroiditis de. Trastorno autoinmunitario que afecta a la glándula tiroides y es la causa más común de hipotiroidismo, o función tiroidea baja.

hipocampo. Estructura cerebral importante y compleja ubicada en el lóbulo temporal; desempeña un papel fundamental en el aprendizaje, la regulación emocional y la memoria.

interocepción. Capacidad de una persona para percibir señales internas de su cuerpo, como cuando tiene sed o su corazón late deprisa.

ketamina. También conocida como K o Special K, medicamento psicodélico y disociativo utilizado habitualmente como anestesia que ahora se utiliza en dosis más bajas para tratar la depresión, el dolor crónico y el suicidio, entre otros problemas.

LSD. Dietilamida de ácido lisérgico, también conocida como ácido; medicamento psicodélico clásico que actúa sobre las vías de la serotonina, la dopamina y la adrenalina a través de receptores.

MDMA. 3,4-metilendioximetanfetamina, también conocida como éxtasis o Molly; droga sintética cuyo consumo se restringió a partir de 1985. Aunque no es un psicodélico clásico, la MDMA actúa figuradamente como una sustancia que abre el corazón y facilita la conexión social (de ahí el término «empatógeno») con efectos estimulantes, provocando una cualidad energizante, distorsiones en el tiempo y la percepción, y un aumento de la euforia, la empatía, la receptividad emocional, la compasión y la extroversión.

***n* de 1.** Experimento en el que una persona sirve como su propio control, siendo *n* el tamaño de la muestra del estudio; en este caso, una persona.

permeabilidad intestinal incrementada. Patología también conocida como intestino permeable; algunas personas sufren en el revestimiento de los intestinos, diseñado para absorber los nutrientes y el agua de los alimentos y transportarlos hasta el torrente sanguíneo, un exceso de permeabilidad, de modo que el revestimiento tiene fugas. Uno de los tres factores en la causa raíz del intestino permeable junto con la susceptibilidad genética y los desencadenantes.

precisión, medicina de. Atención médica dirigida a obtener el máximo beneficio para un paciente o un grupo de pacientes concretos mediante análisis genéticos, moleculares y de marcadores biológicos.

psicodélicos. El término *psicodélico* significa «manifestación del alma, la mente o el espíritu», lo que puede entenderse como el uso de pensamientos, sentimientos y creencias para traer algo a la realidad física presente. Los psicodélicos son medicamentos de origen vegetal o sintético que desencadenan estados no ordinarios de conciencia caracterizados por profundas alteraciones de la percepción, las emociones, la disponibilidad espiritual y la cognición.

psilocibina. Sustancia psicodélica presente en al menos cien especies de hongos (conocidos como «hongos mágicos») y que ha sido utilizada durante siglos por las culturas indígenas, especialmente en México y Centroamérica.

psoriasis. Enfermedad autoinmunitaria en la que las células de la piel se acumulan y forman manchas secas que pican.

Sjögren, síndrome de. Enfermedad autoinmunitaria caracterizada por sequedad ocular y bucal.

técnica neuroemocional. Enfoque holístico mente-cuerpo para explorar y liberar los problemas relacionados con el estrés en el cuerpo.

trastorno de estrés postraumático (TEPT). Trastorno en el que una persona tiene problemas para recuperarse de una exposición traumática.

trauma. Respuesta de estrés no resuelta, a veces un estado crónico de parálisis o inmovilización, que limita la capacidad de la persona para responder en el momento presente desde su auténtico yo.

Recursos

Libros recomendados

PSICODÉLICOS

BACHE, C. M.: *LSD and the Mind of the Universe: Diamonds from Heaven.* Simon & Schuster, Nueva York, 2019.

FADIMAN, J.: *Guía del explorador psicodélico: cómo realizar viajes sagrados de modo seguro y terapéutico.* Gaia Ediciones, Móstoles, 2017.

GROF, S.: *Psychology of the Future: Lessons from Modern Consciousness Research.* State University of New York Press, Albany, Nueva York, 2000.

—, S.: *Psicoterapia con LSD el potencial curativo de la medicina psiquedélica.* La Liebre de Marzo, Barcelona, 2005.

—, S.: *LSD: Doorway to the Numinous: The Groundbreaking Psychedelic Research into Realms of the Human Unconscious.* Inner Traditions/Bear & Company, Rochester, Vermont, 2009.

—, S.: *Realms of the Human Unconscious: Observations from LSD Research.* Souvenir Press, Londres, 2019.

—, S.: *El camino del psiconauta 1: La enciclopedia del viaje interior.* Editorial Kairós, Barcelona, 2022.

—, S.: *El camino del psiconauta 2: La enciclopedia del viaje interior.* Editorial Kairós, Barcelona, 2022.

—, S., *et al.*: *La respiración holotrópica: Un nuevo enfoque a la autoexploración y la terapia.* La Liebre de Marzo, Barcelona, 2011.

Pollan, M.: *Cómo cambiar tu mente: Lo que la nueva ciencia de la psicodelia nos enseña sobre la conciencia, la muerte, la adicción, la depresión y la transcendencia.* Editorial Debate, Barcelona, 2018.

—, M.: *Tu mente bajo los efectos de las plantas.* Editorial Debate, Barcelona, 2023.

Tafur, J.: *La llamada del río: El viaje de un médico occidental a través de la medicina tradicional de plantas del Amazonas.* Ediciones Obelisco, Barcelona, 2019.

SALUD

Ballantyne, S.: *The Paleo Approach Cookbook: A Detailed Guide to Heal Your Body and Nourish Your Soul.* Victory Belt Publishing, Las Vegas, Nevada, 2014.

—, S.: *The Paleo Approach: Reverse Autoimmune Disease and Heal Your Body.* Victory Belt Publishing, Las Vegas, Nevada, 2014.

—, S.: *Paleo Principles: The Science Behind the Paleo Template, Step-by-Step Guides, Meal Plans, and 200+ Healthy & Delicious Recipes for Real Life.* Victory Belt Publishing, Las Vegas, Nevada, 2017.

Christianson, A.: *Healing Hashimoto's: A Savvy Patient's Guide.* CreateSpace Independent Publishing Platform, Scotts Valley, California, 2012.

—, A.: *The Adrenal Reset Diet: Strategically Cycle Carbs and Proteins to Lose Weight, Balance Hormones, and Move from Stressed to Thriving.* Rodale, Nueva York, 2014.

—, A.: *La dieta reset del metabolismo.* Ediciones Obelisco, Barcelona, 2019.

—, A.: *The Thyroid Reset Diet: Reverse Hypothyroidism and Hashimo-to's Symptoms with a Proven Iodine-Balancing Plan.* Rodale, Nueva York, 2021.

—, A.: *The Hormone Healing Cookbook: 80+ Recipes to Balance Hormones and Treat Fatigue, Brain Fog, Insomnia, and More.* Rodale, Nueva York, 2023.

—, A., *et al.: The Complete Idiot's Guide to Thyroid Disease.* DK Publishing, New York, 2011.

—, A., *et al.: Take Charge of Your Thyroid Disorder: Learn What's Causing Your Hashimoto's Thyroiditis, Graves' Disease, Goiters, Thyroid Nodules, or Other Thyroid Disorders-And What You Can Do About It.* DK Publishing, New York, 2020.

Fogg, B. J.: *Hábitos mínimos: pequeños cambios que lo transforman todo.* Ediciones Urano, Madrid, 2021.

Hartwig, D., *et al.: El método Whole30 : 30 días para cambiar tu vida.* Editorial Planeta, Barcelona, 2019.

Kabat-Zinn, J.: *Mindfulness para aliviar el dolor.* Editorial Kairós, Barcelona, 2018.

Longo, V.: *The Longevity Diet: Discover the New Science Behind Stem Cell Activation and Regeneration to Slow Aging, Fight Disease, and Optimize Weight.* Penguin Publishing Group, Nueva York, 2019.

Monti, D. A., *et al.: Tapestry of Health: Weaving Wellness into Your Life Through the New Science of Integrative Medicine.* W. W. Norton & Company, Nueva York, 2020.

—, D. A., *et al.: Brain Weaver: Creating the Fabric for a Healthy Mind Through Integrative Medicine.* W. W. Norton & Company, Nueva York, 2021.

Palanisamy, A.: *The TIGER Protocol: An Integrative, 5-Step Program to Treat and Heal Your Autoimmunity.* Grand Central Publishing, Nueva York, 2023.

Schwartz, R.: *No hay partes malas: Sanar el trauma y recobrar la plenitud con el modelo sistemas de familia interna.* Editorial Eleftheria, Barcelona, 2021.

Wahls, T. *Minding My Mitochondria: How I Overcame Secondary Progressive Multiple Sclerosis (MS) and Got Out of My Wheelchair.* TZ Press, Iowa City, Iowa, 2010.

—, T., *et al.: El Protocolo Wahls: Cómo superé mi esclerosis múltiple progresiva con los principios paleo y la medicina funcional.* Gaia Ediciones, Móstoles, 2017.

—, T., *et al.: El protocolo Wahls, cocinar para la vida: El revolucionario programa paleo para tratar todas las enfermedades autoinmunes crónicas.* Gaia Ediciones, Móstoles, 2019.

INTERÉS GENERAL

Aron, E. N.: *El don de la sensibilidad en el amor: Cómo comprender y mejorar las relaciones cuando el mundo te abruma.* Ediciones Obelisco, Barcelona, 2017.

Rankin, L.: *Sacred Medicine: A Doctor's Quest to Unravel the Mysteries of Healing.* Sounds True, Louisville, Colorado, 2022.

Sheppard, K. *Food Addiction: The Body Knows: Revised & Expanded Edition by Kay Sheppard.* Health Communications, Inc., Deerfield Beach, Florida, 2010.

Wilson, B.: *Alcoholics Anonymous: The Big Book.* Must Have Books, Estados Unidos, 2021.

TRAUMA

Conti, P., *Trauma: The Invisible Epidemic: How Trauma Works and How We Can Heal from It* Ebury Publishing, Londres, 2022.

Johanson, G., *et al.: Hakomi Mindfulness Centered Somatic Psychotherapy: A Comprehensive Guide to Theory and Practice.* W. W. Norton & Company, Londres, 2015.

Maté, G.: *El mito de la normalidad: Trauma, enfermedad y sanación en una cultura tóxica.* Tendencias, Madrid, 2023.

Mischke-Reeds, M.: *8 Keys to Practicing Mindfulness: Practical Strategies for Emotional Health and Well Being.* W. W. Norton & Company, Nueva York, 2015.

—, M.: *Psicoterapia somática: 125 hojas de trabajo y ejercicios para tratar el trauma y el estrés.* Editorial Sirio, Málaga, 2024.

Schwartz, A.: *The Complex PTSD Workbook: A Mind-Body Approach to Regaining Emotional Control and Becoming Whole.* John Murray Press, Londres, 2020.

—, A.: *A Practical Guide to Complex PTSD: Compassionate Strategies to Begin Healing from Childhood Trauma.* Callisto Media, Nueva York, 2020.

—, A.: *The Post-Traumatic Growth Guidebook: Practical Mind-Body Tools to Heal Trauma, Foster Resilience and Awaken Your Potential.* PESI, Eau Claire, Wisconsin, 2021.

—, A.: *The Complex PTSD Treatment Manual: An Integrative, Mind-Body Approach to Trauma Recovery.* PESI, Eau Claire, Wisconsin, 2021.

—, A.: *Trauma Recovery.* Sounds True, Louisville, Colorado, 2021.

—, A.: *Therapeutic Yoga for Trauma Recovery: Applying the Principles of Polyvagal Theory for Self-Discovery, Embodied Healing, and Meaningful Change.* PESI, Eau Claire, Wisconsin, 2022.

—, A., *et al.: EMDR Therapy and Somatic Psychology: Interventions to Enhance Embodiment in Trauma Treatment.* W. W. Norton & Company, Nueva York, 2018.

Van der Kolk, B. A.: *El cuerpo lleva la cuenta: Cerebro, mente y cuerpo en la superación del trauma.* Editorial Eleftheria, Barcelona, 2020.

Winfrey, O. *et al.*: *What Happened to You? Conversations on Trauma, Resilience, and Healing.* Flatiron Books, Nueva York, 2021.

LOS PÓDCAST

«Why Metabolic Dysfunction Kills with Dr.Sara Gottfried», *Commune with Jeff Krasno* (15 de septiembre de 2022), www.youtube.com/watch?v=2o1cCDOPpWE.

«Dr.Robin Carhart-Harris: The Science of Psychedelics for Mental Health», *Huberman Lab* (22 de mayo de 2023), www.hubermanlab.com/dr-robin-carhart-harris-the-science-of-psychedelics-for-mental-health.

«Dr.Sara Gottfried: Female Hormone Optimization», *Huberman Lab* (30 de enero de 2023), www.hubermanlab.com/dr-sara-gottfried-how-to-optimize-female-hormone-health-for-vitality-and-longevity.

PRODUCTOS

- **FIBERMEND** — www.thorne.com/products/dp/fibermend-trade
- **FITOSOMA DE CURCUMINA** — www.thorne.com/ingredients/curcumin-phytosome?gclid=CjwKCAjwvdajBhBEEiwAeMh1U4UmrnAyPtKiZp_iWyHsef8VxJVgBphzQYebLYHyEpV_paKdKz0_vBo-CfEYQAvD_ BwE
- **HANU** — www.hanuhealth.com
- **LEVELS** — www.levelshealth.com
- **ONEGEVITY** — www.thorne.com/onegevity-health-intelligence
- **OURA RING** — www.ouraring.com
- **PREBIÓTICO BIMUNO** — www.bimuno.com
- **PROLON** — www.prolonfast.com
- **PURELEAN FIBER** — www.pureencapsulationspro.com/purelean-sup-reg-sup-fiber-improved.html
- **QUESOS ARTESANOS DE FRUTOS SECOS** — www.srimu.com
- **VIOME** — www.viome.com
- **WHOOP** — www.whoop.com

TRATAMIENTOS/ORGANIZACIONES/PROGRAMAS/ PÁGINAS WEB

- ***ALCOHOLICS ANONYMOUS*** — www.aa.org
- ***BLUEWAVE MEDICINE*** — www.bluewavemedicine.com
- ***BRAINSPOTTING*** — www.brainspotting.com
- **ELENA BROWER** — www.elenabrower.com

- **EMDR INSTITUTE** — www.emdr.com
- **FUNCTIONAL NUTRITION ALLIANCE** — www.fxnutrition.com
- **HAKOMI INSTITUTE** — www.hakomiinstitute.com
- **THE INSTITUTE FOR FUNCTIONAL MEDICINE** — www.ifm.org
- **KRIPALU CENTER FOR GOYA & HEALTH** — www.kripalu.org
- **MARCUS INSTITUTE OF INTEGRATIVE HEALTH** — www.jeffersonhealth.org/clinical-specialties/integrative-medicine
- **MULTIDISCIPLINARY ASSOCIATION FOR PSYCHEDELIC STUDIES** — www.maps.org
- **ANDREA NAKAYAMA** — www.andreanakayama.com
- **PALOUSE MINDFULNESS** —en www.palousemindfulness.com encontrarás un curso *online* gratuito de reducción del estrés basado en el *mindfulness*
- **STEPHEN W. PORGES** — www.stephenporges.com
- **SAN FRANCISCO ZEN CENTER** — www.sfzc.org
- **ARIELLE SCHWARTZ** — www.drarielleschwartz.com
- **SIANNA SHERMAN** — www.siannasherman.com
- **SOMATIC EXPERIENCING INTERNATIONAL** — www.traumahealing.org

Índice

B

C

E

F

M

N

O

P

Índice